中医歌诀白话解丛书

金匮方歌括白话解

第 3 版

北京中医药大学

尉中民　王新佩　高春媛　李晨辉　王　欣　编　著

人民卫生出版社

图书在版编目（CIP）数据

金匮方歌括白话解 / 尉中民等编著 . —3 版 . —北京：
人民卫生出版社，2013
（中医歌诀白话解丛书）
ISBN 978-7-117-17053-6

I. ①金… II. ①尉… III. ①《金匮要略方论》–
译文 IV. ①R222.37

中国版本图书馆 CIP 数据核字（2013）第 040445 号

人卫社官网　www.pmph.com	出版物查询，在线购书	
人卫医学网　www.ipmph.com	医学考试辅导，医学数据库服务，医学教育资源，大众健康资讯	

中医歌诀白话解丛书
金匮方歌括白话解
第 3 版

编　　著：尉中民　王新佩　高春媛　李晨辉　王　欣
出版发行：人民卫生出版社（中继线 010-59780011）
地　　址：北京市朝阳区潘家园南里 19 号
邮　　编：100021
E - mail：pmph @ pmph.com
购书热线：010-59787592　010-59787584　010-65264830
印　　刷：北京铭成印刷有限公司
经　　销：新华书店
开　　本：850×1168　1/32　　印张：11.5
字　　数：377 千字
版　　次：2003 年 1 月第 1 版　　2013 年 6 月第 3 版
　　　　　2023 年 5 月第 3 版第 9 次印刷（总第 15 次印刷）
标准书号：ISBN 978-7-117-17053-6/R · 17054
定　　价：29.00 元
打击盗版举报电话：010-59787491　E-mail：WQ @ pmph.com
（凡属印装质量问题请与本社市场营销中心联系退换）

第3版前言

《金匮要略方论》（以下简称《金匮》）是东汉医家张仲景所著《伤寒杂病论》中的杂病部分，是一部论治杂病的专著，与《伤寒论》不相伯仲，千余年流传已成为中医学论治杂病之祖典。是书22篇（"杂疗方"、"禽兽鱼虫禁忌并治"、"果实菜谷禁忌并治"除外），每篇合数证于其中，载方205首。清代医家陈修园（1753—1826年）为方便后学，继《长沙方歌括》之后，编写了《金匮方歌括》。该书用诗歌形式将《金匮》诸方的方剂主治、药物分量和煮服方法等简明扼要地表达出来，读之上口，便于记诵。近两百年来，对仲景方的教学、临证、学习、记诵功莫大焉。惜其年代久远，文言阻隔，今人对七言绝句的格律了解甚少，因而初学者难以理解记诵。为此，我们本着弘扬仲景学术，应人民卫生出版社之约，以北京中医药大学资深教授为主，对此歌诀予以点校、注释、整理和研究，从而编写是书。是书自出版发行以来，承蒙读者厚爱，屡次付梓，今应读者和出版社要求，再次修订，勘误补漏，精简现代应用部分，删除与原方相去甚远之病案，以方便读者准确选用检阅。本书整理遵循以下原则：

1. 本书以上海科学技术出版社1963年版《金匮方歌括》为底本，参阅明代赵开美校刻的《金匮》予以点校注释。篇名及方剂顺序悉遵原本。

2. 本书以"歌括"为纲，列有"药物组成"、"注释"、"白话解"、"功效"、"适应证候"、"方药分析"等，力图深入浅出，通晓易懂；列有古代和现代"临床应用"，以便对每一方剂能全面了解，加深印象，便于实用。原书中"小引"、"序"、"凡例"、"后跋"以及"元犀按"等未予录用。

3. 《金匮》与《伤寒论》重复的方剂，原书无方歌，仅注有出处，今依《金匮》中用法出注及按语，以备肘后，方便检阅。

4. 《金匮》篇后之附方，凡陈修园编有方歌者，一一出注，以求完备。

5. 凡歌诀中的异体字、古今字、通假字，均出注释；个别古字，今已不用者径改以今字。

6. 药物现代用量，是参考剂量。主要参考高等医药院校五版教材《方剂学》。

是书的编写是在全体人员的通力合作下完成的。其中痉湿暍病方、百合狐惑阴阳毒方、中风历节方、妇人妊娠病方、妇人产后病方、妇人杂病方由尉中民教授编写，并负责稿件的修改、审定和统稿；腹满寒疝宿食方、消渴小便不利淋病方、黄疸病方由王新佩教授编写，并负责稿件的修改、审定和统稿；痰饮咳嗽方、水气病方、呕吐哕下利方和血痹虚劳、肺痿肺痈咳嗽上气、胸痹心痛短气诸附方由高春媛教授编写；血痹虚劳方、肺痿肺痈咳嗽上气方、胸痹心痛短气方由李晨辉编写；疟病方、奔豚气病方、惊悸吐衄下血胸满瘀血方、疮痈肠痈浸淫病方、趺蹶手指臂肿转筋阴狐疝蛔虫方由王欣编写。并感谢有关老师和研究生崔海兰、祝小惠、侯中伟同学对此书编写的大力支持和帮助。限于我们的水平和时间的仓促，不妥之处，敬祈同道指正。

编者

2013 年 2 月于北京

目　录

卷 一

痉湿暍病方

栝蒌桂枝汤

【歌括】 太阳证备脉沉迟，身体几几①欲痉时；

三两蒌根②姜桂芍，二甘十二枣枚宜。

【药物组成】 栝蒌根三两　桂枝三两　芍药三两　甘草二两（炙）　生姜三两（切）　大枣十二枚（擘）

上六味，㕮咀③，以水九升，微火煮取三升，分温三服，微汗。汗不出，食顷，啜热粥发之。

【注释】 ①几几：形容颈项强急，俯仰不能自如的样子。

②此方栝蒌根在《金匮》中是二两。

③㕮咀（fǔ jǔ）：咬碎的意思。李杲云："古无刀，以口咬细，令如麻豆煎之。"

【白话解】 患者出现身热头痛汗出等太阳表证，脉不浮反见沉迟，同时伴有项背强直，拘紧不舒，此为风寒表虚所致的柔痉病，方用解肌祛邪，舒缓筋脉，栝蒌桂枝汤治疗。本方由栝蒌根、生姜、桂枝、芍药各三两，甘草二两，大枣十二枚组成，服药后，表邪得解，筋脉得养，与病证甚为相宜。

【功效】 解肌祛邪，舒缓筋脉。

【适应证候】 太阳病，其证备，身体强，几几然，脉反沉迟者。（11）

【方药分析】 太阳病，其证备，身体强而几几，指头项强痛，发热，汗出，恶风等表证俱备。身体强而几几，是由于筋脉强急所致，为痉病的主症。太阳病汗出而恶风的，脉象当见浮缓，今反见沉迟，可知本证由于津液不足，不能濡养筋脉，荣卫之行亦复不利，故脉象如此。本证的脉沉迟，应与阴寒证鉴别，是沉迟中带有弦紧，不同于沉迟无力，为痉病中常见的脉象。所以用栝蒌根清热生津，滋养筋脉，和桂枝汤调和荣卫，解太阳卫分之邪。

本条证与《伤寒论》太阳病桂枝加葛根汤证，颇为类似，但有轻重之别，彼为项背强几几，此则身体强几几；彼为邪盛于表，故加葛根，重在解肌；此则津伤于里，故加栝蒌根为君药，清热生津，滋养筋脉。

【用量用法】

1. **现代用量**　栝蒌根15g，桂枝9g，白芍9g，生姜9g，大枣4枚，甘草6g。

2. **现代用法**　上6味，以水900ml，煮取300ml，分温三服，微取汗，不汗者，食热粥。

【临床应用】

1. **古代应用**

（1）治柔痉，身体强几几然，脉反沉迟，自汗。(《三因极一病证方论》)

（2）治桂枝汤证而渴者。(《方极》)

2. **现代应用**

（1）席汉综合征感受风寒：潘某，女，53岁，退休教师，1981年12月23日初诊。患者曾患席汉综合征10余年，近几天因受风，项背部强痛，曾用发汗治疗，汗出过多，疼痛不减，无恶寒发热现象，其脉细弱，苔少质红。辨证认为风邪侵犯太阳经脉，汗不得法，邪仍不去，复伤津液，故予栝蒌桂枝汤加葛根。栝蒌根12g，桂枝6g，白芍10g，葛根15g，生姜10g，大枣7枚，水煎服，两剂而愈。(王占玺. 金匮要略临床研究. 北京：科学技术文献出版社，1994：121)

（2）抽搐：李某，女，30岁，1984年10月3日初诊。数月来每一至两日必发一次抽搐，19时至20时四肢抽搐达20分钟左右。发后自觉心悸及胃脘部难受不适，平时未发作时和正常人一样。观其舌苔白而兼腻，诊其脉沉而兼缓，辨证属中医痉证范畴，用栝蒌根10g，桂枝10g，白芍15g，甘草6g，生姜6g，大枣12g，共3剂。10月6日诊：抽搐大减，抽搐后心悸及胃脘部难受感已消除，继服9剂，抽搐停止，随访至今未复发。[朱西南. 经方运用二则. 江西中医药，1996，27（2）：31]

葛根汤

【歌括】　四两葛根三两麻，枣枚十二效堪嘉，

　　　　　　桂甘芍二姜三两，无汗憎风下利夸。

【**药物组成**】 葛根四两　麻黄三两（去节）　桂枝二两（去皮）　芍药二两　甘草二两（炙）　生姜三两　大枣十二枚

上七味，㕮咀，以水一斗，先煮麻黄、葛根，减二升，去沫，内①诸药，煮取三升，去滓，温服一升，覆取微似汗，不须啜粥，余如桂枝汤法将息及禁忌。

【**注释**】 ①内：同纳。

【**白话解**】 葛根汤由葛根四两，麻黄三两，大枣十二枚，桂枝、甘草、芍药各二两，生姜三两组成，主治太阳病无汗恶风，项背强急不舒证，或太阳、阳明合病自下利证，其效果值得夸赞。

【**功效**】 解表发汗，升津舒筋。

【**适应证候**】 太阳病，无汗而小便反少，气上冲胸，口噤不得语，欲作刚痉者。（12）

【**方药分析**】 太阳病无汗为表实，是由寒束肌表，卫气闭塞所致。一般而论，有汗则小便少，无汗则小便多，今无汗而小便反少，是在里之津液已伤。无汗则邪不外达，小便少，则邪不下行，势必逆而上冲。口噤不得语，是筋脉痉挛所致。以上症状虽没有到背反张的地步，但却是发痉之先兆，所以说"欲作刚痉"。在此欲痉未痉之机，当用葛根汤开泄腠理，发汗除邪，滋养津液，舒缓筋脉。方中葛根为主药，升清解肌，输津舒脉；以麻黄桂枝发汗；芍药甘草治挛急；姜枣和表里。

【**用量用法**】

1. **现代用量**　葛根12g，麻黄9g，桂枝6g，生姜9g，炙甘草6g，芍药6g，大枣12枚。

2. **现代用法**　上7味，以水1000ml，先煮麻黄、葛根，减200ml，去白沫，再下诸药，煮取300ml，去滓，温服100ml。覆被取微汗。

【**临床应用**】

1. **古代应用**　治小儿麻疹初起，恶寒发热，头项强痛，无汗，脉浮数。（《类聚方广义》）

2. **现代应用**

（1）中风口眼㖞斜：于某，男，82岁，1983年3月25日诊。时值隆冬大寒，患者早晨醒后，右上眼睑及右口唇不自主地时时抽动。回家就早餐时，家人发现其右侧口角偏向左侧，右上眼睑下垂，与之问答，口齿不清，3日后来我院诊治。刻诊：右侧前额皱纹消失，眉毛下垂，睑裂扩大，鼻唇沟消失，右侧口角歪向左下方，右侧鼻孔缩小，同时右侧鼻翼变小，鼻准偏向左侧。苔薄白，脉浮紧。脉证合参，属中风口眼㖞斜，治当解肌疏风散寒，用葛根汤。葛根、麻黄、白芍、炙甘草、生姜、大枣各10g。嘱服药后用热绵物敷右侧整个面部，以使局部汗出。1剂后，头痛项强鼻塞即除，言语较前清楚，口歪减其半，又继服1剂，痊愈。[毕明义.葛根汤治疗口眼㖞斜.四川中医，1991（5）：43]

（2）椎-基底动脉供血不足：黄某，女，50岁，教师，1992年5月2日初诊。眩晕夙疾3年，加重月余，伴有颈项强痛，恶心，耳鸣，上肢麻木，曾以针灸、推拿及中西药治疗，症情不减，遂求治于余。诊见：头部转动眩晕加重，颈4、5、6棘突处压痛，舌质淡，苔薄白，脉沉缓。X线片示：颈椎骨质增生。脑血流图检查示：脑部供血不足。证系风寒痹阻，清阳不升。治以散寒通络，益气升清。拟葛根汤加减。处方：葛根20g，麻黄5g，桂枝10g，白芍30g，炙甘草10g，生姜3片，大枣5枚，党参20g，炙黄芪20g，甘枸杞15g，天麻10g。服药4剂，眩晕减半，余症亦轻。前方去麻黄，加威灵仙15g，又服4剂，眩晕渐平，颈项活动如常。前方略事增损，进服1月，诸恙若失，随访至今未发。[金兆刚.葛根汤临床应用发挥.江苏中医，1997，18（6）：34]

（3）荨麻疹：米某，女，32岁，工人，1993年10月5日诊。患者9月25日晨练回家后感身痒，搔抓后前后身及上肢遍起淡黄白色疹块，越抓越甚，经用氯苯那敏、阿司咪唑、钙剂治疗，仍时轻时重。刻诊：前后身及上肢广泛性淡黄色疹块，相互融合或成环状或呈地图状，消退处可见暗红痕迹隐于皮肤之间，皮肤划痕试验阳性。伴腹隐痛，便溏，舌淡红，苔薄白，脉浮缓。投葛根汤加味：葛根15g，荆芥、防风、牛蒡子、薄荷、桂枝各10g，白芍12g，白术10g，蝉衣6g，麻黄5g，生姜3片，大枣5枚，甘草6g，日一剂。水煎服，药渣加蛇蜕50g煎水洗澡。服用3剂而愈。[刘绪银.葛根汤验案5则.国医论坛，1996，11（4）：14]

大承气汤

【歌括】 大黄四两朴半斤，枳五硝三急下云。

　　　　　朴枳先熬黄后入，去渣硝入火微熏。（《长沙方歌括》）

【药物组成】 大黄四两（酒洗） 厚朴半斤（炙去皮） 枳实五枚（炙） 芒硝三合

上四味，以水一斗，先煮二物，取五升，去滓，内大黄，煮取二升，去滓，内芒硝，更上火微一二沸，分温再服，得下止服。

【白话解】　大承气汤用大黄四两，厚朴半斤，枳实五枚，芒硝三合。先煮枳实和厚朴二味，次下大黄，去滓以后，乃下芒硝，为了促进芒硝的溶解，可以再次上火加热，稍稍沸腾即可。本方硝、黄、枳、朴同用，攻下之力强。

【功效】　清泄热邪，急下存阴。

【适应证候】　痉为病，胸满，口噤，卧不着席，脚挛急，必齘齿。（13）

【方药分析】　表证失于开泄，邪气内传，郁于阳明，热盛灼筋，亦致痉病。胸满是里热壅盛，热壅气滞所致；而口噤，卧不着席，脚挛急，齘齿，为热甚耗灼津液，筋脉失于濡养，以致拘挛而出现的症状。卧不着席，即背反张之甚；齘齿，即口噤之甚，为牙关紧闭严重时上下齿紧切作声的现象，病势较邪在太阳之表更为严重，故以大承气汤通腑泄热，急下存阴。方中大黄泄热；厚朴、枳实除满；芒硝咸寒软坚。全方只此四味，既有硝、黄之泻实，又有枳、朴之下气。硝、黄借枳、朴宽肠下气之势，增强了对实热积滞之泻下作用；而枳、朴在硝、黄泻实的基础上彻底根除痞满。四者相配，则痞满燥实俱去，而达"急下存阴"之功。

文中未言燥实之证，而径用大承气汤者，意在直攻阳明之热，非下阳明之实，其为泄热存阴可知。条文中言"可与"而不言"主之"，即表明有慎重之意，临证用之，当斟酌病情，不可妄投。

【用量用法】

1. 现代用量　大黄12g，厚朴15g，枳实9g，芒硝9g。

2. 现代用法　上4味，以水1000ml，先煮厚朴、枳实，取500ml，去滓；下大黄，再煮取200ml，去滓；再下芒硝，微火煮一两沸或冲服。分温再服。

3. 注意事项　临证应用本方应注意煎法，先煮枳实、厚朴，以行气于前；后煎大黄，以泻热结；最后入芒硝，以软坚化燥，从而达到荡涤肠胃，推陈出新的目的。

【临床应用】

1. 古代用法

（1）治发狂，触冒寒邪，因失解利，转属阳明证，胃实谵语者，本方

加黄连。(《卫生宝鉴》)

（2）治癫狂热壅，大便秘结。(《古今医统》)

2. 现代用法

（1）治疗肾绞痛：刘氏治疗本病63例，全部用：大黄（后下）、芒硝（冲服）、枳实、厚朴、番泻叶各10g，水煎服。总有效率为93.65%。[刘国栋. 大承气汤为主治疗肾绞痛63例. 湖南中医杂志，1997，13（2）：25]

（2）治疗肠梗阻：用大承气汤加味：生大黄（后下）、芒硝各10～15g，炒莱菔子30g，川朴15～30g，枳实9g，桃仁、木香各12g。日1～2剂，水煎分4次口服或鼻饲。[张卫华. 中西医结合治疗急性肠梗阻98例. 四川中医，1997，15（7）：29]

麻黄加术汤

【歌括】 烦疼湿气裹寒中，发汗为宜忌火攻；

莫讶麻黄汤走表，术加四两里相融。

【药物组成】 麻黄三两（去节） 桂枝二两（去皮） 甘草一两（炙） 杏仁七十个（去皮尖） 白术四两

上五味，以水九升，先煮麻黄，减二升，去上沫，内诸药，煮取二升半，去滓，温服八合，覆取微似汗。

【白话解】 病者身体疼痛剧烈，不得安宁，为湿气与寒邪夹杂侵袭肌表所致，治疗当以发汗为宜，切忌火攻。不要惊讶寒湿表证用麻黄汤峻剂来发汗解表，方中再加上四两白术，有发汗而不致过汗，并能行表里之湿之妙。

【功效】 发汗解表，散寒除湿。

【适应证候】 湿家身烦疼。(20)

【方药分析】 寒湿之邪客于肌表，阳气被阻，故见身烦疼，即身体疼痛剧烈而兼有烦扰之象。以方测证，用麻黄加术汤，可知本证必夹风寒之邪，当见发热、恶寒、无汗等表证。表证当从汗解，而湿邪又不宜过汗，故用麻黄汤加术发汗解表，散寒除湿。麻黄得术，虽发汗而不致过汗；术得麻黄，并能行表里之湿，不仅适合于寒湿的病情，而且亦是湿病解表微微汗出的具体方法。如用火攻发汗，则大汗淋漓，风去湿存，病必不除。且火热内攻，与湿相合，可引起发黄或衄血等病变，故宜慎之。

【用量用法】

1. **现代用量**　麻黄10g，桂枝6g，甘草3g，杏仁12g，白术12g。

2. **现代用法**　上5味，以水900ml，先煮麻黄，减200ml，去上沫，再下诸药，煮取250ml，去滓，温服80ml，覆取微似汗。

【临床应用】

1. **古代应用**

（1）治寒湿，身体烦疼，无汗恶寒发热者。（《三因极一病证方论》）

（2）治麻黄汤证而一身浮肿，小便不利者，随证加附子。（《类聚方广义》）

2. **现代应用**

（1）治热痹：徐氏治例，见肢节红肿，疼痛，手不可近，动作不利，形寒壮热，日晡增剧，腹痛，腹泻，舌红，苔根白腻，脉数。用桂枝白虎汤为主，合麻黄加术汤及麻杏苡甘汤加减：桂枝、麻黄各3g，羌活、独活、防风、赤芍、白芍各9g，白术、生熟苡仁各12g，知母6g，生石膏、忍冬藤、丹参各15g，桑枝（酒炒）30g。服1剂症大减，服6剂，诸症尽失。［徐嵩年. 热痹（风湿性关节炎）1例治验. 上海中医药杂志，1965（3）：20］

（2）治荨麻疹：刘氏用麻黄加术汤治疗荨麻疹病人30例。处方：麻黄、桂枝、杏仁各10g，甘草6g，白术12g。每日分早晚2次服，一般轻者2剂，重者5剂愈。［刘柏. 麻黄加术汤治疗荨麻疹. 山东中医学院学报，1980，4（3）：66］

麻黄杏仁薏苡甘草汤

【歌括】　风湿身疼日晡[①]所，当风取冷[②]病之基；

　　　　　　薏麻半两十枚杏，炙草扶中一两宜。

【药物组成】　麻黄（去节）半两（汤泡）　甘草一两（炙）　薏苡仁半两　杏仁十个（去皮尖，炒）

上锉麻豆大，每服四钱匕，水盏半，煮八分，去滓，温服，有微汗，避风。

【注释】　①日晡：晡，指申时，即下午3点至5点。所，表约数，这里指大约傍晚的时候。

②取冷：贪凉的意思。

【白话解】　外感风湿，出现身体疼痛，发热而日晡增剧时，乃汗出当风或经常贪凉久处湿地所致，宜用薏苡仁、麻黄各半两，杏仁十枚，炙甘草一两以补土和中组成的麻黄杏仁薏苡甘草汤来治疗。

【功效】 轻清宣化，解表祛湿。

【适应证候】 病者一身尽疼，发热，日晡所剧者。（21）

【方药分析】 风湿在表，阻滞经脉，营卫运行不畅，故一身尽疼痛。风与湿合，风邪容易化热化燥，故身疼发热而日晡增剧，这是风湿病的特点，其病多由汗出当风，或经常贪凉，湿从外侵所致。病既属于风湿在表，仍当使之得微汗而解，所以用麻杏薏甘汤轻清宣化，解表祛湿。方中麻黄、甘草微发其汗，杏仁、薏苡仁利气祛湿。本方实为麻黄汤以薏苡易桂枝，是变辛温发散而为辛凉解表之法。本证较前者表证轻，用药量也少。

【用量用法】

1. 现代用量 麻黄6g，杏仁6g，薏苡仁9g，甘草6g。

2. 现代用法 上4味，以水600ml，煮取200ml，分温两次服。

【临床应用】

1. 古代应用

（1）风湿日晡发热者，薏苡汤（即本方）主之。（《全生指迷方》）

（2）凡下部毒肿之证（水肿）用麻黄杏仁薏苡甘草汤，屡有奇效。（《汉药神效方》）

2. 现代应用

（1）治疗结节性红斑：郑氏治疗11例结节性红斑患者，症见手腕、手背、小腿、踝关节有灼热肿痛之红斑并有四肢关节酸痛、食欲不振或低热等。予麻杏薏甘汤加味治疗。10例2～8天治愈，仅1例治疗2个月。［郑国权．治疗结节性红斑11例初步观察．中医杂志，1963（5）：28］

（2）治疗肾炎：邓氏治例，巫某，男，9岁。全身浮肿，咳嗽，气紧，痰多，胸闷，面色不华。诊为急性肾小球性肾炎。拟麻杏薏甘汤加味：麻黄12g，杏仁10g，苡仁15g，党参12g，威灵仙、益母草、桑白皮、大腹皮各10g，甘草5g。服药1周，痊愈。［邓国九．麻杏薏甘汤治肾炎水肿．江西中医药，1986（6）：25］

（3）治疗血尿：王氏治例，唐某，男，61岁。反复血尿4年余，曾诊为多囊肾、尿石症、肾癌待排除。经治疗，血尿消失。近半年血尿复发，刻诊：肉眼血尿成块，色暗红，腰痛，舌红边紫暗，苔白薄，右寸脉浮，左关脉弦，而两尺脉较沉。证乃瘀热郁阻于下焦，水血并阻。拟麻杏薏甘汤加味：麻黄8g，杏仁10g，苡仁30g，炙甘草8g，白茅根60g，益母草15g，血余炭10g。服9剂，尿色白而通畅，尿常规检查正常。[王伯章. 麻黄杏仁薏苡甘草汤活用举隅. 上海中医药杂志，1990（3）：22]

防己黄芪汤

【歌括】　身重脉浮汗恶风，七钱半术五甘通，

　　　　　　己芪一两磨分服，四片生姜一枣充。

加减歌曰：喘者再入五钱麻，胃不和兮芍药加，

　　　　　　三分分字去声读，七钱五分今不差，

　　　　　　寒取细辛气冲桂，俱照三分效可夸，

　　　　　　服后如虫行皮里，腰下如冰取被遮，

　　　　　　遮绕腰温得微汗，伊岐秘法阐长沙。

【药物组成】　防己一两　甘草半两（炙）　白术七钱半　黄芪一两一分（去芦）

上剉麻豆大，每抄五钱匕，生姜四片，大枣一枚，水盏半，煎八分，去滓，温服，良久再服。喘者加麻黄半两，胃中不和者加芍药三分，气上冲者加桂枝三分，下有陈寒者加细辛三分。服后当如虫行皮中，从腰下如冰，后坐被上，又以一被绕腰以下，温令微汗，差。

【白话解】　症见身重，脉浮，汗出恶风的风湿表虚证，取白术七钱半，甘草五钱，防己、黄芪各一两，研磨如麻豆大小，每次五钱匕，取生姜四片、大枣一枚煎汤温服。

加减歌：如兼咳喘者，再加麻黄五钱以平喘；如兼胃中不和腹痛者，加芍药三分以缓急止痛，这里的分字应读作去声，芍药如用七钱五分，反令疾病不愈；如下焦有寒者加细辛，气上冲者加桂枝，二药均取三分，效果值得称赞；服防己黄芪汤后，病者应当感到好像有虫子在皮肤里爬行，腰以下部位觉得像冰一样寒凉，此时应当取棉被遮盖，用被子缠绕腰间，温覆令其微微出汗，伊尹、岐伯的秘法被仲景阐释得昭然若揭。

【功效】　益气除湿。

【适应证候】　风湿，脉浮，身重，汗出恶风者。（22）

【方药分析】 病家素体腠理疏松，卫阳虚弱，今再感受风湿而发为表虚风湿之证。脉浮身重，是风湿伤于肌表；汗出恶风，是表虚卫气不固。证候虽属于风湿，但表分已虚，故不用麻黄等以发汗，而用防己黄芪汤益气除湿。方中黄芪益气固表，防己、白术除风湿，甘草、姜、枣调和营卫，以顾表虚。"服后当如虫行皮中"，此即卫阳振奋，风湿欲解之征。

本方仍属微汗之剂，故方后云"温令微汗，差。"但表虚发汗，必基于托阳益气，调和营卫，使卫气振奋，驱邪外出，宜加注意。

【用量用法】

1. **现代用量** 防己12g，甘草6g，白术9g，生黄芪15g，生姜3g，大枣2枚。

2. **现代用法** 上6味，以水800ml，煎取300ml，温服，服后取微汗。

【临床应用】

1. **古代应用**

（1）治风湿相搏，客在皮肤，一身尽重，四肢少力，关节疼痛，时自汗出，洒淅恶风，不欲去衣，及治风冷客搏，腰部浮肿，上轻下重，不能屈伸。（《太平惠民和剂局方》）

（2）治诸风诸湿，麻木身痛。（《医方集解》）

（3）治风湿相搏，关节沉痛，微肿恶风。（《本草纲目》）

2. **现代应用**

（1）风湿性关节炎：张某，男，35岁，农民，1978年4月8日诊治。患者近期多次冒雨劳动，以致发热，关节酸痛，经服APC、抗生素治疗，热退，余症依然。面色萎黄，头重神疲，倦怠嗜卧，骨节酸楚，重滞难移，肘膝关节尤甚，汗出恶风，胃纳欠佳，舌苔白腻，脉濡涩。检查：肘膝关节肿胀活动受限；红细胞沉降率34mm/h，抗"O"测定1250单位。诊断为风湿性关节炎。此属表虚夹湿之着痹，治以防己黄芪汤加减：黄芪、白术、宣木瓜各10g，汉防己、薏苡仁、徐长卿、茯苓各20g，滑石30g，通草5g，水煎服。服5剂后，诸症均减，连服一个月后，红细胞沉降率、抗"O"均已正常。［沈敏南. 防己黄芪汤的临床运用. 吉林中医药, 1981（2）：18］

（2）类风湿关节炎：张某，男，47岁，患类风湿关节炎已10多年。近年来身重体倦，肢冷汗出，四肢小关节酸痛难忍，已服保泰松、吲哚美辛等，因胃痛而被迫停服。检查：红细胞沉降率25mm/h。苔白腻，脉濡缓。辨证属营卫不固，寒湿痹阻经络。治宜祛风通络，调和营卫。方用防己黄芪汤合桂枝汤出入：木防己10g，黄芪15g，白术10g，甘草4g，生姜6g，大枣、桂枝、白芍、牛膝各10g，威灵仙15g。服药4剂，关节酸痛顿减，胃脘痛也明显好转，再以原方加制附片10g，续服8剂，临床症状缓解。（王泊群．防己黄芪汤的临床应用．江苏中医杂志，1984，6：40）

（3）水肿：某女，45岁，1992年8月6日就诊，其眼睑、面部及肢体肿胀5年；两个月来下肢更甚，按之凹陷，月经前较重，常服西药剂利尿以缓解。近一月症状又加重，伴胸胁胀满，纳呆倦怠，五心烦热，查舌胖质淡，苔白，脉弦细，理化检查各项均正常。西医诊为特发性水肿。中医根据其主证，舌质，脉象等诊为水肿，证属脾肾阳虚，治法宜温肾健脾，益气利水。药用防己黄芪汤加减：黄芪30g，防己10g，白术6g，仙茅10g，肉桂3g，茯苓12g，薏苡仁30g，泽兰12g，益母草15g，水煎服，日一剂，服5剂后，诸症基本消失，改为金匮肾气丸巩固两周，随访一年未复发。[郝孟芳，等．黄芪防己汤治疗特发性水肿52例．实用中西医结合杂志，1997，10（11）：1101]

（4）慢性肾炎：李某，女，40岁，农民。全身浮肿时轻时重1年余。面色萎黄，头晕气短，神疲乏力，腹胀纳呆，全身浮肿以下肢为甚，便溏，小便短少，脉沉细，舌淡，苔薄白，舌边有齿痕。尿蛋白（+++），红细胞（+），管型（+），西医诊断为慢性肾炎。处方：生黄芪30g，党参30g，炒白术18g，茯苓15g，山药30g，芡实30g，防己12g，当归12g，金樱子15g，小蓟30g，生姜3片，大枣6枚。服5剂后腹胀和全身浮肿减轻，食欲增加大便正常，小便增多。尿蛋白（++），前方去小蓟，又服17剂后，临床症状消失，尿常规化验，蛋白（-），随访一年未见复发。[马知慧．防己黄芪汤加味治疗慢性肾炎蛋白尿16例报告．河北中医，1985（2）：22]

（5）肥胖病：王某，女，46岁，1981年11月3日诊治。身体发胖近2年，自诉前年10月间停经后仅2月，自觉身体肥胖，多汗，动则更甚，少气，体重增加8千克，四肢沉重，头部昏蒙，食欲不振，嗜睡便溏，体虚力怯易感冒，服轻身减肥片无效。舌体胖淡，边有齿痕，苔白腻，脉滑。此为脾胃气虚，运化无权，痰湿停滞，气血不行之病机。用防己黄芪汤加味，使表固邪无所祟，邪除卫阳充振，湿去痰无由生，痰消湿无积聚。处方：汉防己60g，黄芪60g，炒白术30g，苍术15g，茯苓15g，泽泻15g，焦山楂20g，茵陈蒿20g，甘草6g，陈皮10g，5剂。切忌久卧久坐，适当晨间运动，控制饮食。药后身体轻松，食欲增加。二诊原方加丹参30g，7剂。体重减少4千克。后以上方出入治疗2月余，体重恢复病前水平，诸恙消失。1983年10月来信，节制饮食，适当活动，旧疾未有复发。（阮士军. 防己黄芪汤的临床运用. 北京中医杂志，1985，4：35-36）

桂枝附子汤

【歌括】 三姜二草附枚三，四桂同投是指南。

大枣方中十二粒，痛难转侧此方探。

（《长沙方歌括》）

【药物组成】 桂枝四两（去皮） 生姜三两（切） 附子三枚（炮去皮，破八片） 甘草二两（炙） 大枣十二枚（擘）

上五味，以水六升，煮取二升，去滓，分温三服。

【白话解】 生姜三两，炙甘草二两，附子三枚，桂枝四两，大枣十二枚。本方主治风湿搏结所致身体疼痛而难于转侧者。

【功效】 温经散寒，祛风胜湿。

【适应证候】 伤寒八九日，风湿相搏，身体疼烦，不能自转侧，不呕不渴，脉浮虚而涩者。（23）

【方药分析】 伤寒八九日，是说伤寒表证八九日不解。不解的原因，是由于风、寒、湿三气合邪，互相传聚，痹着肌表，经脉不利，故见身体疼烦，不能自转侧等症。不呕不渴，表明湿邪尚未传里犯胃，亦未郁而化热。脉浮虚而涩，"浮虚"，为浮而无力，"涩"为湿滞，是表阳已虚而风寒湿邪仍逗留于肌表的征象。用桂枝附子汤温经助阳，祛风化湿。方中重用桂枝祛风，伍以附子温经助阳，是为表阳虚风寒湿胜者而设，甘草、姜、枣，调和营卫，以治表虚。

【用量用法】

1. **现代用量** 桂枝12g，生姜9g，制附子9g，甘草6g，大枣10g。

2. **现代用法** 上5味，以水600ml，煮取200ml，去滓，分3次温服。

【临床应用】

（1）治心动过缓。

（2）治风寒湿痹。

（3）治雷诺病。

白术附子汤

【歌括】 大便若鞕小便通，脉涩虚浮湿胜风。

急用前方须去桂，术加四两①有神功。

（《长沙方歌括》）

【药物组成】 白术四两　附子三枚（炮，去皮，破）　甘草二两（炙）　生姜三两（切）　大枣十二枚（掰）

上五味，以水六升，煮取二升，去滓，分温三服。初一服，其人身如痹，半日许复服之，三服都尽，其人如冒状，勿怪。此以附子、术并走皮内，逐水气未得除，故使之耳。法当加桂四两，此本以方二法也。

【注释】 ①此方在《金匮要略》方中是《长沙方歌括》所载量的一半。

【白话解】 本方承前桂枝附子汤而来，治风湿相搏所致身体痛烦。如果其证大便、小便通利，脉浮虚而涩，为湿邪重于风气。即用桂枝附子汤去桂枝辛散，加白术四两，既能配合附子散寒止痛，亦能运行津液而濡润大肠，故功效如神。

【功效】 温经散寒，健脾利湿。

【适应证候】 服桂枝附子汤后，若大便坚，小便自利者。（23）

【方药分析】 "小便不利，大便反快"，为湿在里。"大便坚，小便自利"，则湿不在里，说明里气调和，湿邪仍留于肌表，只是服桂枝附子汤后，风邪已去，寒湿未尽，身体尚疼，转侧不便，故用白术附子汤祛湿温经。方中白术、附子，逐皮间湿邪，温经复阳；甘草、姜、枣，调和营卫，是为表阳虚湿气偏胜者而设。方后注云"一服觉身痹，半日许再服，三服都尽，其人如冒状，勿怪，即是术、附并走皮中，逐水气，未得除故耳"。是本方仍为助阳逐湿，微取发汗之剂，从肌肉经脉而祛湿外出的方法。若反应过之，可能有中毒现象，应引起注意。

【用量用法】

1. **现代用量**　制附子9g，白术12g，生姜9g，炙甘草6g，大枣12枚。

2. **现代用法**　上5味，以水600ml，煮取200ml，去滓，分3次温服。

【临床应用】

治风湿性关节炎。[李俊杰. 仲景三个附子汤的临床应用. 浙江中医杂志，1993，27（7）：323]

甘草附子汤

【歌括】 术附甘兮二两平，桂枝四两亦须明。

方中主药推甘草，风湿同驱要缓行。（《长沙方歌括》）

【药物组成】 甘草二两（炙） 白术二两 附子二枚（炮，去皮） 桂枝四两（去皮）

上四味，以水六升，煮取三升，去滓。温服一升，日三服，初服得微汗则解，能食，汗出复烦者，服五合。恐一升多者，服六七合为妙。

【白话解】 甘草附子汤，白术、甘草各用二两，附子二枚，桂枝四两，如此用量必须明白。本方主药为甘草，用以缓和桂枝、附子和白术的辛燥发散之力，缓缓驱除风湿，避免风去湿留的后果。

【功效】 温经散寒，祛风除湿，通痹止痛。

【适应证候】 风湿相搏，骨节疼烦掣痛，不得屈伸，近之则痛剧，汗出短气，小便不利，恶风不欲去衣，或身微肿者。（24）

【方药分析】 骨节疼烦掣痛，不得屈伸，近之则痛剧，可知风湿已由肌肉侵入关节，病情较上条尤为加剧。汗出短气，恶风不欲去衣，是表里之阳皆虚。由于阳虚不能化湿，在里则小便不利，在外或身微肿。种种病情，均由风湿两盛，内外皆虚，故以桂枝、术、附并用，兼走表里，助阳祛风化湿；甘草名方，意在缓急。

桂枝附子汤、白术附子汤与甘草附子汤三方，同治阳虚不能化湿的风湿相搏证，但主治证候，各有不同。如桂枝附子汤治风气偏胜，白术附子汤治湿气偏胜，甘草附子汤治风湿两胜。前二者仅是表阳虚，而后者则表里之阳俱虚。

【用量用法】

1. **现代用量** 炙甘草6g，附子6g，白术6g，桂枝12g。

2. **现代用法** 上4味，以水600ml，煮取300ml，去滓，温服100ml，日3服。初服得微汗则解。能食，汗出复烦者，服50ml。恐100ml多者，服60～70ml为妙。

【临床应用】

（1）治疗风湿病。[杨福. 甘草附子汤治疗18例风湿病的经验介绍. 山东医刊，1965（11）：32]

（2）治疗类风湿脊柱炎。［李一应. 甘草附子汤的临床应用. 吉林中医药，1986（2）：30］

（3）治疗久热不退。［李一应. 甘草附子汤的临床应用. 吉林中医药，1986（2）：30］

白虎加人参汤

【歌括】 服桂渴烦大汗倾，液亡肌腠涸阳明。

膏斤知六参三两，二草六粳米熟成。

（《长沙方歌括》）

【药物组成】 知母六两　石膏一斤（碎）　甘草二两　粳米六合　人参三两

上五味，以水一斗，煮米熟汤成，去滓，温服一升，日三服。

【白话解】 服用桂枝后，症见口渴、烦热，大汗出。由于汗液亡失于肌腠，而致阳明津液耗伤干涸，治用白虎加人参汤。即石膏一斤、知母六两、人参三两、炙甘草二两、粳米六合组成，以水煎到粳米熟，即药液煮成。

【功效】 清热祛暑，生津益气。

【适应证候】 太阳中热者，暍是也。汗出恶寒，身热而渴者。（26）

【方药分析】 "暍"是伤暑病，所谓"太阳中热"，是感受暑热而引起的太阳证。《素问·生气通天论》："因于暑，汗，烦则喘喝。"故此病初起，由于暑热熏蒸，即见汗出，汗出多而腠理空疏，故其人恶寒。但须注意，伤暑的汗出恶寒，是汗出在先，因汗出而恶寒，与一般表证恶寒发热者不同，暑必发热，故其人身热，暑热伤津，故又见口渴。这些都是暑病的主症。至于心烦、溺赤、口舌干燥、倦怠少气、脉虚等症，亦为临床所常见，应与主症结合起来辨证。白虎加人参汤有清热祛暑，生津益气之功，是暑病的正治法。方中石膏辛寒以清表热，知母苦寒以清里热，甘草、粳米甘平以养胃，人参甘寒，益气生津，保元固体。

【用量用法】

1. **现代用量** 知母6g，生石膏30g，炙甘草6g，粳米一匙，人参9g。

2. **现代用法** 上5味，以水1000ml，煮米熟汤成，去滓，温服100ml，日3次。

【临床应用】

1. 古代应用

（1）治盛暑烦渴，痘出不快，又解麻痘斑疱等热毒。(《保赤全书》)

（2）治白虎汤证而心下痞硬者。(《方极》)

2. 现代应用

（1）治疗严重饥饿症：陈氏等治疗严重饥饿症14例，症见饥饿能食，伴心慌、气急、燥热、周身大汗。14例空腹血糖、尿糖、脑电图、心电图、颅底X光片等多项检查均无异常。方用：知母12g，石膏30g，甘草10g，粳米12g，红参10g，加水500ml，煮至米熟汤成，去渣，分2次温服，不更方。本组病例药后食量减少，体重下降，气虚症状改善，一月内均恢复正常生活和劳动。平均服药11.14剂。[陈定生，刘旗升，陈晓明. 白虎加人参汤治疗严重饥饿症. 中医杂志，1989，30（5）：24]

（2）治疗高热：汪氏治例，杨某，女，15岁。高热（38～40.5℃）35天不退，曾做多种实验室理化检查，未发现明显异常而无法确诊。用过抗菌、抗结核药无效。刻诊：精神差，但神志清，无汗出，口干渴欲饮，不欲食，小便短赤，大便三日未解，舌尖红苔薄黄，脉洪数。体温39.7℃，全身无斑疹。予白虎加人参汤：生石膏（先煎）45g，山药（代粳米）20g，知母、党参各12g，甘草6g。2剂水煎服，每2小时1次，服药2次后，体温降至38.7℃，次晨体温为37.7℃，再增减原方1天服2剂，体温降为36.5℃。[汪贤聪. 白虎加人参汤退35天高热. 四川中医，1993，11（3）：30]

（3）治疗糖尿病：吴氏用加味白虎人参汤治疗胃热型糖尿病128例。方药：生石膏30g，北沙参20g，知母15g，忍冬藤30g，玉竹10g，黄柏6g，苍术10g，玄参10g，生地20g。共焙干研极细末，水泛为丸，山楂炭粉末包衣打光干燥，制成小丸，每次服6g，每日3次，30天为1疗程。有效率达86.72%，且对口渴冷饮、唇干咽燥、消谷善饥、胃脘灼热等一派胃热症状有明显的改善作用。[吴仁九，孟庆棣，虚俊杰. 加味白虎汤治疗胃热型糖尿病的临床与实验研究. 河南中医，1994，14（5）：266]

一物瓜蒂汤

【歌括】 暍病阴阳认要真，热疼身重得其因；

　　　　　暑为湿恋名阴暑，二十[①]甜瓜蒂可珍。

【药物组成】 瓜蒂二十个

上，以水一升，煮取五合，去滓，顿服。

【注释】 ①二十：《金匮要略方论》为："瓜蒂二十个"。

【白话解】 中暑病有阴暑和阳暑之分，医者要仔细辨认，临证可以从身热疼重症状判断其病因。暑热被湿邪所困，名为阴暑，可以用甜瓜蒂二十个，即一物瓜蒂汤来治疗。

【功效】 清热解暑，行水散湿。

【适应证候】 太阳中暍，身热疼重，而脉微弱，此以夏月伤冷水，水行皮中所致也。（27）

【方药分析】 伤暑则身热，夹湿则疼重，暑湿伤阳，故脉微弱。其因由于夏月贪凉饮冷，或汗出入水，水行皮中，阳气被遏所致。治宜一物瓜蒂汤去湿散水。瓜蒂，《本经》主大水，身面四肢浮肿。本条以身体疼重为主症，疼重由于湿胜，用瓜蒂以散皮肤水气，水气去则暑无所依，而病自解。《金鉴》主用香薷饮或大顺散发汗，可以取法。

【用量用法】

1. 现代用量 瓜蒂2~5g。

2. 现代用法 上，以水100ml，煮取50ml，去滓，顿服之。

【毒性与副作用】 瓜蒂小剂量，对呼吸、血压、心率无明显影响，剂量过大时（葫芦素B、E6mg/kg），可出现呼吸不规则，血压下降，心动徐缓，呼吸减弱，最后呼吸停止而死亡。[李嵩山. 瓜蒂散新解. 山西中医，1989（6）：39]

【临床应用】

1. 古代应用

（1）疟疾寒热，瓜蒂二枚，水半盏，浸一宿，顿服取吐愈。（《备急千金要方》）

（2）发狂欲走，瓜蒂末井水调服一钱，取吐即愈。（《太平圣惠方》）

（3）治湿家，头中寒湿，头痛鼻塞而烦者，瓜蒂末，口含水，一字入鼻中，出黄水。（《类证活人书》）

2. 现代应用

（1）现代医生较少使用瓜蒂散，因而报道不多。有人根据《金匮要略》使用瓜蒂汤治疗黄疸的经验，单用一味瓜蒂5g煎煮，治疗传统性肝炎103例，取得了较为满意的疗效。其使用有口服法和鼻腔吸入法两种给药方法。

共治疗151例，除年老体弱及小儿单用瓜蒂液或丸口服外，其余均用鼻腔吸入法。重症患者加用其他中药，静脉输液等。结果治愈（症状消失，肝脾回缩至正常或稳定，肝功能复查2次完全恢复正常）者占93.33%，好转（症状明显减轻，肝功好转）者占6.67%。平均治愈日数34.77天。普遍在进药1～2次后食欲增进，黄疸消退。一般吸药3～5次即可治愈。部分患者在吸药后鼻黏膜干燥，甚至引起出血。还有人单用瓜蒂液口服治疗急性黄疸性肝炎103例，结果在10天内治愈者占35.92%，在40天内者占97.09%。黄疸在5天内消失者占70.87%，10天内消失者为95.14%。尿三胆试验阳性及肝功能异常者治疗后全部恢复正常。追踪观察1～2年未发现肝硬化或死亡病例。治疗中未见副作用。

（2）杨某，男性，48岁。自幼多病，禀性怯弱，发育正常，营养欠佳，体质为瘦长型，性情孤僻，沉默寡言，面容憔悴，表情淡漠。左乳房外上方生一结节，如杏核大，不热不红，不痛不痒，全身亦无任何自觉症状。切诊时，触知结节异常坚韧，硬若碎石，与皮肤无粘连现象，微具活动性，腋下及腹股沟淋巴结略显胀大。人皆谓恶疾，求某中医治疗无效，自用艾灸局部50余壮不效，遂用陈南瓜蒂2个，烘干存性内服。服2次后结节渐次缩小，半月后完全消失而获痊愈。至今5年之久，未曾复发，健康如常。（李霜成．陈南瓜蒂治愈初期乳房癌二例报告．中医杂志，1958，12：818）

（3）崔某，女性，32岁，住院号4684。患者既往健康，近3年患神经官能症。数日来自觉心烦，郁闷，未用其他药物，仅用民间偏方干甜瓜蒂约50g，水煎药液半碗，于1973年8月15日晨7时许服下。服药后约10分钟，出现呕吐，初吐物为黏液水，食物，继而吐绿水，血水。呕吐频繁，吐物总量达1000ml。当日午后1时许来诊，即刻住院治疗。入院检查：体温37℃，脉搏摸不清，血压测不到。发育正常，营养中等，神志清醒，面色苍白，大汗，略烦躁，口唇轻度发绀，瞳孔等大等圆，对光反应存在，颈软，心界不大，心音低弱，心率130次/分，律整，未闻及杂音，两肺呼吸音正常，腹部平软，胃脘部压痛，肝脾未触及，四肢末端发凉，神经系统无异常。便常规：见少量白细胞及蛔虫卵。肝功能：碘试验阴性，谷丙转氨酶356单位。心电图：ST段：Ⅰ、Ⅱ、aVF、V1、V3及V5均明显下降，T波倒置；aVR的ST段上升。入院后经多方抢救无效，于8月16日零时10分死亡。（娄香云，等．甜瓜蒂中毒死亡1例报告．新医

药学杂志，1976，12：15）

百合狐惑阴阳毒方

百合知母汤

【歌括】 病非应汗汗伤阴，知母当遵三两箴[①]；

漬去沫涎七百合，别煎泉水是金针。

【药物组成】 百合七枚[②]（擘） 知母三两（切）

上先以水洗百合，漬一宿，当白沫出，去其水，别以泉水二升，煎取一升，去滓；别以泉水二升煎知母，取一升，后合煎，取一升五合，分温再服。

【注释】 ①箴（zhēn贞）：规劝，劝告。

②七枚：原本作"十枚"，依赵本改。

【白话解】 百合病不应当发汗，发汗则使病者的阴液更伤。百合病发汗后，当用养阴清热、润燥除烦的百合知母汤治疗。遵照仲景旨意方中知母当用三两，百合七枚先水漬一宿去上沫，二药分别用泉水煎煮才是本方的关键。

【功效】 养阴清热，润燥除烦。

【适应证候】 百合病发汗后者。（2）

【方药分析】 百合病是由于心肺阴虚燥热，以致百脉失和，精神魂魄不宁，而出现如寒无寒，如热无热，欲食不食，欲卧不卧，常默默等一系列异常表现，其中口苦、小便赤、脉微数是本证的主要辨证要点。由上可知，百合病本来心肺阴虚，内有燥热，是不能使用汗法的，若医者将个别表面现象，如"如寒无寒，如热无热"误认为表实证而用汗法，汗后阴液受伤，肺阴为之不足，燥热尤甚，则出现心烦、口燥等症，宜补虚清热、养阴润燥，用百合知母汤。以百合润肺清心，益气安神；以知母养阴清热，除烦润燥；以泉水煎药清其内热。三者共起补虚、清热、养阴、润燥作用。

【用量用法】

1. **现代用量** 百合25～50g，知母15～20g。

2. **现代用法** 上2味，先以水洗百合，漬一宿，当百合沫出，去其水，更以泉水200ml，煮取100ml，去滓；别以泉水200ml煎知母，取100ml，去滓；后合和，煎取150ml，分温再服。

【临床应用】

1. 古代应用

久咳之人，肺气必虚，虚则宜敛，百合甘敛甚于五味之酸收也。(《本草从新》)

2. 现代应用

治疗癔症性瘫痪：马某，女，34岁。1983年7月28日入院。因屡受精神刺激，郁闷寡言。今冒暑汗出后，突然感肢软不能任地。查T、P、R、BP正常，神志清楚，被动卧位，腰以下痛觉消失，双下肢软瘫，神经系统无异常。诊断为"癔症性瘫痪"，予暗示、药物治疗周余无效，又增发热，故于8月6日改服中药。症见发热（T38.6℃）汗出，神情恍惚，心烦懊恼，颈项强硬，脊痛难卧，下肢若废，恶心呆食，舌质红，苔黄白相兼，脉浮细数。辨证属脏阴亏虚，肺气耗伤，复感暑热。治宜养阴益气，佐以清暑。百合知母汤加味：百合100g，知母、滑石、金银花、连翘、白芍各15g，香薷6g，西瓜翠衣150g。两剂后热退身和，能扶物行走，余症大减，脉细数，两尺沉。上方减香薷、连翘，加生地、黑枣仁各15g。又服两剂，可自行活动。述肢软溲频，以上方加益肾固摄之品，调理半月出院，至今未复发。
［张河占.重用百合治疗癔病性瘫痪.新疆中医药，1986（3）：63］

百合滑石代赭石汤

【歌括】　不应议下下之差，既下还当竭旧邪；

百合七枚赭弹大，滑须三两效堪夸。

【药物组成】　百合七枚（擘）　滑石三两（碎，绵裹）　代赭石如弹丸大一枚（碎、绵裹）

上先以水洗百合，渍一宿，当白沫出，去其水，更以泉水二升，煎取一升，去滓；别以泉水二升煎滑石、代赭，取一升，去滓；后合和重煎，取一升五合，分温服。

【白话解】　百合病本来不应当使用下法，如用下法则属误治。百合病下后仍应祛除原有的邪气，用养阴清热，利尿降逆的滑石代赭汤来治疗。方中百合用七枚，代赭石弹丸大小一枚，滑石须用三两，服后效果值得称道。

【功效】　养阴清热，利尿降逆。

【适应证候】　百合病下之后者。（3）

【方药分析】　百合病本为虚热在里。若误认为"欲饮食，复不能食"是邪热入里之里实证，而用攻下法，下后必然产生两种变症：一是下后津液耗伤，则内热加重，一部分阴液从大便泄出，所以小便反而减少，表现为小便短赤而涩；二是因泻下之药每为苦寒之品，服后损伤胃气，则出现胃气上逆，呕吐呃逆诸症。法当养阴清热，利尿降逆，用百合滑石代赭汤，方中百合清润心肺，滑石、泉水利小便，兼以清热，代赭石降逆和胃。使心肺得以清养，胃气得以和降，则小便清，大便调，呕逆除。

【用量用法】

1. **现代用量**　百合30～50g，滑石10～15g（包煎），代赭石15g（打碎）。

2. **现代用法**　上3味，先以水洗百合，渍一宿，当白沫出，去其水，更以泉水200ml，煮取100ml，去滓；别以泉水200ml煎滑石（包），代赭石取100ml，去滓；后合和重煎，取150ml，分温服。

【临床应用】

现代应用

治疗百合病。

百合鸡子黄汤

【歌括】　不应议吐吐伤中，必仗阴精上奉功；

　　　　　　百合七枚洗去沫，鸡黄后入搅浑融。

【药物组成】　百合七枚（擘）　鸡子黄一枚

上先以水洗百合，渍一宿，当白沫出，去其水，更以泉水二升，煎取一升，去滓，内鸡子黄，搅匀，煎五分，温服。

【白话解】　百合病也不应当使用吐法，若使用吐法则会伤及中焦脾胃之气，使其转输失职，下焦阴精上养功能失常，此时当用百合鸡子汤治疗。方中百合七枚，水洗去沫，用泉水煎煮，然后加入鸡子黄一枚，搅匀即可。

【功效】　养肺胃阴，以安脏气。

【适应证候】　百合病，吐之后者。（4）

【方药分析】　百合病本属阴不足之证，是不能使用吐法的。若误认为"欲饮食或有美时，或有不用闻食臭时"是痰涎壅滞而用吐法，虚作实治，吐后不仅损伤脾胃之阴，更能扰乱肺胃和降之气。阴愈损，则燥热愈增，引起虚烦不安、胃中不和等证。法当滋养肺胃之阴以安脏气，以百合养阴清热；鸡子黄养阴润燥以滋胃阴，共奏养阴除烦之功，则阴复胃和，虚烦之证自愈。

【用量用法】

1. **现代用量** 百合25～50g，鸡子黄1枚。

2. **现代用法** 上2味，先以水洗百合，渍一宿，当白沫出，去其水，更以泉水200ml，煎取100ml，去滓；内鸡子黄，搅匀，煎50ml，温服。

【临床应用】

现代应用

治疗肝性脑病：王某，男，44岁。因肝炎后肝硬化合并克鲍二氏征，第二次出现腹水已9个月，于1970年9月4日入院。入院后经综合治疗，腹水消退，腹围减到71cm。1971年1月15日因冷餐引起急性胃炎，予禁食、输液治疗。1月21日患者性格改变，一反平日谨慎寡言而为多言，渐渐啼哭不宁，不能辨认手指数目，精神错乱。考虑肝性脑病 I 度。因心电图尚有U波出现，血钾3.26mmol/L，补钾后，心电图恢复正常，血钾升到4.3mmol/L。同时用谷氨酸钠，每日23～46g，达12天之久，并用清营开窍，清热镇静之方。患者症状无改变，清晨好转，午后狂乱，用安定剂常不效，需耳尖放血，方能半静入眠，而精神错乱如故。考虑其舌红脉虚，神魂颠倒，乃从百合病论治。从2月1日起加用百合鸡子黄汤，每日1剂，每剂百合30g，鸡子黄1枚，煎服。2月2日患者意识有明显进步，因多次输入钠盐，腹水出现，加用氨苯蝶啶每日200mg，并继用百合鸡子黄汤。2月3日患者神志完全恢复正常，继用百合鸡子黄汤2剂后改服百合地黄汤（百合30g、生地15g），患者病情保持稳定。1971年3月21日出院时，精神良好，如常人行动，腹水征（－），肝功能试验基本正常。1972年6月与患者联系，情况保持良好。［山西省中医研究所肝病科. 中西医结合治疗肝硬变肝昏迷40例经验小结. 新西药学杂志，1974（2）：13］

百合地黄汤

【歌括】 不经汗下吐诸伤，形但如初守太阳；

地汁一升百合七，阴柔最是化阳刚。

【药物组成】 百合七枚（擘） 生地黄汁一升

上以水洗百合，渍一宿，当白沫出，去其水，更以泉水二升，煎取一升，去滓，内地黄汁，煎取一升五合，分温再服。中病，勿更服。大便当如漆。

【白话解】 百合病没有经过发汗、吐下等方法的误治，病形和刚得病时一样，仍然在太阳经不变，应用百合地黄汤治疗。方用生地黄汁一升、百合七枚以泻热救阴，阴柔之品最能制约阳气的刚燥。

【功效】 润养心肺，凉血清热。

【适应证候】 百合病，不经吐、下、发汗，病形如初者。（5）

【方药分析】 百合病未经吐、下、发汗等错误治法，日虽久而病情如初，仍如首条所述症状，应该用百合地黄汤治疗。因百合病的病机，是心肺阴虚内热，百合功能润肺清心，益气安神；生地黄益心营，清血热；泉水下热气，利小便，用以煎百合，共成润养心肺、凉血清热之剂，阴复热退，百脉调和，病自可愈。服药后大便呈黑色，为地黄本色，停药后即可消失，不必惊惧。

【注意事项】 百合病是一种慢性虚弱性疾病，不容易在短时间内治愈，往往一服中病，停服又发，所以在服百合地黄汤时，应以守方为宜，较长期服用，不可中间停服。

【用量用法】

1. **现代用量** 百合30g，生地黄30g。

2. **现代用法** 上2味，先洗百合，渍一宿，当白沫出，去其水，更以泉水200ml，煎取100ml，去滓，内地黄汁，煎取150ml，分温再服。

【临床应用】

现代应用

（1）百合病，神志恍惚不定，头昏目眩，心悸失眠，坐卧不宁，如寒无寒，如热无热，欲食不食，欲眠不眠，若有所思，行动异常，口苦而干，小便短赤，舌红少苔，脉微数。

（2）更年期忧郁症：刘某，男，退休教师。近3年来，始为头昏耳鸣心悸，多虑，睡眠欠佳，记忆力减退，工作效率减低，近年来逐渐出现焦虑忧郁，睡眠不安，坐立不定，稍闻声响即惊惕，口苦乏味，饮食不馨。自诉一月前曾吃施了"农药"的蔬菜，现仍感口中农药味溢出，担忧会有农药中毒，手足心烦热，心悸盗汗，小便时赤，终日闷闷不乐。诊得脉象细数，舌红少苔。证属营血暗耗，无以养心。治宜滋阴潜阳，养血宁心，拟百合地黄汤加味治之。处方：大生地15g，川百合15g，知母10g，龙骨20g，生牡蛎30g，麦冬10g，茯神10g，石菖蒲5g，柏子仁10g。服10剂后睡眠改善，焦虑忧郁，心烦内热，盗汗等症状减轻，小便色清，口中农药味消失，饮食增加，但尚有多虑精神不悦。原方加佛手5g，白蒺藜10g，继服10剂，诸症悉除。随访2年，未曾复发。［白国生．百合地黄汤加味治疗更年期忧郁症20例．江苏中医，1995，16（8）：3］

（3）老年性皮肤瘙痒症：邹世光以百合地黄汤与甘麦大枣汤合方加味治疗老年性皮肤瘙痒症122例，临床痊愈81例，有效35例，总有效率为93.48%。［邹世光．甘润养阴法治老年性皮肤瘙痒症122例．江西中医药，1994，25（4）：29］

百合洗方

【歌括】 月周不解渴因成，邪热流连肺不清；

百合一升水一斗，洗身食饼不和羹。

【药物组成】 上以百合一升，以水一斗，渍之一宿，以洗身。洗已，食煮饼，勿以盐豉也。

【白话解】 患百合病一个月乃至数周不解，于是出现口渴症状，这是由于邪热留恋于肺，肺失清肃，不得敷布津液所致，方用百合洗方治疗。方中百合用一升，以水一斗，渍一宿，然后洗身。洗毕食煮饼，因咸味能耗津增渴，所以不要喝汤羹。

【功效】 清热养阴，润燥止渴。

【适应证候】 百合病一月不解，变成渴者。（6）

【方药分析】 百合病本无口渴之症，但经一月之久而不愈，出现口渴的变症，说明阴虚内热较甚，在这种情况下，仅单纯内服百合地黄汤则药力不够，难以收到满意效果，应当内服、外洗并用。必须再配合百合洗方，渍水洗身。因肺合皮毛，其气相通，所以用百合渍水外洗皮肤，"洗其外，亦可通其内"，可以收到清热养阴润燥的效果。煮饼是小麦粉制成，能益气养阴，说明调其饮食，亦可帮助除热止渴。勿以"盐豉"，因咸味能耗津增渴，故当禁用。

【用量用法】

1. **现代用量** 百合100g。

2. **现代用法** 上1味，以水1000ml，渍之一宿，以洗身。

【临床应用】

1. **古代应用**　其一月不解，百脉壅塞，津液不化而成渴，故用百合洗之，则一身之脉皆得通畅，而津液行，渴自止。勿食盐豉者，以味咸而凝血也。(《张氏医通》)

2. **现代应用**　治疗乳腺炎及创口发炎。

栝蒌牡蛎散

【歌括】　洗而仍渴属浮阳，牡蛎蒌根并等量；

　　　　　研末饮调方寸匕，寒兼咸苦效逾常。

【药物组成】　栝蒌根　牡蛎（熬）等份

上为细末，饮服方寸匕，日三次。

【白话解】　用百合洗方洗后，患者仍然口渴，这是由于阳热亢盛，阴津未复的缘故，可用瓜蒌牡蛎散治疗。方中牡蛎与栝蒌根的用量相等，服用时将二药研为细末，和饮调服方寸匕即可。性味苦寒的栝蒌根与咸寒的牡蛎相配，能生津止渴，引热下行，效果自然不同寻常。

【功效】　益阴潜阳，润燥止渴。

【适应证候】　百合病，渴不差者。(7)

【方药分析】　本条与上条应当连贯起来讨论，意思是说，用内服外洗两法治疗而口渴仍然不解，是因为热盛津伤，药不胜病，所以用栝蒌牡蛎散治之。方中栝蒌根苦寒清解肺胃之热，生津止渴；牡蛎咸寒引热下行，使热不致上炎而消铄津液，如此，则津液得生，虚热得清，口渴自解。

【用量用法】

1. **现代用量**　天花粉（瓜蒌根）20～30g，牡蛎20～30g。

2. **现代用法**　上为细末，每服3～6g，日服3次，米汤送下。或为汤剂，水煎徐徐服之。

【临床应用】

现代应用

糖尿病：患者，男，60岁，1993年3月16日入院。患糖尿病3年，曾先后服西药等，症状时轻时重。查空腹血糖11.1mmol/L，尿糖定性（+++）。症见口干多饮，多食善饥，脉微数。处方：百合30g，地黄18g，栝蒌根12g，牡蛎18g。7剂后，诸症好转。（中医杂志，1965，11：21）

百合滑石散

【歌括】 前此寒无热亦无，变成发热热堪虞；

清疏滑石宜三两，百合烘筛一两需。

【药物组成】 百合一两（炙） 滑石三两

上为散，饮服方寸匕，日三服。当微利者，止服，热则除。

【白话解】 在本证之前，百合病的表现一般是如寒无寒，如热无热，今证变出现发热，其内热亢盛可知，实在令人忧虑，可用百合滑石散来治疗。方中滑石清热疏利，当用三两，百合烘干过筛后，应取用一两。

【功效】 滋养肺阴，清热利尿。

【适应证候】 百合病变发热者。（8）

【方药分析】 百合病乃心血肺阴两虚，虚热游走百脉不定，气血乱于表，本为如寒无寒，如热无热，是不应发热的。今变发热，是经久不愈，热盛于里，而外达肌肤的征象，治用百合滑石散，以百合滋养肺阴清其上源，使其不燥；以滑石清里热而利小便，使热从小便排出，小便得利，里热得除，则肌肤之表热自解。滑石与百合配伍，清热而不伤阴，二味共奏益阴宁心，清除积热之效。

【用量用法】

1. 现代用量 百合30g，滑石60g。

2. 现代用法 上2味研末为散，每服4g，日3次，米汤调下，亦可作汤剂水煎服。

【临床应用】

现代应用

治疗神经官能症：谢某，女，23岁。患神经官能症，主诉经常头痛失眠，眼冒金花，口干口苦，手足心热，食欲时好时坏，月经提前，量少，小便短赤，大便秘结，若问其有无其他不适，则恍惚去来疑似有无之间，其人营养中等，面色如常，舌润无苔，边尖俱赤，脉象弦细而数。病已年余，西药如谷维素、地西泮片、氯氮、维磷补汁之类；中药如丹栀逍遥散、天王补心丹、六味地黄丸之类，遍尝无效。此《金匮》所谓"百脉一宗，悉致其病"，治宜滋养心肺之阴，佐以清热镇静，用百合地黄汤、百合知母汤、栝蒌牡蛎散、百合滑石汤为合一方：百合23g，生地15g，知母10g，滑石10g，花粉12g，生牡蛎20g，加淮小麦15g，生白芍10g，炙甘草

6g，大枣 3 枚，服 10 剂，口苦口干已好，小便转清，于原方去知母、滑石、花粉，加沙参15g，麦冬10g，枣仁10g，阿胶10g（蒸兑），鸡子黄 2 枚（冲服），连进20 余剂，诸症悉平。（谭日强．金匮要略浅述．北京：人民卫生出版社，1981：56）

甘草泻心汤

【歌括】 伤寒甘草泻心汤，却妙增参三两匡；

彼治痞成下利甚，此医狐惑探源方。

【药物组成】 甘草四两[①] 黄芩三两 人参三两 干姜三两 黄连一两 大枣十二枚 半夏半升

上七味，水一斗，煮取六升，去滓再煎[②]，温服一升，日三服。

【注释】 ①《歌括》有"炙"字。

②《歌括》煎后有"取三升"。

【白话解】《伤寒论》中的甘草泻心汤，妙在加用三两人参以扶助正气。甘草泻心汤在《伤寒论》中，用治反复误下而致寒热错杂，中气虚弱的"虚利痞"，下利严重，频繁且完谷不化。在这里，该方则用来医治狐惑病，是一张探求疾病本源治本的方子。

【功效】 清热利湿，安中解毒。

【适应证候】 狐惑病，状如伤寒，默默欲眠，目不得闭，卧起不安，蚀于喉为惑，蚀于阴为狐，不欲饮食，恶闻食臭，其面目乍赤、乍黑、乍白。蚀于上部则声喝。（10）

【方药分析】 本病是因湿热虫毒引起，在病变过程中，可以出现发热症状，形如伤寒。由于湿热内蕴，所以沉默欲眠，食欲不振，甚至恶闻饮食气味；虫毒内扰，故卧起不安，目不得闭，面色变幻无常，或红、或黑、或白。如虫毒上蚀咽喉，则咽喉腐蚀；虫毒下蚀二阴，则前阴或后阴溃疡；而且有时咽喉与二阴同时溃疡。上部咽喉被蚀，伤及声门，则发声嘶哑，可用甘草泻心汤治疗。方中芩、连苦寒，清热解毒，干姜、半夏辛燥化湿，佐参、枣、甘草以和胃扶正，共成清热化湿，安中解毒之功。

【用量用法】

1. **现代用量** 炙甘草12g，黄芩9g，干姜9g，半夏9g，黄连3g，人参9g，大枣12 枚。

2. **现代用法** 上 7 味，以水2000ml，煮取1200ml，去滓，再煎取 600ml，温服 200ml，日 3 服。

【临床应用】

1. 古代应用

（1）治走马牙疳特奇验。（《温知医谈》）

（2）慢惊有宜此方者。（《类聚方广义》）

2. 现代应用

（1）白塞综合征：张某，女，28 岁，1997 年 3 月 10 日就诊。患口腔及阴部溃疡已 1 年余，自述右眼疼痛，视物不清 10 天，右眼视力 0.1，左眼 1.2，右眼睫状充血（++），虹膜纹理不清，瞳孔小，对光反射迟钝，即予 1% 阿托品散瞳，连续点眼 3 次，半小时后瞳孔散大约 5mm 直径。查眼底见视乳头略充血，静脉充盈，纡曲黄斑中心反光不清，后部网膜水肿明显。嘱其以 1% 阿托品散瞳，每日 3 次。结膜下注射地塞米松 2mg，隔日 1 次，内服中药变通甘草泻心汤：生甘草 30g，黄芩、木通各 9g，黄连、升麻、竹叶各 6g，生地、银花、土茯苓各 15g，另用生甘草、苦参各 12g，水煎外洗阴部，每日各一剂，经治疗 9 天后，睫状充血基本消退，口腔及阴部溃疡消失，视力提高到 0.5。停用结膜注射及外洗中药，继续内服中药 15 剂，眼底水肿消退，黄斑中心反光隐隐可见，视力提高到 0.8，半年后复诊，未见病情反复。[田开愚. 甘草泻心汤为主治疗白塞氏病. 湖北中医杂志，1999，21（9）：408]

（2）复发性口疮：田某，女，45 岁，1994 年 10 月 13 日诊，自述口腔溃疡已 3 年余。经中西医治疗，时愈时发，今又复发。诊见形体略瘦，颊侧有 0.3cm×0.5cm 之溃疡面 4 处，点状溃疡 3 处，伴纳差，心烦，倦怠。舌质淡，苔垢微黄，舌边有齿印，脉弱。证属脾虚湿热，治宜健脾除湿，清热化浊。用甘草、丹参、太子参各 20g，黄芩、法半夏、大枣、青黛（布包）各 10g，黄连、干姜各 5g，黄芪 20g，白术、藿香各 10g，陈皮 15g，一个疗程后（5 剂），精神好转，饮食增加，溃疡面愈合。守前方再服一个疗程，随访至今 2 年未发。[刘德久. 加味甘草泻心汤治疗复发性口疮. 湖北中医杂志，1997，19（4）：41]

（3）慢性淋病、尖锐湿疣：郭本传以甘草泻心汤为基本方加减治疗淋病 31 例，尖锐湿疣 11 例，其中淋病 1 疗程（20 剂）治愈者 6 例；2 疗程治愈者 12 例；3 疗程治愈者 13 例，总有效率为 100%。1 年后随访无 1 例复发。[郭本传. 甘草泻心汤加味治疗性病 42 例. 国医论坛，1994，9（6）：11]

（4）泄泻：徐某，男，63 岁，1997 年 3 月 21 日初诊。患者大便溏泄半年余，初期未予治疗。近 3 个月来，大便次数增多，色黑胃脘隐痛，曾用西药治疗 3 个月，大便隐血转阴，胃痛好转，但大便仍稀溏，前来求中医诊治。刻诊：大便稀溏不爽，夹白色黏液，日行 4 次以上，腹胀肠鸣，胃脘痞闷，舌尖红，苔滑腻而黄，中根部尤甚，脉缓弱。辨证属久病脾虚，夹湿热内蕴。方用甘草泻心汤加味治疗：炙甘草 12g，潞党参 15g，黄连 6g，黄芩 12g，制半夏 10g，干姜 6g，大枣 12g，藿香 12g，葛根 12g，云木香 12g，苍白术各 12g，服药 4 剂，诸症明显好转，续服 6 剂，大便转常，黄腻之苔退净，肠鸣腹胀等症尽除。[江瑞云. 甘草泻心汤异病同治验案举隅. 国医论坛，1999，14（3）：9]

（5）浅表性胃炎：张某，女，52 岁，1982 年 5 月 6 日初诊，胃脘疼痛反复发作已 2 年余，经某医学院附属医院胃镜检查诊为浅表性胃炎。诊见胃脘疼痛，痛时喜按，脘部微有畏寒感，胁肋不舒，嗳气，口干苦，大便干结，苔薄黄，脉濡。此乃寒热互结，损伤脾胃，治宜苦辛泄热，调和脾胃，甘草泻心汤加味：半夏 6g，黄芩 15g，黄连 6g，大枣 15g，白芍 15g，吴茱萸 6g，党参 15g，干姜 3g，炙甘草 10g，服 3 剂后，诸症减轻。仍守上方加减服用 15 剂后，诸症消失。经随访半年，未见复发。[刘立华. 经方治验举隅. 江西中医药，1995，26（3）：35]

苦参汤、雄黄熏方

【歌括】 苦参汤是洗前阴，下[①]蚀咽干热最深，

更有雄黄熏法在，肛门虫蚀亦良箴。

【药物组成】 苦参汤：苦参一升，以水一斗，煎取七升，去滓。熏洗，日三次。

雄黄熏方：雄黄，一味为末，筒瓦二枚合之，烧，向肛熏之。

【注释】 ①下：这里指前阴。

【白话解】 苦参汤洗前阴，由于湿热蕴毒深重，下蚀前阴并循肝经上冲于咽而咽干者；湿热虫毒蚀于肛者，则用雄黄熏之，杀虫解毒燥湿效果良好。

【功效】 苦参汤：清热燥湿，祛风杀虫。

雄黄熏方：清热解毒，燥湿杀虫。

【适应证候】 蚀于下部则咽干，苦参汤洗之。（11）

蚀于肛者，雄黄熏之。(12)

【方药分析】 狐惑病，前阴蚀烂，是由于足厥阴肝脉，绕阴器，抵少腹，上通于咽喉，其热毒循经自下而上冲，则咽喉干燥，可用苦参汤熏洗前阴患处，杀虫解毒化湿以治其本，则咽干自愈。若肛门蚀烂，可用雄黄熏患处，雄黄有较强的杀虫解毒燥湿作用，故用以治之。

【用量用法】

苦参汤

1. **现代用量** 苦参50～100g。

2. **现代用法** 以水1000～1500ml，煎取700～1000ml，去滓，熏洗，每日3次。

雄黄熏方

1. **现代用量** 雄黄10g。

2. **现代用法**

（1）上1味为末，放瓦上或小铁盒内，用火烧加热，令烟出，以烟熏肛。

（2）苦参50g，雄黄末20g，适量水煎汤后加冰片5g，调匀坐浴，每日2次，每次1剂。

【临床应用】

苦参汤

1. **古代应用**

（1）热毒攻手足，赤肿灼热疼痛浴方，用酒制苦参以渍之。(《备急千金要方》)

（2）小儿身热，苦参汤浴之良。(《外台秘要》)

（3）下部痈疮，苦参煎汤日日洗之。(《直指方》)

2. **现代应用**

（1）霉菌性阴道炎：王雅娟等以苦参汤为基本方加味治疗霉菌性阴道炎120例，结果120例全部治愈，3周治愈78例，4周治愈25例，5周治愈17例，总治愈率为100%。[王雅娟，等.苦参汤治疗霉菌性阴道炎120例.陕西中医，1999，20（1）：28]

（2）外阴白斑：杨某，女，42岁，1991年6月就诊。因外阴部奇痒难忍，抓伤后疼痛加剧，反复发作2年余。曾多方求治，收效甚微。近日病情加重来院，妇科检查：外阴部大阴唇、阴唇沟及小阴唇可见约2cm×6cm

不规则白色斑块，病变增厚似皮革，隆起有皱襞，边缘皮肤粉红色，诊断为增生型营养不良。中医辨证，外阴白斑属寒湿型，治以祛寒，燥湿止痒，用自拟苦参汤，水煎后坐浴，日2次。用药10天后自述外阴奇痒及疼痛症状及体征基本痊愈，外阴部表面皮肤有轻度的色素沉着，为巩固疗效继续治疗10天，随访至今未见复发。[刘艳秋.苦参汤治疗外阴白斑20例.实用中西医结合杂志，1995，8（6）：343]

雄黄熏方

1. 古代应用

（1）辟蛇之法虽多，唯以武都雄黄为上，带一块，右称五两于肘间，则诸蛇毒虫莫敢犯，他人中者，便磨之以疗之。（《肘后备急方》）

（2）百虫入耳，雄黄烧熏之自出。（《十便良方》）

（3）治呃逆，服药已无效，用雄黄二钱，酒一杯，煎七分，急令患人嗅其热气即止。（《寿世保元》）

2. 现代应用

（1）眼、口、生殖器综合征，是一种以口、外生殖器溃疡和虹膜炎为主要表现的三联综合征。本病西医于1937年由土耳其著名医学家Behcet（1889～1948年）首先作为一种独立的疾病报道，故又称白塞综合征。《金匮要略》记载的狐惑病，是一种以咽喉口腔、前后二阴蚀烂溃疡及眼部损害为主要临床表现的疾病。西医诊断为白塞综合征者，亦符合中医的狐惑病，二者十分接近。张仲景首次把不同部位的损害联系在一起，并定名为狐惑病。既有内服汤剂、散剂，又有外用的洗剂、熏剂，这比Behcet的记载早1700余年，堪称世界首创。（李博鉴.论张仲景对皮肤科的贡献.北京中医杂志，1993，1：56）

（2）治疗肛肠部疾病：取一铁罐，底部留有通气孔，内撒一层干锯末，点燃后放入雄黄、硫黄粉末各10g，上盖一硬纸片，中间可据病变部位剪一直径3～5cm圆口，每次熏疗半小时，每晚1次，10天为1疗程，治疗痔核、蛲虫病、肛门湿疹、脱肛、肛周脓肿等疾病。（尚炽昌，等.仲景方药研究应用精鉴.北京：人民军医出版社，1999：1079）

（3）治疗带状疱疹：雄黄、明矾各20g，大黄、黄柏、侧柏叶各30g，冰片5g。除雄黄、冰片外，其余药物加温水浸泡20分钟，然后火煎30分钟，煎至300ml左右滤出，加入雄黄、冰片粉末，充分混匀后，以不烫手为度，用纱布或脱脂棉蘸药液洗患处，每天2～3次，每次30分钟，药液洗后保留，下次加温再用，5天1疗程。治疗30例，1～2个疗程痊愈者23例，3个疗程痊愈者6例。1例眼部带状疱疹，剧痛形成溃疡性角膜炎到外院治疗。一般外洗后，次日疼痛明显减轻，2～3日皮疹停止发展，水疱干涸。皮损逐渐消退。（马清钧，王淑玲．常用中药现代研究与临床．天津：天津科技翻译出版公司，1995：696）

赤小豆当归散

【歌括】 眼眦赤黑变多般，小豆生芽曝令干；

豆取三升归十分，杵调浆水①日三餐。

【药物组成】 赤小豆三升（浸，令芽出，曝干） 当归十分

上二味，杵为散，浆水服方寸匕，日三服。

【注释】 ①浆水：浆，酢也，《本草纲目》称浆水又名酸浆。嘉谟云："炊粟米熟，投冷水中，浸五、六日，味酸，生白花，色类浆，故名。"此法现已少用。

【白话解】 目赤四眦黑是病程发展变化的临床表现，用赤小豆三升，并生芽后曝干，合当归十分，杵为散，用浆水调服，日3次。

【功效】 清热解毒，排脓活血，祛瘀生新。

【适应证候】 病者脉数，无热，微烦，默默但欲卧，汗出，初得之三、四日，目赤如鸠眼；七、八日，目四眦黑。若能食者，脓已成也。（13）

【方药分析】 脉数，微烦，默默但欲卧，是里热盛的征象。无热汗出，表示病不在表，说明血分已有热。目赤如鸠眼，是因血中之热，随肝经上注于目，为蓄热不解，湿毒不化，即将成痈脓的征象。如两眼内外眦的颜色发黑，表明瘀血内积，脓已成熟。此时病势集中于局部，脾胃的影响反轻，所以病人能食。主用赤小豆当归散治疗，以赤小豆渗湿清热，解毒排脓；当归活血，去瘀生新；浆水清凉解毒。

【用量用法】

1. **现代用量** 赤小豆30g，当归15g。

2. **现代用法** 上2味为散，每服3～6g，温开水送下，日3次服。

【临床应用】

1. 古代应用

治疗小肠热毒流于大肠，先血后便及蓄血，肠痈便脓等证。（《张氏医通》）

2. 现代应用

（1）尿路感染：李文宅等以赤小豆当归散为基本方加减治疗尿路感染44例，临床治愈38例，好转5例，无效1例，总有效率为97.7%。[李文宅.赤小豆当归散加味治疗尿路感染44例.山东中医杂志，1996，15（10）：451]

（2）前列腺肥大：蔺某，男，64岁，工人，1988年9月7日就诊。患者自诉便浊5月余，加重3日，症见小便不通，少腹胀急，疼痛拒按，表情痛苦，烦躁不宁，不思饮食，口味秽臭，舌质暗红，舌苔黄腻，脉象滑数。急则治其标，先予导尿1500ml，尿液检查脓细胞（+），肛门指诊：前列腺肿大如鸡卵，质地光滑，中央沟消失。诊为前列腺肥大，证属湿热瘀阻膀胱，治宜清热利湿，活血化瘀，处方：赤小豆、败酱草各30g，当归20g，大黄15g，服5剂后小便即通，便后有少许浑浊物，口和欲食，胀痛缓解，原方继服25剂，诸症皆平。（张天兰，陈志良.赤小豆当归散加味治疗前列腺肥大.中医药研究，1990，6：5）

升麻鳖甲汤

【歌括】 赤纹咽痛毒为阳，鳖甲周围一指量；
半两雄黄升二两，椒归一两草同行。

【药物组成】 升麻二两　当归一两　蜀椒（炒去汗）一两　甘草二两　雄黄半两（研）　鳖甲手指大一片（炙）

上六味，以水四升，煮取一升，顿服之，老小再服，取汗。

【白话解】 面赤红斑著明如锦纹，咽喉痛，是阳毒，其主治的升麻鳖甲汤由手指大一片（炙），半两雄黄（研），升麻二两，蜀椒（炒去汗）、当归各一两，甘草二两组成。

【功效】 清热解毒，活血利咽。

【适应证候】 阳毒之为病，面赤斑斑如锦纹，咽喉痛，唾脓血者。（14）

【方药分析】 阴阳毒病系感受疫毒所致，面赤斑斑如锦纹，咽喉痛，唾脓血，是阳毒的主症，血分热盛，故面部起红斑著明如锦纹，热灼咽喉故痛；热盛肉腐，肉腐则成脓，故吐脓血，五日可治，七日不可治，是指出早期治疗的重要意义。早期则邪毒未盛，正气未衰，易于治愈；日久则毒盛正虚，比较难治。主以升麻鳖甲汤，升麻、甘草清热解毒；鳖甲、当归滋阴散瘀；雄黄、蜀椒解毒，以阳从阳欲其速散。总之，本汤治阳毒，具有清热、解毒、散瘀的作用。

【用量用法】

1. 现代用量 升麻9g，当归6g，鳖甲30g（先煎），甘草6g，雄黄0.5～1g，蜀椒3g。

2. 现代用法 上6味，以水600ml，煮取100～150ml，顿服。老小再服（老年人、小儿分2次服）。

注：雄黄有毒应慎用。

【临床应用】

现代应用

（1）银屑病：姚某，男，42岁，1991年6月24日诊。患银屑病10余年，曾用多种中西药物治疗，时愈时发。现见头面、四肢、躯干泛发斑块状红色皮疹，表面鳞屑薄白，易于剥离，剥离后基底鲜红，可见点状出血，伴剧烈痒感，口干溲赤，舌质红，苔薄黄，脉弦数。辨证为风邪袭表，热毒炽盛，治宜疏风止痒，清热解毒。处方：升麻、鳖甲各15g，当归10g，甘草8g，川椒、雄黄各6g，赤芍9g，丹皮、地龙各6g，乌梢蛇12g，服药1月后，瘙痒大减，皮疹亦消退大半。去地龙、乌梢蛇，雄黄改为3g，继进15剂，皮疹尽退。1年后随访，未见复发。[王景福、贾东强．升麻鳖甲汤治疗寻常型银屑病．浙江中医杂志，1995，30（2）：67]

（2）紫癜：白某，女，18岁。以反复发作性全身紫斑一年余为主诉，于1978年8月12日来诊。一年前，患者无意中发现左下肢有一紫斑如硬币大，无痒痛感觉，未在意。过后数月，在四肢及面部相继出现多处紫斑。当时某院确诊为血小板减少性紫癜，一年来全身紫癜反复发作，时轻时重，屡服中西药，效果不理想。查：血小板50×10^9/L，患者面色萎黄，食少纳差，肢倦乏力，舌质淡紫，苔黄白相间，脉细涩。此乃病程日久，正气损伤，气虚失摄，血溢肌肤，瘀滞不行所致。治以益气统摄，活血止血。处方：升麻20g，鳖甲15g，当归8g，川椒5g，甘草12g，雄黄1g（冲），黄芪30g，党参15g，白术15g。4剂。4天后复诊，全身紫斑变灰并稍有消退，无新紫斑出现，舌脉同前，继用上方再进4剂。1987年8月22日来诊：全身紫斑已基本消退，血小板已升至90×10^9/L。用升麻鳖甲汤加黄芪、阿胶配丸，服用1月，至今病未再发。（程群才．升麻鳖甲汤治疗斑疹的临床观察．河南中医杂志，1990，2：28）

升麻鳖甲汤去雄黄蜀椒

【歌括】 身疼咽痛面皮青，阴毒苛邪隶在经；

即用前方如法服，椒黄务去特丁宁①。

【药物组成】 升麻二两　当归一两　甘草二两　鳖甲手指大一片（炙）

【注释】 ①丁宁：即叮咛，反复地嘱咐。

【白话解】 身疼咽疼面目青，是阴毒毒邪侵入血脉，即用前方升麻鳖甲汤，切记减去雄黄、蜀椒，服法相同。

【功效】 解毒散瘀。

【适应证候】 阴毒之为病，面目青，身痛如被杖，咽喉痛者。（15）

【方药分析】 面目青，身痛如被杖，咽喉痛，是阴毒的主症。病毒侵袭血脉，瘀血凝滞，阻塞不通，故出现面目色青；经脉阻塞，血液流行不畅，故遍身疼痛如被杖一样；疫毒结于咽喉，故作痛；治疗仍用升麻鳖甲汤，解毒散瘀，去雄黄、蜀椒以防损其阴气。

【用量用法】

1. **现代用量**　升麻9g，当归6g，鳖甲30g（先煎），甘草6g。

2. **现代用法**　上4味，以水600ml，煮取100～150ml，顿服。老小再服（老年人、小儿分2次服）。

【临床应用】

现代应用

（1）治疗血小板减少性紫癜：何任老中医用本方加减治疗血小板减少性紫癜，取得较好疗效。患者女性，生育过多，子宫脱垂，月经如崩已久，周身肤青紫块，面色灰青，时咽痛，龈血鼻衄，身软肢酸，舌淡脉弱，血小板低，宜先益血，予升麻、鳖甲、当归、甘草、地黄、玄参、黄芪、仙鹤草、艾叶、赤白芍、炒阿胶珠、归脾丸（包煎）。经服药2月余，诸症悉减，脉舌亦转正常。[何任.《金匮要略》浅释. 浙江中医学院学报，1978（4）：60]

（2）慢性肝炎：魏某，男，52岁，1990年10月23日初诊。自述1984年患急性黄疸性肝炎，至今反复发作6次。近3个月又觉胁肋隐痛，不耐疲劳，潮热，腰膝酸软，双手掌红赤，舌质黯红，苔薄黄，脉细弦。查肝上界第6肋间，肋下2.5cm，剑突下3.5cm，质地中等，实验室检查：TTT14单位，HBeAg（＋），抗-HBc（＋），白/球为3.6/4.2，西医诊断为慢性活动型肝炎。中医辨证属血瘀阴伤，热毒留滞。升麻鳖甲汤加减：升麻12g，炙鳖甲30g，当归15g，甘草10g，蟅虫10g，生地15g，白花蛇舌草30g，土茯苓30g，桑寄生15g，赤芍12g，女贞子12g，杞果12g，每日1剂，水煎服。2周为1疗程，上方加减治疗2个疗程，自觉症状明显好转，原方出入续服。1991年1月24日复查肝功。TTT9单位，白/球为4.5/3.6，HBsAg 1∶32，抗-HBc（+），1991年复查肝功均正常，HBsAg（-），抗-HBc（+），HBeAg（-），至今病情稳定。［庄著英．升麻鳖甲汤加减治疗慢性肝炎120例疗效观察．实用中医内科杂志，1992，6（1）：31］

卷 二

疟 病 方

鳖甲煎丸

【歌括】 寒热虚实相来往，全凭阴阳为消长。

天气半月而一更，人身之气亦相仿。

否则天人气再更，邪行月尽差①可想。

疟病一月不能差，疟母②结成癥瘕③象。

金匮急治特垂训，鳖甲赤硝十二分。

方中三分请详言，姜芩扇妇朴苇问；

葳胶桂黄亦相均，相均端令各相奋；

君不见十二减半六分数，柴胡蜣螂表里部；

一分参苈二瞿桃，牡夏芍蘆分各五；

方中四分独蜂窠，体本轻清质水土；

另取灶下一斗灰，一斛半酒浸另取；

纳甲酒内煮如胶，绞汁煎药丸遵古；

空心七丸日三服，老疟得此效桴鼓。

【药物组成】 鳖甲十二分，炙　乌扇④三分，烧　黄芩三分　柴胡六分　鼠妇⑤三分，熬干　姜三分　大黄三分　芍药五分　桂枝三分　葶苈一分，熬　石韦三分，去毛　厚朴三分　牡丹五分，去心　瞿麦二分　紫葳⑥三分　半夏五分　人参一分　䗪虫⑦五分，熬　阿胶三分，炙　蜂窠四分，炙　赤硝⑧十二分　蜣螂六分，熬　桃仁二分

上二十三味，为末，取煅灶下灰⑨一斗清酒⑩一斛五斗，浸灰，候酒尽一半，着鳖甲于中，煮令泛烂如胶漆⑪，绞取汁，内诸药煎，为丸，如梧子大，空心服七丸，日三服。

【注释】

①差：病愈。古代五日为一候，三候为一节气（故每年有24节气）。而人与自然息息相关，节气的变更，人身的荣卫气血也随之充沛，正气旺盛，抗病能力增强，祛邪外出，故疟病得除。日常生活中，亦有疟病患者未经治疗而愈，可能就是这个道理。《金匮要略心典》曰：天气十五日一更，人之气亦十五日一更。气更则邪当解也。否则三十天人之气再更，而邪自不能留矣。设更不愈其邪必假血依痰，结成癥瘕，僻处胁下，将成负固不服之势，故宜急治。（尤在泾）

②疟母：《玉篇》曰："疟母也，病母癖也"。疟病日久不愈，疟邪深入，夹痰浊瘀血聚于胁下形成的病证。疟病形成肝脾大相当于本病。

③癥瘕：指腹部的痞块。一般以隐见腹内，按之形证可验，坚硬不移，痛有定处者为癥；聚散无常，推之游移不定，痛无定处者为瘕。

④乌扇：即射干。

⑤鼠妇：又名鼠鱼，即地虱。

⑥紫葳：即凌霄花。

⑦䗪虫：即土鳖虫。

⑧赤硝：即硝石。

⑨煅灶下灰：即煅铁灶下之灰，又叫炉灰。

⑩清酒：即无灰酒，用米制成，味辛甘。

⑪胶漆：指把药物熬至黏稠的状态。

【白话解】 疟病以寒战高热交替发作，休发有时为主证。这是由于阴阳交争，虚实更作，阴阳互为消长。自然之气半个月变更一次，人体之气随之充沛，正气旺盛则祛邪外出，疟病可除。否则，天人之气再变更一次，一个月后疟邪被驱除，疟病得愈，如疟病一个月还不能好，那么疟邪就夹痰浊瘀血结成痞块，聚于胁下而成癥瘕，恐其成痼疾或发生他变，故要急治，用鳖甲煎丸。方中鳖甲、赤硝各十二分，用三分的药物多：干姜、黄芩、乌扇、鼠妇、厚朴、石韦、紫葳、阿胶、桂枝、大黄用量相同，均为三分；柴胡、蛴螬各为六分，表里兼顾；人参、葶苈一分；瞿麦、桃仁二分；牡丹、半夏、芍药、䗪虫各五分；方中只有蜂蜜用了四分，它质轻性清灵；另外取煅灶下灰一斗，浸入一斛半的清酒中，然后放入鳖甲煮熬至黏稠状，取药汁放入其他药物，按照古法煎熬成丸，空腹服用，一次服梧桐子大小七丸，一日三次，治疗顽疾疟母，疗效明显。

【功效】 破瘀消癥，杀虫止疟。

【适应证候】 病疟，以月一日发，当以十五日愈；设不差，当月尽解；如其不差，当云何？师曰：此结为癥瘕，名曰疟母，急治之，宜鳖甲煎丸。（2）

【方药分析】 本证是由疟病反复发作，迁延日久，疟邪假血依痰，聚于胁下，结成痞块而成疟母。癥瘕痰瘀结于胁下，气血运行受阻，而正气又渐衰，抗病能力下降，故投以鳖甲煎丸，攻补兼施，扶正消癥，达到破瘀消癥，杀虫止疟的功效。方中鳖甲为主药，消癥块，除寒热；乌扇（射干）、桃仁、丹皮、芍药、紫葳、赤硝、大黄祛瘀通滞；鼠妇、䗪虫、蜂窝、蜣螂消坚杀虫；葶苈、石韦、瞿麦利水道；柴胡、桂枝、半夏、厚朴、黄芩、干姜理气机，调寒热；人参、阿胶补益气血；灶下灰，主癥坚痞积；清酒助行药势，合而成为治疗疟母的主方。

按： 本方虽有扶正的药物，但仍以攻邪为主，若久病或老年体弱者，不宜单用此方日久，宜与补益剂同用。如见劳倦后发热，乏力少气，可与补中益气汤合用；若出现盗汗，午后夜间发热，面潮红等阴虚之象者，可与左归丸或大补阴丸同服。

本方不仅可治疗疟病日久转成的疟母，由其他原因导致的癥瘕，见正气虚邪久而不去者都可选用。

【用量用法】

1. **现代用量** 鳖甲 90～120g，乌扇 20～30g，黄芩 20～30g，柴胡 45～60g，鼠妇 20～30g，干姜 20～30g，大黄 20～30g，芍药 30～40g，桂枝 20～30g，葶苈 10g，石韦 20～30g，厚朴 20～30g，牡丹 30～50g，瞿麦 20～30g，紫葳 20～30g，半夏 10～30g，党参 10～20g，䗪虫 40～50g，阿胶 20～30g，蜂窝 30～40g，赤硝 90～120g，蜣螂 45～60g，桃仁 15～20g。

2. **现代用法** 取灶下灰 1kg，黄酒 5kg，浸灰滤过取汁，煮鳖甲成胶状，其余药研细末，与鳖甲胶放入炼蜜中和匀为小丸，每重 3g，每次 1～2丸，日 2～3 次，用温水送服。

【临床应用】

1. **古代应用**

（1）用本方加白术、陈皮、厚朴、半夏、沉香曲、焦楂炭、茯苓、竹茹治久疟屡止屡发。（《张聿青医案》）

（2）本方加制首乌、枸杞、白芍、乌梅、地骨皮、当归、青附、青皮、川芎、白术治疗疟久延，腹中积块偏左，属疟母。(《环溪草堂医案》)

2. 现代应用

（1）早期肝硬化：某男，53岁，1974年3月初诊。1973年初出现巩膜轻度发黄，检查肝大，肋下2cm，剑突下4.5cm，质中边钝，胸背部见蜘蛛痣，双手见肝掌，西医查肝功，血清总胆红素1.5mg，白蛋白3.2g，球蛋白2.8g，麝香草酚浊度10个单位，麝香草酚絮状试验（++），脑磷脂絮状试验（+），硫酸锌浊度14个单位，谷丙转氨酶40个单位，诊断为早期肝硬化。就诊时见上腹不适，有压痛，触及肿块，面色黧黑，下肢浮肿，小便短少，舌苔厚腻，脉细濡。治以健脾利水，活血消肿。方用鳖甲煎丸合胃苓散。连续服用3月后，腹痛、腹胀及浮肿等症消失。(钱伯文. 鳖甲煎丸的临床应用. 江苏中医杂志，1982，6：37)

（2）胃小弯癌性溃疡：某女，中年，胃脘部隐痛，大量呕血一次，大便黑，西医钡餐检查诊为胃小弯癌性溃疡。就诊时见消瘦，中上腹触及包块，质地硬，不可移，舌紫质暗苔黄，脉弦细。处以鳖甲煎丸，合云南白药及理气健脾药。连续服用3年，期间未用任何西药。大便由黑转黄，肿块渐小，钡餐检查示胃小弯病变明显好转，胃内无异常。(钱伯文. 鳖甲煎丸的临床应用. 江苏中医杂志，1982，6：37)

（3）双侧卵巢囊肿：某女，1975年8月就诊。1974年初开始下腹部隐痛，白带增多，妇科检查发现右侧卵巢一核桃样包块，一年后在上海某医院确诊为双侧卵巢囊肿。患者惧怕手术而来就诊。平素脾胃功能差，便溏，肛坠不适，少腹可触及包块，推之不移，质硬，舌苔薄黄，脉弦。治以活血消癥，健脾益气。鳖甲煎丸合健脾丸。2个月后检查卵巢囊肿缩小，右侧仅见1.5cm液平反射。(马剑云. 鳖甲煎丸治疗双侧卵巢囊肿1例. 中医杂志，1982，7：65)

（4）恶性肿瘤：上海肿瘤医院应用中西医结合手段治疗原发性肝癌，以辨证论治为主，配合应用鳖甲煎丸作为治疗要药。中国中医研究院广安门医院用鳖甲煎丸治疗肝癌获得较好的疗效。钱伯文以本方为主药配合汤药治疗原发性肝癌、癌性胃溃疡每可获效。中医研究院西苑医院治疗40例白血病，药用鳖甲煎丸、小金丹；许玉明用鳖甲煎丸治疗气血两虚、痰结瘀毒型白血病，疗效满意。

白虎加桂枝汤

【歌括】 白虎原汤论已详，桂加三两另名方。

无寒但热为温疟[①]，骨节烦疼呕又妨。

【药物组成】 知母六两 甘草炙，二两 石膏一斤 粳米二合 桂枝去皮，三两

上剉，每五钱，水一盏半，煎至八分去滓，温服，汗出愈。

【注释】 ①温疟：疟病的一种，临床以热为主要特征。"身无寒但热"，注家说法有二：一说，温疟身不寒但热。喻嘉言、尤怡等为代表。二说，温疟身热有寒。如黄元御持此说法。

原文应理解为无里寒，无大寒。其一，《素问》以先热后寒为温疟，可知温疟并非无寒；其二，方后注明要"温服"，可知温疟当有寒，才符合"寒者热之"的精神；其三，本方用桂枝，若单纯的温热病患者，理应忌用。总之，"无寒"二字应理解为无大寒，无里寒，微有表寒。

【白话解】 白虎汤原加桂枝三两成另一名方，白虎加桂枝汤，用来治温疟，见发热，无大寒，骨节疼痛，时时作呕。

【功效】 清热生津，解表散邪。

【适应证候】 温疟者，其脉如平，身无寒但热，骨节烦疼，时呕，白虎加桂枝汤主之。（4）

【方药分析】 温疟是疟病的一种。临床特点以热为主，其脉象和普通疟病患者脉象一样，为弦脉，多见弦数，内热炽盛则身但热无寒；表邪不解，经气不利，则骨节疼痛；热伤及胃气，胃气不和，故时时作呕。治以白虎加桂枝汤，清热生津，解表和营，止呕散邪。本方在白虎汤原方基础上，加桂枝三两，解表疏邪。

【用量用法】

1. **现代用量** 生石膏30~60g，知母12~20g，炙甘草6g，粳米6~18g，桂枝9g。

2. **现代用法** 加水800ml，煎取150~200ml，分2次服，早晚温服。

【临床应用】

1. **古代应用**

（1）知母汤，即本方。治温疟，骨节疼痛时呕，朝发暮解，暮发朝解。（《圣济总录》）

（2）本方治霍乱吐泻之后，身体灼热，头疼身痛，烦躁，脉洪大者宜

此方。(《类聚方广义》)

(3)治温疟，先热后寒，恶风多汗。(《三因极一病证方论》)

2. 现代应用

(1)中暑：某女，在烈日下劳动，突然眩晕，恶心呕吐，面色苍白，呼吸急促，烦躁不安，无汗，舌苔薄黄，脉细滑略数，体温39℃。诊断为中暑。方用生石膏30g，知母30g，桂枝5g，佩兰9g，柴胡10g，苍术10g，陈皮6g。2剂后诸症悉除。(吴沛田.白虎加桂枝汤的临床应用.浙江中医杂志，1987，3：140)

(2)痛风：某男，56岁，下肢关节反复疼痛多年，以双足蹋趾及趾关节为重，多在夜间发作。就诊时双足趾及踝关节、双手指关节交替性痛加重，局部红肿灼热，伴发热恶寒，夜不能眠。红细胞沉降率32mm/h，抗"O"、血清黏蛋白反应均在正常范围，类风湿因子(-)，血尿酸577μmol/L。西医诊断为痛风性关节炎。以白虎加桂枝汤合四妙散加减。服5剂，红肿疼痛基本消退。连服20剂巩固疗效，步履矫健。[吕枫.白虎加桂枝汤的临床应用.浙江中医学院学报，1995，19(1)：27~28]

(3)外感热病：某男，发热恶寒，头痛，口渴多饮，面赤气粗，身微汗，尿黄，舌红苔薄黄，脉洪大而数，体温39.5℃。予生石膏30g，知母30g，炙甘草10g，粳米20g，桂枝5g。一剂后热退，病愈。(周汉清.白虎加桂枝汤在外感病中的应用.新中医，1984，9：48)

(4)风湿热痹：徐氏报道用白虎加桂枝汤治疗风湿热痹48例。生石膏15~50g，知母10g，甘草5g，粳米100g，桂枝10g。局部红肿者加银花、连翘、黄柏；关节屈伸不利者加海桐皮、威灵仙；皮肤红斑加生地、丹皮、赤芍。治愈率达95.9%。[徐玉芳.白虎加桂枝汤治疗风湿热痹48例.新中医，1996，28(5)：52]

(5)异位性皮炎：日本山男享弘等报道用白虎加桂枝汤加味治疗成人期异位性皮炎90例。多由儿童期发病，经连续治疗未愈者，主症有颜面潮红，伴有热感，给予白虎加桂枝汤加味(加入荆芥、连翘等)。显效者，经两周，颜面发红消退，痒及皮疹明显减轻。多数病例经1~3个月，症状得到改善。作者认为白虎加桂枝汤加味，如与证相符，治愈及改善症状较快，是治疗异位性皮炎非常有效的方法之一。[山男享弘.白虎加桂枝汤加味治疗成人期异位性皮炎的疗效观察.日本东洋医学杂志，1991，42(1)：64]

蜀漆散

【歌括】 阳为痰阻伏心间，牝疟①阴邪自往还。

蜀漆云龙平等杵，先时浆服不逾闲。

【药物组成】 蜀漆洗去腥 云母烧二日夜 龙骨各等份

上三味，杵为散，未发前以浆水服半钱。温疟加蜀漆半分，临发时服一钱匕。

【注释】 ①牝疟：疟病的一种，以寒多热少为主要特征。牝：即雌性鸟兽。《说文》："牝，畜母也。"《医方考》曰："牝，阴也，无阳之名，故多寒名牝疟。"

【白话解】 患者素有痰饮，阳气被痰饮浊阴遏阻，深伏于内，不能达于肌表，出现寒多热少的症状。治用蜀漆散。蜀漆、云母、龙骨各等份，在疟病未发作时用浆水送服。

【功效】 祛痰截疟，助阳安神。

【适应证候】 疟多寒者。（5）

【方药分析】 本证为疟病的一种。因素体痰盛，阳气被痰浊阴邪所阻，留于阴分，不能达于肌表，故表现为寒多热少。治以蜀漆散祛痰、截疟、助阳、镇惊、安神。方中蜀漆，去痰截疟为主药；云母、龙骨扶正助阳，镇惊安神。

按： 蜀漆为常山的幼苗，也是截疟的特效药。临证运用，疗效十分显著。但其致吐作用大，服后易引起恶心呕吐，所以使用时，可炒熟或酒炒，生姜汁炒后用；或配伍和胃降逆的半夏、陈皮等同用，以减轻或避免呕吐的副作用。另本方疗效与服药时间有密切关系。一般在发病前1～2小时服用，效果佳。

【用量用法】

1. 现代用量 蜀漆9g，云母9g，龙骨9g。

2. 现代用法 研细末为散剂，于发作前2小时，用温水送服3～6g；或汤剂水煎服。

【临床应用】

现代应用

治疗其他疾病：本方原治牝疟，寒多热少者。其病因病机是伏邪痰饮内停，故凡属此病机的外感、咳喘、腹胀、心悸、水肿等证，均可由本方加减治疗。

附　方

牡蛎汤

【歌括】　先煎三漆四麻黄，四蛎二甘后煮良，

邪郁胸中须吐越，驱寒散结并通阳。

【药物组成】　牡蛎四两（熬）　麻黄四两（去节）　甘草二两　蜀漆三两

上四味，以水八升，先煮蜀漆、麻黄，去上沫，得六升，内诸药，煮取二升。温服一升，若吐，则勿更服。

【白话解】　牡蛎汤应先煎蜀漆、麻黄，牡蛎和甘草后下同煮。全方合治牝疟之疾，病由痰饮等邪阻塞于胸中，郁遏胸中之阳气。故令服牡蛎汤驱寒邪，散阴结，通达心胸之郁结。

【功效】　通阳散结，软坚截疟。

【适应证候】　治牝疟。

【方药分析】　本方为牝疟之证治。牝疟是痰饮等阴邪填塞于胸中，阻碍心胸的阳气通达，故见恶寒重，发热轻。本方用蜀漆涌吐祛痰，专能截疟；牡蛎咸寒而软坚散结；麻黄合甘草通表升发，通达阳气于外。

按：《金匮要略论注》：牝疟概由邪扰心包，使君火不能外达，故以牡蛎之咸寒软坚散结，兼能安肾而交心者为君，仍以蜀漆吐其邪，而加麻黄、甘草，以助外达之势。赵民云曰：牡蛎软坚消结，麻黄散寒，且可发越阳气，使通于外，结散阳通，其病自愈。

【用量用法】

1. **现代用量**　牡蛎12g，麻黄12g，甘草6g，蜀漆10g。

2. **现代用法**　以水800ml，先煮麻黄、蜀漆去掉浮沫，取600ml，再内余药，煮取200ml，温服100ml。若吐，则分两次服。

【临床应用】

古代应用

（1）本方加茯苓、麦门冬、远志、龙骨、桂枝、寒水石治风惊恐，忽忽善忘，悲伤不乐，烦壅多恚闷。（《圣济总录》）

（2）牡蛎散：牡蛎、黄芪、麻黄根为粗末，加浮小麦煎服，治体虚卫

外不固之自汗心悸惊惕者。(《太平惠民和剂局方》)

柴胡去半夏加栝蒌根汤

【歌括】 柴胡去夏为伤阴，加入蒌根四两珍，
疟病渴因邪灼液，蒌根润燥可生津。

【药物组成】 柴胡八两 人参 黄芩 甘草各三两 栝蒌根四
两 生姜三两 大枣十二枚

上七味，以水一斗二升，煮取六升，去滓再煎，取三升。温服
一升，日二服。

【白话解】 柴胡汤去掉半夏之温燥之性恐其伤阴液，加入栝蒌
根四两，因为疟病日久邪热灼伤津液，而栝蒌根可以清热生津，润
燥止渴。

【功效】 截疟生津，和解少阳。

【适应证候】 治疟病发渴者，亦治劳疟。

【方药分析】 本方证是少阳疟病发渴和劳疟之证治。少阳疟病日久，
邪郁生热，木火灼伤津液而出现口渴。劳疟，正气耗损，日久则气阴两虚
而口渴。方中柴胡、黄芩和解少阳，清半表半里之邪热；人参、甘草扶正
祛邪；大枣、生姜调和营卫；栝蒌根清热生津。全方共奏扶正祛邪之功，
达和解少阳，截疟生津之效。

【用量用法】

1. **现代用量** 柴胡24g，人参9g，黄芩9g，甘草9g，栝蒌根12g，生姜
6g，大枣5枚。

2. **现代用法** 以水1000ml，煎取500ml，去滓，再煎取300ml，每日分
2次温服。

【临床应用】

1. **古代应用**

（1）治小柴胡汤证而渴不呕者。(《类聚方广义》)

（2）疟，寒热往来，渴而不呕，心下痞。(《医方圣格》)

2. **现代应用**

劳疟：伍某，女，40岁。患劳疟已半年，每日下午开始畏冷，旋即头
痛发热，汗出口渴，小便短赤，舌红苔薄，脉弦细数。每次服奎宁可止，
但遇劳即发。此体质虚，正不胜邪，拟扶正祛邪，用柴胡去半夏加瓜蒌汤：

党参15g，柴胡10g，黄芩15g，瓜蒌根12g，甘草5g，生姜3片，大枣3枚，加醋炒常山。服3剂疟止。继用秦艽鳖甲汤，7剂后未复发。(谭日强. 金匮要略浅述. 北京：人民卫生出版社，1981)

柴胡桂姜汤

【歌括】　八柴二草蛎干姜，芩桂宜三栝四尝，
　　　　　　不呕渴烦头汗出，少阳枢病要精详。

【药物组成】　柴胡半斤　桂枝三两　干姜二两　栝蒌根四两　黄芩三两　甘草二两　牡蛎二两①

上七味，以水一斗，煮取六升，去滓再煎，取三升。温服一升，日三。初服微烦，复服汗出，便愈。

【注释】　①二两：现讲义牡蛎三两。

【白话解】　柴胡桂姜汤用八两柴胡，甘草、牡蛎、干姜各二两，桂枝、黄芩三两，栝蒌根四两，治疗疟邪伏少阳，症见头汗出，口渴，不呕。

【功效】　和解截疟，化饮散结。

【适应证候】　治疟寒多微有热，或但寒不热。服一剂如神。

【方药分析】　本方证为疟邪伏少阳而兼饮邪内停之证治。方中柴胡、黄芩和解少阳；桂枝、干姜辛散振奋阳气而化饮邪；牡蛎软坚散结；栝蒌根去郁伏之热。诸药相合，达通阳除疟，逐饮开结之功。

【用量用法】

1. 现代用量　柴胡9g，桂枝6g，干姜4.5g，栝蒌根12g，黄芩9g，甘草6g，牡蛎30g。

2. 现代用法　以水2000ml，煮取1000ml，去滓，再煎取500ml，分3次温服。

【临床应用】

1. 古代应用

（1）劳瘵、肺痿、肺痈、痈疽瘰疬、痔漏、结毒、梅毒等，经久不愈，渐衰惫，胸满干呕，寒热交作，动悸烦闷，面无血色，精神困乏，不耐厚药者，宜此方。(《类聚方广义》)

（2）治汗下后，胸胁微结，脉数紧细者。(徐灵胎)

（3）下痢经久不愈，脉数，食欲不振，或口渴，腹中动悸，宜本方治

之。(《治痢功微篇》)

（4）久患赤白带，身瘦乏力，往来寒热而渴者。(《古家方则》)

2. 现代应用

（1）牝疟：罗某，女，69岁。全身发凉，继之寒战发热，数日一发，已3月余。曾多次查血象及骨髓涂片均未发现疟原虫，经西药治疗无效。中医诊断为牝疟，方用柴胡桂姜汤加味：柴胡12g，桂枝10g，干姜6g，天花粉12g，黄芩10g，甘草10g，牡蛎24g，党参10g，白芍12g，青蒿10g。一日一剂，服9剂后虽发作2次，但较前减轻，血象已趋正常。改用柴胡桂姜汤合四逆汤化裁，再服17剂诸证消失，终以温肾健脾及食疗善后。[丁春年. 牝疟验案. 江苏中医杂志，1982，（6）：47]

（2）乳癖：王某，女，40岁。患者自述乳房胀闷不适半年余。近一月来发现乳房肿块，经前乳房胀痛加剧，肿块明显胀大，经后可减轻，肿块明显缩小，情绪郁闷时加重，心情舒畅时则缓解。伴胸胁胀满，口苦咽干，经期及二便正常。六脉弦滑，舌体偏胖，边红如锯齿状，苔白有津。左乳房处上方有一肿块如核桃大，触及质坚，略有痛感，推之可移，边界不清，肿块近处有黄豆大数粒小肿块。右乳房中上方稍偏外侧有一肿块如大枣状，触之有痛感。两腋下淋巴结不大。证属肝郁气滞，痰湿凝结而成乳癖。治宜疏肝清热，温化痰湿，软坚散结，方用柴胡桂干姜汤。柴胡、黄芩各9g，桂枝、干姜各6g，天花粉21g，炙甘草9g，生牡蛎15g，每日一剂，水煎服。服20剂后，两侧乳房肿块全消，自觉症状消失而痊愈。3年后随访，未见复发。(吴绍基. 新医药学杂志，1979，7：33)

中风历节方

侯氏黑散

【歌括】 黑散辛苓归桂芎，参姜矾蛎各三同，

　　　　菊宜四十术防十，桔八苓须五分通。

【药物组成】 菊花四十分　白术十分　细辛三分　茯苓三分　牡蛎三分　桔梗八分　防风十分　人参三分　矾石三分　黄芩五分　当归三分　干姜三分　芎藭三分　桂枝三分

上十四味，杵为散，酒服方寸匕，日一服，初服二十日，温酒

调服，禁一切鱼肉大蒜，常宜冷食，六十日止，即药积在腹中不下也。热食即下矣，冷食自能助药力。

【白话解】 侯氏黑散中，细辛、茯苓、当归、桂枝、川芎、人参、干姜、矾石、牡蛎的用量相同，均为三分，菊花宜用四十分，白术、防风均用十分，桔梗八分，而黄芩须用五分，诸药相合，邪去络通。

【功效】 清肝化痰，养血祛风。

【适应证候】 治大风四肢烦重，心中恶寒不足者。

【方药分析】 本条仲景述证较为简略，从条文中看，"大风"指的是外风，即侵袭肌体，直中脏腑，壅滞经络而致昏仆等症的剧烈邪风；从用药来看，方中主要为用治内风（肝风）的药味，由此可见，在仲景时代，论风不分内外。如病人气血亏虚，复感风寒邪气，外风引动内风，常可导致中风病的发生。阴血不足，则肝体失柔，阳化风动，阳热炼液成痰，所以常见面红、目赤、头痛、眩晕、头目昏胀，重则昏迷等症；正气不足，络脉空虚，则易感受风寒邪气，经脉受阻，故可见四肢烦重，重则半身不遂。邪从外侵，正气难支，风寒邪气直达于内，大有欲凌心之势，故心中恶寒不足。究其病机，实以内风为主，故治疗重在平肝息风，并兼养血祛风化痰，方用侯氏黑散。方中重用菊花清热平肝，清利头目，黄芩、牡蛎清肝潜阳；桔梗化痰通络，矾石涤痰祛垢；人参、茯苓、当归、川芎、白术、干姜补益气血生化之源；防风、桂枝、细辛祛风散寒，温通阳气，共治四肢烦重、心中恶寒不足等症。

【用量用法】

1. **现代用量** 菊花120g，白术30g，防风30g，桔梗24g，黄芩15g，细辛9g，茯苓9g，牡蛎9g，人参9g，矾石9g，当归9g，干姜9g，川芎9g，桂枝9g。

2. **现代用法** 上14味，共为细末，每日2次，每次服3g，用温开水或温黄酒吞送。

3. **注意事项** 若用汤剂，取上分量的三分之一，水煎2次兑匀，分2次温服。

【临床应用】

1. **古代应用**

《外台》治风癫。

2. 现代应用

（1）原发性高血压：某女，39 岁，已婚，工人。病历号：0037，1986 年 3 月 5 日初诊。患者 15 年前发现患高血压，近五六年来，开始头痛，头晕，记忆力减退，全身乏力，症状逐渐加重。曾先后去过多家医院检查，诊为原发性高血压，服过降压西药以及中药汤药、成药等，乏效，血压总波动在 190/120～160/100mmHg 之间。现症：头痛，头晕，胸闷，烦躁，心悸气短，心中畏寒，时有噩梦，大便时干，小便量多色白，饮食尚可。脉沉细缓，舌质淡胖，边有齿痕，苔白腻浮黄。血压 180/120mmHg。心电图大致正常。证属正气不足，气血虚弱。予服侯氏黑散以扶正祛邪，补虚填窍。3 剂后，身体略觉有力，诸症见轻，舌苔渐化，脉沉细，血压 160/100mmHg。继服原方 7 剂。患者精神好转，诸症大减。乃将上药配成散剂，按原方比例，每次 8g，日服 2 次，以资巩固。随访 2 个月，血压仍维持在 140/90mmHg，无任何不适，正常上班。（张维广.《金匮》侯氏黑散治疗原发性高血压. 上海中医药杂志，1987，11：25）

（2）脑梗死：据吴氏报道，在侯氏黑散原方基础上，辨证加味治疗脑梗死 57 例，结果显效 10 例，占 17.5%；有效 41 例，占 71.9%；无效 6 例，占 10.6%。经统计显示，侯氏黑散加味治疗脑梗死以肝阳暴亢型疗效最佳，并有显著降低血清总胆固醇和甘油三酯的作用。[吴于，孟庆珍. 侯氏黑散加味治疗脑梗死 57 例. 安徽中医学院学报，1999，18（2）：10～11]

（3）风湿性关节炎：某女，51 岁，工人，1981 年 8 月 22 日初诊。肢体关节疼痛 20 多年，周身肌肉窜痛，且伴有麻木，肢体沉重而烦，尤以夜间上述症状加重，一年四季均发，但以夏季连雨天时更加严重，虽经多方服用中西药如保泰松、止痛片及针灸等治疗，效果不显。因近日加重，来诊就医。目前除上述症状之外，偶有口干但不欲饮水，二便正常。观其舌根部苔厚而腻，六脉俱滑，余无其他阳性体征。查红细胞沉降率、抗"O"均属正常。吾思及良久，如此顽痹已经多种方法治疗无效，一般方剂亦难取效，试按"大风"似侯氏黑散去矾石改汤剂服之。二诊，上方服用 4 剂后，周身关节疼痛沉重等症状大为减轻，服用 8 剂后，痛麻等症状基本消失，口亦不干，二便正常。精神转佳。患者自欲停药，思之如此顽证宜继续服 4 剂为其善后。（王占玺. 金匮要略临床研究. 北京：科学技术出版社，1994：121～122）

风引[①]汤

【歌括】　四两大黄二牡甘，龙姜四两桂枝三，

滑寒赤白紫膏六，瘫痫诸风簡[②]中探。

【药物组成】　大黄　干姜　龙骨各四两　桂枝三两　甘草　牡蛎
各二两　寒水石　滑石　赤石脂　白石脂　紫石英　石膏各六两

上十二味，杵，粗筛，以韦囊[③]盛之，取三指撮，井花水[④]三升，
煮三沸，温服一升。

【注释】

①风引：抽风牵引症状，即抽搐。

②簡："个"的异体字。

③韦囊：古代用皮革制成的药袋。

④井花水：清晨新汲的井泉水。

【白话解】　风引汤由大黄四两，牡蛎、甘草各二两，龙骨、干
姜各四两，桂枝三两，滑石、寒水石、赤石脂、白石脂、紫石英和
石膏均为六两组成，因感受风邪而引起的癫痫、抽搐、惊风等多种
病证均可从本方中探求治法。

【功效】　清热降火，重镇潜阳，息风定惊。

【适应证候】　除热癫痫。

【方药分析】　大怒不止，肝阳亢盛，风阳内动，血热并归于心，上逆
至头，故病人可见面红、目赤、神志昏迷等症。气血不行于四肢，故瘫痪
不能运动。热伤阴血，不能滋养筋脉，可见抽搐。凡由五脏火热炽盛、血
热上升引起的中风、疯、瘫痪、癫痫、小儿惊风等病所致的抽搐症，均可
用风引汤，清热降火，重镇潜阳，息风定惊。方中大黄、桂枝泻血分实热，
引血下行，通行血脉；滑石、石膏、寒水石、紫石英、赤石脂、白石脂镇
肝潜阳，沉降血热，利湿除热；龙骨、牡蛎镇静安神，固敛肝肾；干姜、
甘草温暖脾胃，和中益气，并佐诸石之寒。

【用量用法】

1. 现代用量　大黄12g，干姜12g，龙骨12g，桂枝10g，甘草6g，牡
蛎6g，寒水石18g，滑石18g，赤石脂18g，白石脂18g，紫石英18g，石膏
18g。

2. 现代用法　上12味，共为细末，每服3～6g，每日2次，温水送下。
也可用作汤剂。

【临床应用】

现代应用

（1）窦性心动过速：贺某，女，29 岁，工人，1993 年 5 月 6 日初诊。阵发性心慌、胸闷，两胁胀痛不适已 10 余天。患者起病因家庭矛盾，以致眠不安，梦吒纷纭。舌质红，苔薄黄，脉数。心电图：窦性心动过速，偶有房性期前收缩，投以风引汤加减：龙骨 30g，牡蛎 30g，干姜 6g，大黄 5g，桂枝 6g，寒水石 15g，赤石脂 12g，紫石英 20g，石膏 20g，柴胡 10g，杏仁 20g，夜交藤 30g，甘草 6g。上方服完 1 剂后症状即减轻，睡眠改善，心慌大减，服 3 剂后，自觉效果显著，连服 8 剂后，诸症若失。复查心电图恢复正常。[彭海棠. 运用仲景方治疗心律失常 4 则. 湖南中医药导报，1997，3（6）：57]

（2）癫痫：朱某，男，36 岁，1981 年 11 月 6 日诊。癫痫已久，每周发作两三次。发作时神志不清，痰鸣，手足搐动，片刻而苏，影响工作。脉弦，苔厚，宜平痫为主。处方：紫石英 18g，寒水石 18g，滑石 18g，赤石脂 18g，生石膏 18g，大黄 9g，干姜 9g，龙骨 18g，桂枝 9g，牡蛎 12g，石菖蒲 9g，甘草 12g，上药各研粗末，和匀再研，贮藏。每晚临睡时吞服 6g（或煎服，量略多）。服药 1 剂未尽，癫痫旬余未作，病者家属欣喜不已，又续配 1 剂进服。（何任，张志民，连建伟. 金匮方百家医案评议. 杭州：浙江科学技术出版社，1991：58）

防己地黄汤

【歌括】 妄行独语病如狂，一分己甘三桂防，
                     杯酒渍来取清汁，二斤蒸地绞和尝。

【药物组成】 防己一钱　桂枝三钱　防风三钱　甘草二钱[①]

上四味，以酒一杯，浸之一宿，绞取汁，生地黄二斤，㕮咀，蒸之如斗米饭久，以铜器盛其汁，更绞地黄汁，和，分再服。

【注释】　① "钱"《歌括》作"分"；甘草，《歌括》为一分。

【白话解】　见妄行、独语不休、病如狂状等症时，乃肝风上升、心火炽盛所致，用一分防己、甘草，三分桂枝、防风组成的防己地黄汤治疗。上述四味药先用一杯酒浸泡，然后取它的药汁，再与二斤蒸过的生地黄绞取的药汁相合，便可服用。

【功效】　滋阴降火，养血息风，透表通络。

【适应证候】 治病如狂状,妄行,独语不休,无寒热,其脉浮。

【方药分析】 由于心血肝阴亏损,不能滋潜风阳,而致肝风上升,心火炽盛。风热上扰,神识昏乱,故见病如狂状,妄行,脉浮大。因风升而气涌,因气涌而痰滞,因痰滞而湿留,痰浊聚于心,精神昏乱,故独语不休,言语错乱。其脉虽浮,但无寒热表证,可知并非外感,而是阳气外盛之象。治用防己地黄汤滋阴降火,养血息风,透表通络。方中生地黄汁用量最大,补阴血益五脏,养血息风,滋阴降火;桂枝、防风、防己透表散热,通络去滞,利水降火,甘草益气阴,泻毒火。

【用量用法】

1. **现代用量** 生地黄60g,防己3g,桂枝9g,防风9g,甘草6g。

2. **现代用法** 上5味,以水1500ml,浸2~3小时,煎取300ml,分2次服。

3. **注意事项** 鲜生地捣汁兑服;用干地黄则同煎。

【临床应用】

1. 古代应用

本方治言语狂错,眼目霍霍,或言见鬼,精神昏乱。(《备急千金要方》)

2. 现代应用

(1)精神分裂症:某女,16岁,两年前中考后,突发癫病,经中西医疗法均无效。就诊时,患者如狂妄行,独语不休,无寒热,脉浮。因忆《金匮要略》所载之防己地黄汤证极符,试用。防己15g,桂枝9g,防风12g,甘草6g,生地250g,煎后分2次服下。服后,患者入睡,一日半方醒,醒后病若失。因考虑其病程长,嘱患者多服4剂,以巩固疗效。[蓝凡文.防己地黄汤治验癫症1例.实用中医内科杂志,1994,8(3):22]

(2)躁狂抑郁症:某女,42岁,干部,1986年9月5日初诊。患者1年前由于精神抑郁而昼夜不寐,妄想纷纭,多疑善虑,心悸易怒,坐卧不宁,喃喃自语,大便秘结,3~4日一行。在当地医院诊断为"躁狂抑郁症",服中药无明显疗效。诊见神情淡漠,反应迟钝,语言颠倒,时时咯痰稀白。舌质淡红体瘦,舌苔中根白腻,脉象细滑。辨证:心肾不交,气郁痰阻,日久有化热之象。立法:交通心肾,豁痰开郁,兼清邪热。拟防己地黄汤加味:生地15g,汉防己12g,桂枝9g,防风9g,生甘草6g,炒竹茹6g,青礞石15g,黄酒20ml(分2次兑服),3剂。二诊:服头煎药后30分钟即思睡，午间安寐3小时，每天睡眠达10小时。服药3剂，效果明显。后又随证加减治疗2~3个月，此后，随访1年，病情无反复。[李晓林、王玉芬. 宋孝志教授应用防己地黄汤经验. 北京中医药大学学报，1996，19（2）：41~42]

头风摩散

【歌括】 头风偏痛治如何？附子和盐等份摩；

躯壳病生须外治，马膏桑引①亦同科。

【药物组成】 大附子一枚（炮） 盐等份

上二味为散，沐了，以方寸匕，已摩疾上，令药力行。

【注释】 ①马膏桑引：见《灵枢·经筋》篇，是治疗面瘫的一种外治方法。

【白话解】 头部受风偏于一侧疼痛该如何治疗？将等份的附子和盐制成粉末，敷在患处按摩即可。体表生的病须用外治的方法，这和《灵枢·经筋》篇中所载的马膏桑引治疗面瘫的方法相同，均属外治法。

【功效】 散风寒，止疼痛。

【适应证候】 治头风偏痛。

【方药分析】 由于气血虚弱，风寒之邪乘虚侵袭头面，经脉拘急不通，故偏头剧烈疼痛。治以头风摩散，先用温水洗浴，再用药粉按摩患处。方中附子大辛大热，散经络风寒；盐味咸微辛，去血分风毒，引邪外出，两药相合，共奏散风寒止疼痛之功。

【用量用法】

1. **现代用量** 附子、食盐等份。

2. **现代用法** 共为细末，加水少许，和匀，用温水洗患处，再用散药敷摩其患处，温熨尤佳。

3. **注意事项** ①用药前必须热敷或沐浴，使毛孔开张，易于药物渗透；②药末一定研细，否则反复撮摩会损伤局部皮肤。

【临床应用】

1. **古代应用**

（1）用本方治沐头中风，多汗恶风，当先风一日而病甚，头痛不可以出，至日则少愈名曰首风。（《三因极一病证方论》）

（2）偏头风遇寒即痛者，属寒伏于脑，用《金匮》头风摩散，一法用

川乌末醋调涂痛处。(《张氏医通》)

2. 现代应用

（1）头皮麻木疼痛：王某，男，56岁，工人。中风后偏瘫两年余，经治疗后肢体功能部分恢复，但左枕侧头经常麻木，时有疼痛，曾在原补气活血通络方的基础上加减调方数次罔效，改为头风摩散外用：附子30g，青盐30g，共研极细末。嘱剪短头发，先用热水浴头或毛巾热敷局部，然后置药于手心在患处反复撮摩；5分钟后，局部肌肤有热辣疼痛感，继续撮摩少顷，辣痛消失，仅感局部发热，甚适，共用3次，头皮麻木疼痛一直未再发作。(侯恒太.头风摩散外用治肌肤顽麻疼痛.河南中医，1988，2：20)

（2）皮神经炎：据郭氏报道，以头风摩散治疗25例股外侧皮神经炎患者，取得了满意疗效。其方法是：炮附子、青盐各50g，共为细末，将局部温水洗浴后，置药物于手心中，在患处反复撮摩，每次约10分钟，7次为1个疗程。结果统计，有21例治愈（所有症状、体征均消失，且随访3个月未复发）；4例好转（自觉症状减轻，但麻木等体征仍可查出）。[郭新.头风摩散治疗股外侧皮神经炎25例.浙江中医杂志，1996，31（8）：348]

桂枝芍药知母汤

【歌括】　脚肿身羸欲吐形，芍三姜五是前型，
　　　　　知防术桂均须四，附子麻甘两两停。

【药物组成】　桂枝四两　芍药三两　甘草二两　麻黄二两　生姜五两　白术五两　知母四两　防风四两　附子二枚（炮）

上九味，以水七升，煮取二升，温服七合，日三服。

【白话解】　出现两脚肿胀，身体羸瘦，心中温温欲吐郁闷不舒的病形时，用芍药三两，生姜五两，知母、防风、白术、桂枝各用四两，以及附子、麻黄、甘草均用二两组成的桂枝芍药知母汤治疗即可。

【功效】　祛风除湿，温经散寒，滋阴清热。

【适应证候】　诸肢节疼痛，身体尪羸，脚肿如脱，头眩短气，温温欲吐。(8)

【方药分析】　风寒湿邪侵入机体，流注关节筋脉，气血运行不畅，故肢节疼痛肿大；邪羁日久，正气渐衰，故身体日见羸瘦，短气；寒湿之邪郁久化热伤阴，湿热中阻，上蒸头目，则头目眩晕，温温欲吐；湿无去路，

流注于下，故脚肿如脱。正虚邪实，气血耗损，风寒湿热邪气夹杂，病情错综复杂，治以桂枝芍药知母汤祛风除湿，温经散寒，滋阴清热。方中桂枝散风通络；麻黄散寒除湿；白术健脾化湿；附子温阳通络，散寒化湿；防风祛风胜湿；生姜、甘草和胃调中；芍药、知母清热养阴。

【用量用法】

1. 现代用量 桂枝12g，芍药9g，甘草6g，麻黄6g，生姜15g，白术15g，知母12g，防风12g，制附子9g（先煎30分钟）。

2. 现代用法 上9味，以水1400ml，煮取600ml，去滓，温服3次，每次200ml。

【临床应用】

古代应用

本方去麻黄，名为防风汤，主治身体四肢关节疼痛如堕脱肿，按之皮急，头眩短气，温温闷乱如欲吐。(《外台秘要》引古今录验)

乌头汤

【歌括】 历节疼来不屈伸，或加脚气痛维①均；

芍芪麻草皆三两，五粒乌头煮蜜匀。

【药物组成】 麻黄 芍药 黄芪各三两 甘草三两（炙） 川乌五枚（㕮咀，以蜜二升，煎取一升，即出乌头）

上五味，㕮咀四味，以水三升，煮取一升，去滓，内蜜煎中，更煎之，服七合。不知，尽服之。

【注释】 ①维：系，连结。

【白话解】 历节疼痛，不可屈伸，或者脚气疼痛，不可屈伸的，都可用乌头汤治疗。方中芍药、黄芪、麻黄、甘草都用三两，乌头用五枚（须用蜜煎煮调匀）。

【功效】 温经祛寒，除湿止痛。

【适应证候】 病历节不可屈伸，疼痛；或治脚气疼痛，不可屈伸。(10)

【方药分析】 寒湿之邪侵袭关节，凝结不去，气血运行受阻，故关节疼痛剧烈，屈伸不利。治以乌头汤温经祛寒，除湿止痛。方中麻黄散寒宣痹；乌头温通阳气止痛；芍药、甘草缓急舒筋止痛；黄芪益气固卫，既可助麻黄、乌头温经止痛，又可制约麻黄防其发散太过；白蜜甘缓，可解乌头毒。

【用量用法】

1. **现代用量** 制川乌6g，麻黄6g，黄芪9g，白芍9g，炙甘草9g，蜂蜜10g。

2. **现代用法** 上五味，以水300ml，煮取100ml，去滓，加蜜再煎之，服70ml。

3. **注意事项** 乌头为有毒之品，用不如法，或用量过大，容易引起中毒，使用时乌头当炮用，且煎药时间宜长，以减其毒性。如服本汤后出现唇舌麻木，呼吸、心跳加快，脉有间歇，甚至昏眩吐泻者，为乌头中毒反应，应当及时救治。

【临床应用】

1. **古代应用**

用本方治雷头风。(《眼科锦囊》)

2. **现代应用**

(1) 风湿性关节炎：李某，34岁，干部，1997年10月22日初诊。诉双膝肿痛，行走不利5天。患者1995年初春曾有膝关节怕冷、疼痛，不治而愈。此后逢阴雨天气即感双膝疼痛不适，反复发作。此次出差受寒，双膝痛发作，自行热敷无效，疼痛渐甚，并见肿胀，膝部畏寒怕风。查体见双膝肿胀，膝眼消失，压痛，局部皮温正常，蹲距受限，浮髌试验阴性，双膝关节X线正侧位片未见明显骨性异常，红细胞沉降率48mm/h，抗链O 833U，类风湿因子阴性，舌质淡红，苔薄白，脉沉弦。诊断为膝关节风湿性关节炎，证属风寒入络，经脉痹阻，治宜温经散寒，祛风通络。以乌头汤加味，药用制川乌6g，制草乌6g，麻黄10g，白芍30g，黄芪20g，独活6g，牛膝15g，生甘草6g。7剂，水煎服。10月29日二诊，双膝疼痛尽去，肿胀已消退大半，行走无明显不适。守方再进7剂。11月5日三诊，诸证消失，上方去草乌进3剂调治。[沈杰枫. 周福贻教授运用乌头汤的经验. 中医正骨，1999，11(7)：55]

(2) 急性腰腿痛：据黄氏报道，应用乌头汤治疗急性腰腿痛130例，效果良好。其基本方为：制川乌8g，制草乌6g，麻黄8g，白芍30g，黄芪30g，炙甘草30g。先将川乌与蜂蜜50g同煎30分钟，然后再加入其他4味药煎20分钟，2煎混合后分3~4次服完。制川乌的用量依病情可逐渐加大至15g。结果130例中，治愈109例，好转12例，未愈9例，总有效率93.1%。[黄会保. 乌头汤治疗急性腰腿痛130例报告. 安徽中医临床杂志，

1998，10（3）：156]

（3）类风湿关节炎：董氏等以乌头汤为基本方加减治疗146例类风湿关节炎，药用：制川乌（先煎）、生麻黄各4g，白芍15g，炙黄芪20g，炙甘草6g，生蜂蜜30g，痛重者加制草乌（先煎）6g，干姜5g；肿著者，加苡仁或防己10g；病久体虚者，加黄芪30g，每日1剂，1周为1疗程。结果显示，146例患者中，平均疗程1.5周，总有效率96.5%，无1例药物中毒反应。[董松林，张立新. 乌头汤治疗类风湿性关节炎146例. 浙江中医杂志，1992，27（10）：471]

矾石汤

【歌括】 脚气冲心矾石汤，煮须浆水浸之良；

湿收毒解兼除热，补却《灵枢》外法彰。

【药物组成】 矾石[①]二两

上一味，以浆水一斗五升，煎三五沸，浸脚良。

【注释】 ①矾石：即白矾，又名明矾，味酸涩，性燥，可去湿消肿，收敛逆气。

【白话解】 脚气冲心可用矾石汤来治疗，煎煮的时候应该用浆水，然后浸泡双脚，效果良好，不仅使湿气收敛，毒解热除，而且补充了《灵枢》外治法，使其更加突出显明。

【功效】 收湿解毒。

【适应证候】 治脚气冲心。

【方药分析】 湿气羁留于下，郁蒸而成热毒，上冲心肺，故下肢肿大，麻痹不仁，心悸不安。治以矾石煎水浸脚，矾石酸涩性燥，能收湿解毒，毒解湿收，则上冲自止，脚肿自消。

【用量用法】

1. **现代用量** 矾石6g。

2. **现代用法** 上1味，以水1500ml，煎二三沸，浸泡脚。

【临床应用】

1. 古代应用

（1）治漆疮方，矾石著汤中令消，洗之。(《备急千金要方》)

（2）治小儿口疮，不能吮乳方，取矾石如鸡子大，置醋中，研涂儿足下，三七遍，立愈。(《千金翼方》)

（3）治无名肿毒、发背、痈疽疔疮等毒，白矾不拘多少为细末，入新汲水内，用粗纸三张浸内，将一张搭患处，频频贴之，更贴十数次，立消。（《寿世保元》）

（4）治脚汗不止，用白矾一两，水煎洗脚。（《经验良方》）

2. 现代应用

（1）脚气湿疹：贾某，男，50岁，农民。患脚气流黄水已年余，尤以趾间为重，足常浮肿，影响劳动。给予明矾50g，苦参30g，共研细末，每日晚涂擦局部，10天后痊愈。未复发。（李文瑞．金匮要略汤证论治．北京：中国科学技术出版社，1995：134）

（2）高血压：据杨氏称，广东省名中医杨干潜常用《金匮》二方治高血压取效，一是侯氏黑散，一是矾石汤外用。杨氏将用法稍作改良，以糯米粉代替浆水。其具体做法是：取明矾粉30g，糯米粉15g，放于大盆内，倒入一大壶热开水，摇溶后，病者坐于椅上，双足在热气上熏涌泉穴。[杨嘉．改良矾石汤外治高血压．中医杂志，1998，39（1）：57]

附　方

《古今录验》续命汤

【歌括】　姜归参桂草膏麻，三两均匀切莫差，

四十杏仁芎两半，《古今录验》主风邪[①]。

【药物组成】　麻黄　桂枝　人参　甘草　干姜　石膏　当归各三两　川芎一两五钱　杏仁四十枚

上九味，以水一升，煮取四升，温服一升，当小汗薄覆脊，凭几坐，汗出则愈。不汗更服，无所禁，勿当风。并治但伏不得卧，咳逆上气，面目浮肿。

【注释】　①邪：此处读作xiā（音虾）。

【白话解】　干姜、当归、人参、桂枝、甘草、石膏、麻黄各用三两，川芎一两半，杏仁四十枚组成，乃《古今录验》续命汤，主要功能祛除风邪，治疗风痱难言等中风后遗症。

【功效】　发表祛风，养血清热。

【适应证候】　治中风痱，身体不自收持，口不能言，冒昧不知痛处，

或拘急不得转侧。

【方药分析】　本方主治中风痱。因为营血素虚，风寒侵入，痹阻营卫，营卫不能行于外，所以身体不能自收持，或拘急不得转侧；营卫不能行于内，故冒昧不知痛处，口不能言。风寒外闭，阳气郁而化热，故面红。本方麻黄、桂枝散风寒，行营卫；石膏、杏仁清肃肺气，使营卫畅行内外；人参、甘草、当归、川芎补气血，通营卫，营卫之气从内达外，环流全身，驱邪起痱又可治瘖；干姜温胃温经以助药势。

【用量用法】

1. 现代用量　麻黄、桂枝、人参、干姜、当归、川芎、杏仁各10g，生石膏（先下）15～20g，炙甘草6g。

2. 现代用法　用水1000ml，先下生石膏，煮沸后15分钟，再下其他药，煮取200ml，早晚饭后半小时各服100ml。

3. 注意事项　本方所治中风后遗症，当确有外感之证者宜用。石膏当生用，用量稍大，量小无功。

【临床应用】

现代应用

（1）治疗脑血管疾病：常氏报告用续命汤治疗半身不遂。（常世安．古方今鉴．西安：陕西科学技术出版社，1983：173）

陈氏用续命汤颗粒剂治疗中风31例，发现此方对风痰瘀血痹阻脉络型疗效最好，17例病人痊愈8例，显效6例；对气虚血瘀与阴虚风动型病人也有较好的疗效，各5例病人，显效为4例和3例；而对痰热腑实、风痰上扰型疗效差。[陈立峰．续命汤颗粒剂治疗中风31例临床观察．湖南中医杂志，1997，13（6）：5-6]

（2）治疗类风湿关节炎：来氏用续命汤加减治疗类风湿关节炎，疗效满意。基本方：续命汤加味：麻黄、桂枝、杏仁、干姜、当归、甘草各9g，党参15g，生石膏30g，川芎6g，蜈蚣二条，全蝎3g。[来春茂．《古今录验》续命汤的应用．新中医，1984（11）：42]

《千金》三黄汤

【歌括】　风乘火势乱心中，节痛肢拘络不通，
　　　　　二分芪辛四分独，黄芩三分五麻攻。

加减歌曰：二分黄加心热端，消除腹满枳枚单，

　　　　　　虚而气逆宜参补，牡蛎潜阳悸可安，

　　　　　　增入蒌根能止渴，各加三分效堪观，

　　　　　　病前先有寒邪在，附子一枚仔细看。

【**药物组成**】 麻黄五分　独活四分　细辛二分　黄芪二分　黄芩三分

上五味，以水六升，煮取二升，分温三服，一服小汗，二服大汗。心热加大黄二分，腹满加枳实一枚；气逆加人参三分，悸加牡蛎三分，渴加栝蒌根三分，先有寒加附子一枚。

【**白话解**】 原有气虚内热，又加外感风邪，故风夹热势，乱于心中，而致心中烦热；外有风寒，束表拘络，故肢节运动不利。可用二分黄芪、细辛，四分独活，黄芩三分，麻黄五分，组成三黄汤治疗。

【**功效**】 益气固卫，解表清热。

【**适应证候**】 中风手足拘急，百节疼痛，烦热心乱，恶寒，经日不欲饮食。

【**方药分析**】 本方主治中风偏枯，风寒深入，郁而化热之证。病人营卫素虚，外感风寒邪气，故恶寒。风寒痹阻，营卫不能正常行于内外，故身体关节疼痛，冒昧不知痛处，口不能言，或手足拘急，或不能收持，风寒外闭，阳气郁而化热，湿热内蒸，故烦热心乱，不欲饮食。三黄汤散寒清热补卫气。方中麻黄、独活、细辛搜散风寒湿邪，温经络行营卫；黄芩清热燥湿；黄芪补卫气以息风。若肠胃内有实热积滞，加大黄泻实热，加枳实行气散满。湿热郁于胃，胃气上逆，加人参补脾胃之气，运化湿浊而降逆气。郁而化热，心热则悸，加牡蛎安神。肺胃有热阴气伤，加栝蒌根养阴清热，清肃肺经。素有阳虚不温，不御风寒者，加附子温肾通阳。

【**用量用法**】

1. **现代用量** 麻黄6g，独活6g，细辛3g，黄芪10g，黄芩10g。

2. **现代用法** 用水500ml，先煮麻黄，去上沫，再下其他药，煮取200ml，早晚饭后半小时各服100ml。

3. **注意事项** 原方用量极轻，麻黄仅用5分，黄芪仅用2分等，可知原方为久病体虚邪亦不甚者所设。若属急证邪实内热甚者，当注意加减

化裁。

【临床应用】

古代应用

兼治贼风，偏风，半身不遂，失音不语。(《三因极一病证方论》)

《近效方》术附汤

【歌括】　一剂分服①五钱匕，五片生姜一枣饵，

枚半附子镇风虚②，二术一草君须记。

【药物组成】　白术二两　附子一枚半，炮去皮　甘草一两，炙。

上三味，剉，每五钱匕，生姜五片，大枣一枚，水盏半，煎七分，去滓温服。

【注释】　①一剂分服：此处指本方按比例配好后，每次只取五钱匕，水煎服。

②镇风虚：指附子可解除因阳气亏虚，不能上济头脑的头重眩晕。

【白话解】　本方配好后，每服只取五钱匕，用五片生姜，一个大枣共同煮汤饮。附子用一枚半可以温阳益气，解除头重眩晕，二两白术，一两甘草的比例也不可不记。

【功效】　温肾补脾，燥湿行水。

【适应证候】　治风虚头重眩，苦极，不知食味，暖肌补中，益精气。

【方药分析】　方中附子温暖肾阳，恢复阳和之气，驱散浊气；白术、甘草温暖脾胃，恢复运化之机，可化浊阴。

【用量用法】

1. 现代用量　附子3~6g，白术10g，炙甘草6g，生姜6g，大枣5枚。

2. 现代用法　用水500ml，煮取200ml，早晚饭后半小时各服100ml。

3. 注意事项　原方每次服用量仅五钱，相当于今日之15g，并用生姜、大枣同煮，可知此证为久病体虚，只宜少量常服，所谓"王道无近功"，临证不可大量骤服。

【临床应用】

现代应用

（1）阳虚眩晕：附子15g，白术9g，炙甘草6g，灵磁石15g。治愈2例阳虚眩晕。作者认为眩晕以肝肾阴虚、肝阳上亢者属多，但肾中阳虚，浊阴上越者仍不鲜见，唯与前易于鉴别，故不应畏辛温而弃置本方不用。(辽宁中医杂志，1980，2：11)

（2）宫寒不孕：郝某，一胎之后，两年未孕，经期愆后，二便清利，舌淡少苔，脉象沉迟，少腹急切，阴寒如扇，虽带下不多，清冷若水，此宫寒不孕也。治应温润下元以启真火，予术附汤加当归、吴萸。3月后怀孕。（郝文轩．黑龙江中医，1989，6：43）

崔氏八味丸
见虚劳篇

《千金方》越婢加术汤
见水气病篇

血痹虚劳方

黄芪桂枝五物汤

【歌括】 血痹如风①体不仁，桂枝三两芍芪均，

枣枚十二生姜六，须令阳通效自神。

【药物组成】 黄芪三两　芍药三两　桂枝三两　生姜六两　大枣十二枚

上五味，以水六升，煮取二升，温服七合，日三服。

【注释】 ①如风：指条文中所提到的"如风痹状"。

【白话解】 血痹病和风痹相似，也有肌肤麻木不仁的症状，治疗可用黄芪桂枝五物汤。方中桂枝、芍药、黄芪的用量均为三两，大枣十二枚，生姜用六两，务使阳气通达，疗效自然神奇。

【功效】 补气行血，温阳行痹。

【适应证候】 治血痹阴阳俱微，寸口关上微，尺中小紧，外证身体不仁，如风痹状。（2）

【方药分析】 营卫气血俱虚，阳气不足，阴血涩滞，复感风寒，故局部肌肤麻木不仁。阳气不足，则寸关脉微；外感风寒，故尺中脉小紧。血痹与风痹主症不同，血痹以麻木为主，而风痹以疼痛为主。治以黄芪桂枝五物汤补气行血，温阳行痹。方中黄芪、桂枝温阳益气，鼓舞气血运行；重用生姜六两，助桂枝走表散邪；大枣甘温和卫益气；芍药和阴血，除血

痹。本方即桂枝汤中以黄芪易甘草，倍用生姜，意在载芪走表。

【用量用法】

1. **现代用量** 黄芪9g，芍药9g，桂枝9g，生姜18g，大枣10g。

2. **现代用法** 上5味，以水800ml，煮取200ml，温服70ml，日3次。

【临床应用】

现代应用

本方临床应用范围较广，随证加减可用治多种疾病，如脑血管意外后遗症、窦性心动过缓、冠心病、血栓闭塞性脉管炎、多发性大动脉炎、雷诺病、急慢性肾小球肾炎、坐骨神经痛、神经炎、肩周炎、多动腿综合征、骨质增生、颈椎综合征、外伤性疾病、痛经、产后身痛、小儿多汗症等。
[朱玲. 黄芪桂枝五物汤的临床应用近况. 贵阳中医学院学报，1997，19（3）：54]

桂枝加龙骨牡蛎汤

【歌括】 男子失精女梦交，坎离①救治在中爻②；
　　　　桂枝汤内加龙牡，三两相匀要细敲。

【药物组成】 桂枝 芍药 生姜各三两 甘草二两 大枣十二枚 龙骨 牡蛎各三两

上七味，以水七升，煮取三升，分温三服。

【注释】 ①坎离：此处指心肾。
②中爻：此处指中宫脾胃。

【白话解】 男子遗精，女子梦交，乃阴阳两虚，心肾不交所致，治疗要重在从中宫脾胃入手，调整阴阳，交通心肾，方用桂枝汤加龙骨、牡蛎。方中龙骨与牡蛎的用量相等，均为三两，应当仔细推敲。

【功效】 调和阴阳，交通心肾。

【适应证候】 治失精家少腹弦急，阴头寒，目眩，发落，脉极虚芤迟，为清谷亡血失精。脉得诸芤动微紧，男子失精，女子梦交。

【方药分析】 失精家由于经常梦遗滑精，精液耗损太多，而时常梦交之人，心神浮越，阴血暗耗，日久均可形成阴损及阳，阴阳两虚之证。精亏血少，失其濡养之职，故目眩，发落；阴损及阳，阳气不足，失其温煦之职，故少腹弦急，阴头寒；而脉极虚芤迟，其阴阳亏虚严重可知，此四种脉象也可见于清谷、亡血之人。如脉或见芤动，或见微紧，为遗精或梦交而致阴阳两虚之候。治当调和阴阳，交通心肾。方用桂枝汤调和阴阳，加龙骨、牡蛎潜镇固涩，交通心肾。

【用量用法】

1. **现代用量** 桂枝9g，芍药9g，生姜9g，甘草6g，大枣7枚，龙骨9～30g，牡蛎9～30g。

2. **现代用法** 上7味，以水2000ml，煮取1200ml，去滓，再煎取600ml，温服200ml，日3服。

【临床应用】

1. **古代应用**

（1）疗梦交失精，诸脉浮动，心悸少腹急，隐处寒，目眶痛，头发脱者。（《外台秘要》）

（2）白龙汤（即本方）治男子失精，女子梦交，自汗盗汗等证。（《万病回春》）

（3）治少腹急痛，便溺失精，溲出白液者。（《张氏医通》）

2. **现代应用**

（1）现代临床应用于神经官能症、房颤、更年期综合征、血虚头痛、久咳不愈、阳痿、不射精、风疹、精索静脉曲张、斑秃、小儿遗尿症、小儿尿频症、经漏等病症。（曹长恩，皮寒义，曹亮.桂枝加龙骨牡蛎汤药理研究及临床应用近况.中医药信息，1996，3：22-23）

（2）不射精症：据调查，不射精患者多伴有遗精。戚广崇曾用此方治疗123例不射精患者，治愈99例，占80.5%，无效24例，占19.5%。如治沈某，男，39岁，结婚8年未育，盖因性生活不射精，但时有梦遗，每月约1～2次，无自慰史。在院外用电动按摩器治疗能射精，但性生活时仍不射精，苔薄白，舌淡红，脉细。方用桂枝加龙骨牡蛎汤加炒蜂房15g，急性子10g，怀牛膝15g主之。服用30余剂，性生活已能射精，当地作精液各项指标检查基本正常。1年后随访女方已怀孕。［吴庆昕，吴庆旭.仲景方在男科临床的运用.河南中医，1999，19（1）：15-16］

（3）性功能亢进：刘某，女，42岁，工人。1984年5月21日初诊。6年前行人工流产及输卵管结扎术后，自觉腰酸痛，下腹坠痛，性欲亢进，昼夜难眠，稍一闭眼则梦与他人性交，惊骇羞愧，心情烦躁。近一月来明显消瘦，白带增多，服用多种安眠药皆无效果。西医诊断为性功能亢进、慢性附件炎、子宫脱垂。现患者头昏腰酸，带下绵绵，性功能亢进，脉细滑，舌苔薄。此乃心肾不交，水火失济，先投养血安神之剂，继以桂枝龙骨牡蛎汤加减：桂枝、甘草各3g，炒白芍9g，煅龙骨、牡蛎各12g，炒枣仁、莲子、夜交藤、菟丝子、茯苓各10g，芡实15g。7剂。三诊精神渐振，面色较前红润，无梦交。守方继进，服药20余剂，梦交一直未作，性欲正常。[张文家，庄明. 梦交治验1例. 安徽中医学院学报，1994，13（3）：58]

（4）不育症：吴氏以本方为基本方，加减治疗不育症患者25例，治疗时间最长1年半，最短4个月，结果治愈21例，无效4例，取得了满意的疗效。（吴有超，李民键. 桂枝加龙骨牡蛎汤治疗不育症25例. 吉林中医药，1995，3：25）

天雄散

【歌括】 阴精不固本之阳，龙骨天雄三两匡[①]；

六两桂枝八两术，酒调钱匕日三尝。

【药物组成】 天雄三两（炮） 白术八两 桂枝六两 龙骨三两

上四味，杵为散，酒服半钱匕，日三服，不知，稍增之。

【注释】 ①匡：扶助，这里指扶助阳气。

【白话解】 阴精不能固守，究其原因在于阳气虚弱，当用龙骨、天雄（扶助阳气）各三两，桂枝六两，白术八两所组成的天雄散来治疗。本方的服法是用酒调服，每次半钱匕，每日3次。

【功效】 补阳摄阴，开源节流。

【适应证候】 治肾阳不足的虚劳失精证，如腰膝冷痛，滑精早泄等。

【方药分析】 肾阳不足，不能温煦固涩，故腰膝冷痛，滑精早泄。阳不补则阴精无以固涩，而先天又得后天资助补养，故治当补阳摄阴，开源节流。方中以天雄直补命门之火而固本，龙骨涩敛阴精以节流，白术健脾以滋化源，桂枝温补中阳，三法合一，方意突出。

【用量用法】

1. **现代用量** 天雄10g（炮），白术24g，桂枝18g，龙骨10g。

2. **现代用法** 上4味，共为细末，每服3~6g，温开水或黄酒送服，每日2或3次。现代临证，多以煎剂用之。

【临床应用】

1. 古代应用

本方治五劳七伤，阳痿不起衰损方。(《备急千金要方》)

2. 现代应用

（1）不育症：戚广崇将本方由散剂改为丸剂，治疗32例男子不育症，取得较好疗效。其中生育者13人，占40.6%，精液好转13人，占40.6%，无效6人，占18.8%。如治陈某，男，35岁，结婚4年未育，近1年性欲下降，性生活每周由2~3次降至每月约2次。精液常规多次检查均不正常，近日精液检查：量2ml，精子计数16×10^9/L，活动率40%。外生殖器检查无明显异常。时觉头晕目眩，腰膝酸楚，神疲肢乏，苔薄白，舌淡红，脉细。天雄丸主之，每次5~8g，日服3次，连续服用3月，性欲好转。复查精液：量3ml，精子计数46×10^9/L，活动率60%。继服2月，女方怀孕，后顺产一女婴。[吴庆昕，吴庆旭. 仲景方在男科临床的运用. 河南中医，1999，19（1）：15-16]

（2）尿频、尿急：日本学者福田佳弘以17例70~90岁的患者为治疗对象，其中尿频9例，尿失禁8例，均有尿急感。骨科疾病中，因骨质疏松造成腰椎压迫骨折7例、腰椎椎间盘变性症9例、腰椎变性滑脱症1例。天雄散以乌头0.1g，白术0.26g，肉桂0.2g，龙骨0.1g做麻子大丸，1日3次，每次饭后4丸。结果：排尿次数减少，尿急、尿失禁显著改善，尿失禁次数减少，可以控制排尿。显效4例，有效7例，进步3例，无效3例。[崔昕摘译. 天雄散治疗老年人尿频、尿急. 国外医学·中医中药分册，1996，18（2）：26-27]

（3）精囊炎：刘某，男，32岁，司机。患"血精"病，有时兼见尿血。西医诊断为"精囊炎"，中西医治疗，迁延1年之久。问其大便溏薄，两手发麻，腰酸腿楚。服药如滋阴补肾、凉血清心，以暨补中升提之法均无效可言。切其脉弛缓无力，犹以两尺为甚；视其舌色淡嫩，而苔薄白。两目缺少神采。张仲景在《金匮要略·血痹虚劳病脉证并治》有两张"经方"，专为心肾不交，阴阳摄持不利而设。一为"桂枝加龙骨牡蛎汤"，一为"天雄散"。桂枝加龙骨牡蛎汤功在从中宫交通心肾而秘下元封藏之本。天雄散功在补阳摄阴，开源节流，温摄肝肾之精血。为此，不用"桂加龙牡"，而用"天雄散"法。因"天雄"药缺，而用附子代替。疏方：炮附子4g，桂枝6g，白术15g，龙骨30g。余用"天雄散"灵活机动地新加鹿角胶10g，阿胶10g。因其精血久虚，所以用鹿角胶以补"督脉"；用阿胶以补"任脉"。此方连服7剂，血精由多变少，由红色变为褐色。自觉气力增加，精神振奋。照方又服7剂，则"血精"病证痊愈。［刘渡舟."经方"溯源.北京中医药大学学报，1999，22（1）：7-9］

小建中汤

【歌括】 建中即是桂枝汤，倍芍加饴绝妙方。

饴取一升六两芍，悸烦腹痛有奇长。

（《长沙方歌括》）

【药物组成】 桂枝三两（去皮） 甘草三两（炙） 大枣十二枚 芍药六两 生姜三两 胶饴一升

上六味，以水七升，煮取三升，去滓，内胶饴，更上微火消解，温服一升，日三服。

【白话解】 小建中汤的药味组成是在桂枝汤的基础上，倍用芍药至六两，再加饴糖一升而成，该方治疗伤寒兼虚所致的心悸、心烦、腹中拘急而痛等证有神奇的效果。

【功效】 建立中气，调和阴阳。

【适应证候】 治虚劳里急，悸，衄，腹中疼，梦失精，四肢酸痛，手足烦热，咽干口燥。（13）

【方药分析】 阴阳互根，相互维系，若虚劳日久，阴损及阳，或阳损及阴，则可产生阴阳两虚的证候。阴虚则热，阳虚则寒，故出现虚寒虚热错杂。阳气不足，不能温煦，则腹部拘挛疼痛；阴虚生内热，则手足烦热，咽干口燥，衄血；阴血亏虚，心失所养，则心悸；肾阴不得内守，则多梦失精；气血亏虚不能濡养四肢，则四肢酸疼。阴阳气血，无非水谷所化，而水谷化生气血，关键在于脾胃中州。诚如《心典》所说"是故求阴阳之和者必于中气，求中气之立者必以建中也。"故在治疗上，当建立中气，以调和阴阳，方用小建中汤。方中以胶饴温中补虚，和里缓急；桂枝温补阳气；芍药滋养阴血；生姜、炙甘草、大枣温中补虚。该方桂枝合甘草辛甘化阳，芍药合甘草酸甘化阴，如是则中气四运，阴阳协调。

【用量用法】

1. 现代用量 桂枝9g，炙甘草6g，大枣12枚，芍药18g，生姜9g，胶饴200ml。

2. 现代用法 上6味，以水1400ml，煮取600ml，去滓，温服200ml，日3服。

【临床应用】

1. 古代应用

（1）疗男女因积劳虚损，或大病后不复常，苦四肢沉重，骨肉酸痛，呼吸少气，行动喘乏，胸满气急，腰背胀痛，心中虚悸，咽干唇燥等症。（《备急千金要方》）

（2）主五劳七伤，小腹急，脐下膨胀，两胁胀满，腰背相引，鼻口干燥，胸中气逆，不下饮食等症。（《千金翼方》）

（3）本方疗虚劳里急，腹中痛，梦失精，四肢酸疼，手足烦热，咽干口燥，并妇女少腹痛。（《外台秘要》）

2. 现代应用

（1）慢性结肠炎：徐某，男，30岁，1994年10月8日初诊。患者便前腹痛，粪质溏薄，已近3载。西医诊断为慢性结肠炎，屡用中西医治疗，未能根治。近日上症复作，又见大便不实，日3~5次，便前腹部隐痛，胃脘及右胁满胀，食后尤甚，饮食不佳，面色无华，喜暖畏寒，舌质淡，苔薄腻，脉沉弦。辨证为中阳不足，木郁乘土，脾湿不运。治拟扶脾抑肝，温运中阳，方用小建中汤合痛泻要方加减。桂枝10g，白芍、炒白术、茯苓各15g，生姜5片，大枣4枚，甘草5g，防风10g，饴糖（冲服）20g。5剂后，诸症皆除。再以香砂六君子汤加减善后，约20剂，痊愈。[潘汉萍，张卫萍. 小建中汤治验两则. 湖北中医杂志，1997，19（3）：49]

（2）再生障碍性贫血：刁某，男，58岁，职员。该患者发病前无任何疾病，曾在4个月以前出现头晕，目眩，心悸，乏力，面无血色，经西医院检查确诊为再生障碍性贫血，并入院治疗。入院后，虽每2周输血一次，但病势仍然转重，遂邀中医会诊。现病人面色无华，消瘦，腹痛而喜按，起则头目眩晕，舌质淡，苔薄白，脉沉缓。辨证为脾胃虚弱，气血不足，阴阳俱虚，属虚劳范畴，治以温中补虚，益气养营，方用小建中汤加味。处方：白芍20g，桂枝10g，生姜10g，大枣10枚，炙甘草10g，干地黄25g，当归15g，炙黄芪40g，红参15g。水煎去渣后，入饴糖20g再煎，日3服。30剂后，检查血象较前良好，生血功能旺盛，面舌颜色转红，头晕心悸减轻，继用上方50剂，经实验室检查，生血功能基本恢复。再以上方加减治疗1个月后，来院复查，已完全复常。（郑桂馥，马龙侪. 马骥临证运

用小建中汤经验. 黑龙江中医药, 1995, 6：1–2）

（3）十二指肠溃疡：潘某, 男, 42 岁, 干部, 1985 年 3 月 5 日初诊。
15 年前受凉后吃饭不适, 出现胃脘胀痛, 继而呕吐吞酸, 纳减, 时好时犯,
曾服用复方氢氧化铝药, 其痛可止, 但停药后复发, 经上消化道钡餐造影,
确诊为"十二指肠球部溃疡"。近几个月来胃脘痛加重, 喜温欲按, 恶风怕
冷, 夜间或饥饿时疼痛加重, 面色苍白, 瘦弱, 舌质暗淡, 苔薄白, 舌尖
有瘀斑, 脉沉弦细而涩。证属脾虚中寒, 夹有瘀血, 遂投小建中汤、良附
丸、失笑散三方加减。白芍 12g, 桂枝 9g, 生姜 9g, 甘草 9g, 大枣 3 枚, 饴
糖 30g（烊化）, 高良姜 10g, 香附 10g, 五灵脂 9g, 生蒲黄 9g, 枳壳 10g,
炒白术 9g, 元胡 12g, 川椒 12g, 当归 12g。3 剂后, 胃脘痛大减, 又加减
服 15 剂诸证消失。（王占玺. 金匮要略临床研究. 北京：科学技术文献出版
社, 1994：169–170）

黄芪建中汤

【歌括】 小建汤加两半芪, 诸虚里急治无遗；

    急当甘缓虚当补, 愈信长沙百世师。

【药物组成】 于小建中汤内加黄芪一两半, 余依上法。气短胸满
者加生姜；腹痛者去枣, 加茯苓一两半；及疗肺虚损不足, 补气加
半夏三两。

【白话解】 黄芪建中汤是在小建中汤基础上加入一两半黄芪组
成的, 许多虚劳里急不足证候都可用它来治疗。治急当用甘缓的药
味, 疗虚当用补益。由此, 更加坚信, 仲景不愧为千百年来的一代
医学宗师。

【功效】 补气建中。

【适应证候】 虚劳里急, 诸不足。（14）

【方药分析】 本条承接上条小建中汤证而来, 亦为阴阳两虚之证, 但
此证偏于气虚。阳气亏虚, 失其温煦, 故腹中拘急；诸不足是指气血阴阳
皆虚, 治用黄芪建中汤补气建中。方中黄芪补虚益气, 小建中汤建立中气。

【用量用法】

1. **现代用量** 桂枝 9g, 炙甘草 6g, 大枣 12 枚, 芍药 18g, 生姜 9g, 胶
饴 200ml, 黄芪 30g。

2. **现代用法** 上 7 味, 以水 1400ml, 煮取 600ml, 去滓, 温服 200ml,

日3服。

【临床应用】

1. 古代应用

（1）本方治脉弦气弱，毛枯槁，发脱落。（《济阴纲目》）

（2）治劳倦所伤，寒温不适，身热头痛，自汗恶寒，脉微而弱。（《张氏医通》）

2. 现代应用

本方主要应用于消化系统疾病，如胃炎、胃轻瘫、十二指肠溃疡等，还可用于肝炎、心脏病、慢性肾炎、再生障碍性贫血、长期低热、手掌脱皮等多种病症。（王伟，郭志. 黄芪建中汤临床应用进展. 中医药信息，1996，6：22-23）

八味肾气丸

【歌括】 见妇人杂病篇。

【药物组成】 干地黄八两　山药　山茱萸各四两　泽泻　牡丹皮　茯苓各三两　桂枝　附子（炮）各一两

上八味，末之，炼蜜和丸梧子大，酒下十五丸，加至二十五丸，日再服。

【功效】 温补肾阳。

【适应证候】 虚劳腰痛，少腹拘急，小便不利。（15）

【方药分析】 腰为肾之外府，虚劳属肾阳不足者，因其失阳气温煦之职，故见腰痛；肾主水，主司人体水液的气化，肾气不足，膀胱气化不利，故少腹拘急，小便不利。治当温肾助阳，方用八味肾气丸。然肾为水火之脏，乃元阴元阳寄居之所，"善补阳者，必阴中求阳，则阳得阴助而生化无穷"，故方中重用干地黄，辅以山药、山茱萸补阴之虚，而化肾气；泽泻、茯苓淡渗湿浊，利水道，牡丹皮清泄虚火，与滋补、温补药相伍，补中有泻，补而不腻。于诸补阴之品中加入少量桂枝、附子，温而不燥，直补肾阳，以助气化，如是肾气振奋，诸症自除。

【用量用法】

1. 现代用量 干地黄24g，山药24g，山茱萸24g，泽泻9g，牡丹皮9g，茯苓9g，桂枝3g，制附子3g。

2. 现代用法 上8味共为细末，炼蜜为丸，每丸重9g，日2或3服，每次1丸。

3. 注意事项　现代临证，本方常改用水煎剂服之较佳，水煎剂量可根据病情酌情化裁。

【临床应用】

1. 古代应用

（1）治虚劳不足，大渴欲饮水，腰痛少腹拘急，小便不利。（《备急千金要方》）

（2）治肾气虚乏，下元冷惫，脐腹疼痛，夜多溺，脚膝缓弱，肢体倦怠，面色黧黑，不思饮食。又治脚气上冲，少腹不仁及虚劳不足，渴欲饮水，腰重疼痛，少腹拘急，小便不利，或男子消渴，小便反多，妇人转胞，小便不通。（《太平惠民和剂局方》）

2. 现代应用

（1）慢性咽炎：刘某，女，47岁，工人。因咽部异物感1年余就诊。自诉1年前无明显诱因出现咽部异物感，不影响吞咽，曾在当地诊为慢性咽炎，经中西医治疗不效，并出现头晕、眼屎量多等症。现身体虚胖，面色苍白，两颧潮红，咽部黏膜色淡，咽后壁淋巴滤泡增生明显，舌质淡红，苔薄白润，脉沉弱。证属肾阳衰于下，虚阳浮越，夹痰结于咽喉所致。治以温肾命火，纳浮阳。方以金匮肾气丸合二陈汤加减。处方：熟地、怀山药、山茱萸、茯苓各15g，丹皮、泽泻、陈皮、法半夏各12g，桂心、制附子、千层纸各9g。每日1剂，水煎服。服5剂后头晕消失，二目清爽，咽部异物感减轻。继以上方减桂心、附子量各为6g，服6剂诸症消失，咽后壁仅有少许淋巴滤泡增生。[李俊，杨俊，何剑平．金匮肾气丸临床应用举隅．国医论坛，1998，13（6）：9]

（2）高血压（肾阴阳两虚）：一般认为高血压病多属于肝阳上亢或肝火上炎，而忽视肾阴阳两虚型。肾阴阳两虚型高血压患者，其临床表现为：头晕，目眩，耳鸣，健忘，失眠，心悸，心烦，头面烘热或背脊升火，神倦，腰膝酸软，下肢浮肿，足胫不温，小便清频，妇女带多清稀，血压升高或时升时降，舌苔薄白或舌淡红少苔，脉沉细或虚弦。本证辨证要点为心烦、烘热以面部为主，且时热时减，同时可见神倦，腰膝酸软，足胫不温，甚至下肢浮肿，小便清长等下焦阳虚征象，而肝阳上亢、肝火上炎则无下焦虚寒表现。治疗以八味肾气丸为基本方，随证化裁，证之临床，屡效不爽。（李惠林．杜雨茂教授运用八味肾气丸治疗高血压病的经验．新中

医，1989，5：8-9）

（3）腰痛：张某，男，48岁。原有慢性支气管炎病史，近日来感胸闷微咳，腰部剧痛，行不能直，睡不能侧，身半以下软弱，少腹拘急，小便不利，食欲不振，夜寐多梦，舌苔白，脉沉细弱，两尺更虚。证属肾阳不足，气化不利，治以八味肾气丸加减。处方：山萸肉12g，熟地9g，怀山药9g，茯苓9g，附子9g，肉桂3g，杜仲9g，川断9g，桑寄生9g，甘枸杞9g，当归9g，桃仁9g。服6剂后腰痛显减，继服6剂，腰痛已除，诸症悉减。（刘刚.王文济运用肾气丸加减异病同治的经验.中医文献杂志，1996，4：32-33）

（4）水肿：王某，男，58岁，1992年4月6日诊。全身浮肿半月，伴咳嗽气促，不能平卧，小便不利，全身酸痛，以腰痛尤甚，皮肤苍白，舌淡，脉微。此证系患者平素房劳过度，阴精亏虚，阴损及阳而致肾虚阳微。水无所制而逆于上，故咳嗽喘急；肾与膀胱相表里，肾虚膀胱气化失司则小便不利；肾虚水停，故全身浮肿；肾阳虚衰，不能温养腰府及骨骼，则全身酸痛，以腰痛为甚；面白，舌淡，脉微，是阳虚、气血运行无力的表现。治宜温补肾阳，方用金匮肾气丸加味，连服15剂，肿消，诸症均减，继以归脾汤善后。［戚建明.论《金匮》治虚劳重在脾肾之说.四川中医，1997，15（4）：12-13］

薯蓣丸

【歌括】 三十薯蓣二十草，三姜二豉百枚枣，

桔茯柴胡五分匀，人参阿胶七分讨；

更有六分不参差，芎芍杏防麦术好，

豆卷地归曲桂枝，均宜十分和药捣；

蜜丸弹大酒服之，尽一百丸功可造，

风气百疾并诸虚，调剂阴阳为至宝。

【药物组成】 薯蓣三十分 当归 桂枝 曲 干地黄 豆黄卷各十分 甘草二十八分 人参七分 芎䓖 芍药 白术 麦门冬 杏仁各六分 柴胡 桔梗 茯苓各五分 阿胶七分 干姜三分 白蔹二分 防风六分 大枣百枚为膏

上二十一味，末之，炼蜜和丸，如弹子大，空腹酒服一丸，一百丸为剂。

【白话解】 薯蓣丸由三十分薯蓣、二十分甘草，三分干姜、二分白蔹、一百枚大枣，五分桔梗、茯苓、柴胡，七分人参、阿胶，以及六分相同的川芎、芍药、杏仁、防风、麦冬、白术和十分豆黄卷、干地黄、当归、曲、桂枝组成，所有药味放在一起，捣为粉末，制成弹子大小的蜜丸，每次用酒调服一丸，服完一百丸后，便可达到治疗功效。风邪引起的多种疾病，以及多种虚劳病证，用薯蓣丸治疗调和阴阳，堪称至宝。

【功效】 健脾调中，滋阴养血，祛风散邪，理气开郁。

【适应证候】 虚劳诸不足，风气百疾。（16）

【方药分析】 虚劳诸不足，是指气血阴阳俱不足，较黄芪建中汤的诸不足范围更广。久病之人，气血阴阳皆虚，易受邪侵，而致内外俱病。此时补虚则恋邪，祛邪又恐伤正，治当扶正祛邪并施，方用薯蓣丸，但侧重健脾。因为脾胃为后天之本，气血生化之源，气血阴阳诸不足，必待脾胃健运，方可资生恢复。方中用薯蓣健脾，人参、白术、茯苓、干姜、豆黄卷、大枣、甘草、曲益气调中，当归、芎䓖、芍药、地黄、麦冬、阿胶滋阴养血，柴胡、桂枝、防风祛风散邪，杏仁、桔梗、白蔹理气开郁，诸药相合，共奏扶正祛邪之功。

【用量用法】

1. **现代用量** 山药22.5g，当归、桂枝、神曲、干地黄、豆黄卷各7.5g，甘草21g，人参5.3g，芎䓖、芍药、白术、麦门冬、杏仁各4.5g，柴胡、桔梗、茯苓各3.8g，阿胶5.3g，干姜2.3g，白蔹1.5g，防风4.5g，大枣30枚。

2. **现代用法** 上21味，共为细末，炼蜜为丸，每丸重9g，日2或3次，每次1丸，白开水或黄酒送服。亦可水煎浓缩为膏，每日2~3次，每次1~2汤匙。

【临床应用】

1. **古代应用**

本方去白蔹加黄芪，取名大薯蓣丸，治男子五劳七伤，晨夜气喘急，内冷身重，骨节烦疼，腰背酸痛，引腹内，羸瘦不得饮食，妇人绝产，疝瘕诸疾。（《外台》引《古今录验》）

2. **现代应用**

（1）顽固性荨麻疹：陈某，女，31岁，教师，1989年1月7日初诊。

全身遍起疹块，瘙痒难忍，2 年来每月必发，尤以冬春两季为甚。屡用中西药及针灸治疗，症虽解而复发频繁。昨夜复又发作，全身散在性风疹块，瘙痒，苦不堪言，恶风寒，舌淡红苔白滑，脉浮紧。予桂麻各半汤加蝉蜕、僵蚕、当归，2 剂恙平。嘱备薯蓣丸加蝉蜕、僵蚕，服 1 个疗程，随访 4 年未复发。（涂钟馨. 薯蓣丸的临床应用. 国医论坛，1994，1：19-20）

（2）贫血：申某，男，37 岁，1984 年 4 月 27 日初诊。3 月前无任何诱因出现疲乏、头晕，曾用中药治疗效果不显。现心悸，气短，食欲减退，时而恶心，烦躁，失眠，头晕，疲乏较前更甚，消瘦，面色萎黄，舌体胖大，色淡，舌边有齿痕，舌苔薄白，脉滑数无力。实验室检查：红细胞计数 3.1×10^{12}/L，血红蛋白 90g/L。证属心脾两虚，治宜养心脾，补气血。方用薯蓣丸去大豆黄卷，加五味子 12g，柏子仁 12g，酸枣仁 15g，黑豆 30g，5 剂，水煎服。二诊：服上方 10 剂，近日无心悸、气短，食欲增加。仍感头晕，无力。继服原方 10 剂，隔日 1 剂，水煎服。三诊：精神充沛，面色红润，舌淡，苔白，脉滑。实验室检查：红细胞计数 3.9×10^{12}/L，血红蛋白 120g/L。改用养血归脾丸，以巩固疗效。（王玉芝. 薯蓣丸在慢性疾病中的应用. 河南中医，1988，3：10-11）

酸枣仁汤

【歌括】 酸枣二升先煮汤，茯知二两佐之良，
　　　　　芎甘各一相调剂，服后恬然足睡乡。

【药物组成】 酸枣仁二升　甘草一两　知母二两　茯苓二两　芎䓖二两

　　上五味，以水八升，煮酸枣仁，得六升，内诸药，煮取三升，分温三服。

【白话解】 先取酸枣仁二升煎药取汁，然后加入可以很好地佐助酸枣仁的茯苓、知母各二两，以及同为一两的芎䓖、甘草，诸药相互协调，服后使人睡眠充足、香甜。

【功效】 养阴清热，安神宁心。

【适应证候】 虚劳虚烦不得眠。（17）

【方药分析】 虚劳之人，若肝阴不足，则虚热内生；心血亏虚，心神失养，又被虚热内扰，所以虚烦，失眠。治当养阴清热，安神宁心，方用酸枣仁汤。方中重用酸枣仁养肝阴，安心神；茯苓、甘草宁心安神；知母

清虚热除烦；川芎理血疏肝。

【用量用法】

1. 现代用量　酸枣仁12～30g，甘草3g，知母6g，茯苓6g，川芎6g。

2. 现代用法　上5味，以水800ml，先煎酸枣仁，取600ml，再下余味，煮取300ml，分3次温服。

【临床应用】

1. 古代应用

（1）本方加麦门冬、干姜，主伤寒及吐下后，心烦乏气，不得眠。（《千金翼方》）

（2）本方加生姜一两，或加桂二两，名小酸枣仁汤，治疗虚劳不得眠，烦不可宁者。（《外台秘要》）

2. 现代应用

（1）夜游：陈某，男，18岁，1993年4月20日初诊。患者6岁因受惊吓，后即出现梦呓，渐至有时夜间突然而起，或在家中行走，或出户乱走，然后回家再睡，而不自知。曾经中药治疗皆无效可言。现头晕、咽干，梦中游走，舌质淡黯，脉细弦。辨为肝血不足，虚火内扰，络窍瘀滞。治以养血安神，清热化瘀。方选酸枣仁汤加味：酸枣仁20g，川芎10g，知母6g，茯神15g，丹参15g，当归20g，远志10g，龙骨30g，甘草5g。水煎服，日1剂。服20余剂后，临床症状消失，舌脉正常。后继以酸枣仁汤调治半个月而痊愈。随访2年，未见复发。[王健雄. 酸枣仁汤治杂证验案3则. 国医论坛，1998，13（4）：12]

（2）失眠：董某，男，64岁，1994年3月2日初诊。主诉顽固性失眠伴头痛，头昏，步态不稳4年。患者2年前经CT检查，提示为脑动脉硬化。近1年来失眠更加突出，有时彻夜难眠，开始每晚服用地西泮1～2片能入睡4小时左右，以后增至6～8片才能入睡。近半年来即使服7～8片地西泮也不能很好入睡，须服10片才能入睡。现患者除上述症状外，还有心悸盗汗，头晕目眩，神疲乏力，精神委靡，舌红少苔，脉弦细。询其因，为邻居对自己的房产有侵权行为，便焦虑不止。此乃情志内伤，耗伤肝阴，心失所养，神不守舍所致。治以养血安神，清热除烦。方用酸枣仁汤加山栀子、龙骨、牡蛎、夜交藤。3剂后，症状明显减轻，再服6剂，症状消失，睡眠恢复正常。后又反复使用酸枣仁汤六七次，服后便能安然入睡。[周俊文. 酸枣仁汤治愈顽固性失眠. 辽宁中医杂志，1995，22（4）：164]

大黄䗪虫丸

【歌括】 干血致劳穷源委，缓中补虚治大旨；

蛴蟹百个䗪半升，桃杏虻虫一升止，

一两干漆十地黄，更用大黄十分已，

三甘四芍二黄芩，五劳要证须用此。

此方世医勿惊疑，起死回生大可恃。

【药物组成】 大黄十分（蒸） 黄芩二两 甘草三两 桃仁一升 杏仁一升 芍药四两 干地黄十两 干漆一两 虻虫一升 水蛭百枚 蛴蟹一升 䗪虫半升

上十二味，末之，炼蜜和丸小豆大，酒饮服五丸，日三服。

【白话解】 因瘀血内停导致的虚劳，要穷究它的根源，缓中补虚是治疗本病的大法。大黄䗪虫丸由蛴蟹、水蛭各一百枚，䗪虫半升，桃仁、杏仁、虻虫各一升，干漆一两，干地黄十两，大黄十分，甘草三两，芍药四两及黄芩二两组成。五劳所表现出的典型证候必须用本汤来治疗，业医的不要对本方产生惊奇疑惑，临床上凭借它大能起死回生。

【功效】 缓中补虚。

【适应证候】 治五劳虚极羸瘦，腹满不能饮食，食伤、忧伤、饮伤、房室伤、饥伤、劳伤、经络营卫气伤，内有干血，肌肤甲错，两目黯黑。（18）

【方药分析】 因五劳七伤而致虚劳者，日久不愈，脏腑受损，气血运行障碍，从而产生瘀血，停留于体内，此即所谓的"干血"。瘀血内停，妨碍新血的生成，肌肤失其营养，故粗糙如鱼鳞状，两目黯黑。形体失去气血的濡养，故"虚极羸瘦"，形体极度虚弱消瘦。脾胃运化失常，气机郁滞，故"腹满不能饮食"。治用缓中补虚的大黄䗪虫丸。方中大黄、䗪虫、桃仁、虻虫、水蛭、蛴蟹、干漆活血化瘀；芍药、地黄养血补虚，润泽干血；杏仁理气；黄芩清热；甘草、白蜜益气和中，为峻剂丸药。方中破血祛瘀药虽多但用量少，破瘀而不伤正；补虚之药虽少而用量大，能扶正而不留瘀。诸药共奏缓消瘀血，达到扶正不留瘀，祛瘀不伤正，瘀去而新血生的目的。

【用量用法】

1. 现代用量 大黄75g，黄芩60g，甘草90g，桃仁60g，杏仁60g，芍药120g，生地黄300g，干漆60g，虻虫60g，水蛭60g，蛴螬60g，䗪虫30g。

2. **现代用法**　将蛴螬另串；桃仁、杏仁另研成泥。其余9味共研细粉，过箩。与桃仁等同串混合均匀，共为细粉。炼蜜为丸，每重3g，蜡皮封固。每服一丸，温开水或酒送服。

【临床应用】

1. 古代应用

本方治腹胀有形块，按之而痛不移，口不恋食，小便自利，大便黑色，面黄肌削者，血证谛也，此丸主之。(《济阴纲目》)

2. 现代应用

（1）脑动脉硬化症：谢氏等对110例脑动脉硬化患者，采用加味大黄䗪虫片（酒大黄3g、䗪虫3g、水蛭2g、炒桃仁3g、炒杏仁3g、赤芍3g、生地4g、人参3g、黄芪4g、何首乌3g、牛膝3g、桔梗3g、葶苈子3g，按上述药物比例制剂，每片含生药0.4g）进行治疗。治疗方法：观察组（60例）服用加味大黄䗪虫片，每次5片，每日3次；对照组（50例）服用盐酸氟桂利嗪胶囊，每晚20mg。疗效标准：显效：症状基本消失，体征改善；有效：症状大部分消失，体征无改善；无效：症状无明显改善，体征无改善。结果：观察组显效率为56.7%，总有效率为90%；对照组显效率24%，总有效率为84%。两组总有效率无差异，而加味大黄䗪虫片组显效率则明显优于氟桂利嗪组（*P*<0.01）。(谢世平，李浩澎，封银曼. 加味大黄䗪虫片治疗脑动脉硬化症的临床研究. 实用中西医结合杂志，1994，10：616–619)

（2）下肢血栓性静脉炎：胡某，男，32岁，左小腿肚发红、肿胀、灼热、疼痛，并有15cm长硬性索状物，痛而拒按，足向背侧弯曲时，小腿肚疼痛加剧，难以行走，并伴有轻度发热，全身不适，脉滑而数，曾经某医院诊断为下肢血栓性静脉炎。先拟四妙勇安汤加味十多剂，症稍有减轻，但静脉硬索状物无明显好转，且稍走路症即加重，局部又红肿痛热，后改用大黄䗪虫丸直攻其血栓，每次1~2丸，日服3次，连服6盒，索状物变软，且缩短至10cm，红肿热痛等症状大减，2诊继服8盒，硬性索状物消失，诸症痊愈。(李文瑞. 金匮要略汤证论治. 北京：中国科学技术出版社，1995：189)

（3）肝硬化腹水：吴某，男，52岁，1980年1月29日就诊，到内科病房会诊。患肝硬化10年，曾多次住院，西医症状体征及各种检查从略，其主要是腹胀甚，痛不可忍，日夜呻吟，已抽腹水3次，抽后胀减而痛不减。症见面黄肌瘦，腹大如鼓，脉络暴露，舌暗红无苔，六脉沉弦，二便不通。按血瘀水停辨治：用大黄䗪虫丸合下瘀血汤，服3剂后痛止胀减，继服大剂量大黄䗪虫丸成药一月而获显效出院，亦未再生腹水。该方有无控制腹水再生作用，有待于探讨。本方原为缓中补虚，所谓旧血不去则新血不生，必去旧血方能逐瘀生新，故而效捷。

附　方

《千金翼方》炙甘草汤

【歌括】　结代脉须四两甘，枣枚三十桂姜三，
　　　　　半升麻麦一斤地，二两参胶酒水涵①。

【药物组成】　甘草四两炙　生姜三两，切　人参二两　生地黄一斤　桂枝三两，去皮　阿胶二两　麦门冬半斤，去心　麻仁半升　大枣三十枚

上九味，以清酒七升，水八升，先煮八味，取三升，去滓，内胶烊消尽，温服一升，日三服。一名复脉汤。

【注释】　①酒水涵：用水酒合煮。

【白话解】　结代脉是结脉和代脉的合称，两种脉都是脉律不整而有间歇的脉象。脉结代之由于心之阴阳两虚者，须用炙甘草汤治疗，其方重用甘草四两，大枣三十枚，桂枝、生姜各三两，麻子仁和麦冬各半升，生地黄一斤，人参和阿胶各二两。九味药物用水酒合煮。

【功效】　通阳复脉，滋阴养血。

【适应证候】

1. 伤寒外邪去后，心脏阴阳两虚，脉结代而心动悸者。

2. 治虚劳不足，汗出而闷，脉结悸，行动如常，不出百日，危急者十一日死。

【方药分析】　本方用炙甘草为主药，用人参和大枣与之相配，能补益中气，化生气血，而为血脉之资；用生地、麦冬、阿胶、麻子仁补益心血，滋养心阴，以直接补充血脉。如此气血两补，能复脉搏之常。阴不得阳则不生，阳不得阴则不长，故善补阴者于阳中求阴，善补阳者于阴中求阳。

本方复用桂枝、生姜、清酒通阳气而利血脉，如此则补阴而不滞不敛，补阳而不温不燥。服方后阴阳得补，脉复而心悸自安。柯韵伯说："仲景于脉弱者，用芍药以滋阴，阳虚者，用桂枝以通阳，甚则加人参以生脉，未有地黄、麦冬者，岂以伤寒之法，义重扶阳乎？抑阴无骤补之法屿？此以心虚脉结代，用生地为君，麦冬为臣，峻补真阴，开后学滋阴之路也。地黄、麦冬味甘而气大寒，非发陈藩秀之品，必得人参、桂枝以通阳脉，生姜、大枣以和营。阿胶补血，酸枣安神，甘草之缓不使违下，清酒之猛捷于上行，内外调和，悸可宁而脉可复矣。酒七升，水八升，只取三升者，久煎之则气不峻，此虚家用酒之法，且知地黄、麦冬得酒良。"

【用量用法】

1. 现代用量 炙甘草12g，生姜9g，人参6g，生地黄48g，桂枝9g，阿胶6g，麦门冬9g，麻子仁9g，大枣30枚。

2. 现代用法 上9味，用清酒1400ml，水1600ml，先煮阿胶以外的8味药物，取3升，去滓，将阿胶加入药汤，使完全烊化。每日服3次，每次大约服200ml。

3. 注意事项 关于本方的用量和煎服法，有人认为应该遵守原书旨意，将《伤寒论》原方剂量折算为今日剂量，即炙甘草60g，生地240g，人参、阿胶、麻仁、麦冬、大枣各30g，生姜、桂枝各45g。也有人认为本方以剂量稍大为宜，如1例患者，前医用本方小剂量不效，将原方用量加大，炙甘草、生地各60g，生姜、麦冬各45g，党参、桂枝、阿胶、麻仁各30g，大枣30枚，用药6剂而愈。老中医张鸿祥运用本方经验，本方功能养心阴，通心阳，益心气，补心血，药味平淡无奇，但妙于配伍。适应证为脉结代，心动悸。对阴虚明显者，阴药用至15g，阳药3g或去而不用。夹湿者去阿胶，改用生茜草活血行血，另酌加健脾燥湿之品，如茯苓、生薏苡仁；方中一味麻仁，属润肠通便之品，不入心经，但是却有重要意义，因为便秘往往是心脏病人死亡的诱因之一，因此用量不宜过轻。

【临床应用】

1. 古代应用

（1）治肺痿涎唾多，出血，心中温温液液者。（《外台秘要》）

（2）治虚劳不足，汗出而闷，脉结心悸，行动如常，不出百日危急者。（《千金翼方》）

（3）治酒色过度，虚劳少血，液内耗，心火自炎，致令燥热乘肺，咯

唾脓血，上气涎潮，其嗽连续不已者。（《张氏医通》）

（4）骨蒸劳嗽，抬肩喘息，多梦不寐，盗汗，痰中血丝，寒热交往，颊红赤，巨里动甚，恶不惯气，而欲吐之，宜此方。若下利，去麻仁加干姜，水煮之为佳。（《类聚方广义》）

2. 现代应用

《中医名方应用进展》列述现代本方用于风湿性心脏病、心肌炎、心律失常、病窦综合征、冠心病、心包炎、萎缩性胃炎、消化性溃疡、呃逆、脑外伤后遗症、血证、口疮、肩周炎等13种病证的治疗。

《肘后方》獭肝散

【歌括】　獭肝①变化少人知，一月能生一叶②奇，

　　　　　鬼疰③冷劳④宜此物，传尸⑤虫蛊⑥是专司。

【药物组成】　獭肝一具，炙干末之，水服方寸匕，日三服。

【注释】　①獭肝：指鼬科动物水獭的肝脏。药用者杀水獭剖腹取肝，煮后去除筋膜，切为小块，晾干即可。功能养阴清热，止嗽除蒸，止血。可治阴虚劳热，盗汗，劳嗽咳血等。

②一月能生一叶：《绛雪园古方选注》云：獭肝一月生一叶，又有一叶退。考《中药大辞典》：獭肝分为六片，每片长4～6cm，直径2～4cm，黑褐色，扁圆形，边缘较薄，正面观左右两叶对称，另两叶较小。并无獭肝每月可生一叶现象。淡水獭每年春、夏均可交配，孕期仅有两月，每胎可产1～4只，一年可孕5～6次，生殖频繁，取肝亦益，可作参考。

③鬼疰：病名。最早见于《素问·五常政大论》指具有传染性和延缓性的疾病。后《诸病源候论》列有九疰，但无鬼疰候。鬼疰证见于《太平圣惠方》卷五十六："人先天地痛，或被鬼邪所击，当时心腹刺痛，或闷绝倒地，如中恶之类。得其差后，余气不泻，停住积久，有时发动……故谓之鬼疰也。"可见自唐以后即指死后仍可传染别人之疾患。

④冷劳：病名。指虚劳证属虚寒者。《太平圣惠方》有："夫冷劳之人，气血枯竭，表里俱虚，阴阳不和，精气散失，则内生寒冷也。"

⑤传尸：古病名。指能互相传染的消耗性疾病。《外台秘要》有专治传尸方四首。一名转注。

⑥虫蛊：病名，指虫毒积聚，血脉瘀滞而引起的胀满积块之病。《赤水玄珠》有专论虫蛊者。

【白话解】 獭肝变化很少有人了解，它一月可变生一叶，又有一叶缩退。獭肝散专门可治疗鬼疰、冷劳、传尸、虫蛊等具有传染性的疑难杂症。

【功效】 滋阴清热，止嗽除蒸。

【适应证候】 冷劳；又主鬼疰，一门相染。

【方药分析】 本方论述肺劳久嗽的证治，獭肝即水獭之肝，有止久咳，杀虫之功，前人多用来治疗劳病，久嗽。

【用量用法】

1. **现代用量** 獭肝一个研末。每日2次，每服3g。

2. **现代用法** 獭肝一个，煮熟，去除筋膜，切为小块，晾干，研末，每日早晚饭后半小时各冲服3g，或装胶囊，亦每服3g。

3. **注意事项** 此物甘温有小毒，临证常宜适当配伍使用。如《医学心悟》月华丸方：天门冬（去心，蒸）、麦门冬（去心，蒸）、生地黄（酒洗）、熟地黄、山药（乳蒸）、百部（蒸）、沙参（蒸）、川贝母（去心，蒸）、阿胶各30g，茯苓（乳蒸）、獭肝、三七各15g。

【临床应用】

古代应用

（1）治留邪鬼魅方，水服獭肝末，日三。（《备急千金要方》）

（2）香月牛山曰：骨蒸劳热之证，獭肝服之，或将獭肉用豆酱汤煮食亦佳，亦常用之，多奏效，秘方也。（《汉药神效方》）

卷 三

肺痿肺痈咳嗽上气方

甘草干姜汤

【歌括】 二两干姜四炙甘，姜须炮透旨须探；

肺中津涸方成痿，气到津随得指南。

【药物组成】 甘草四两（炙） 干姜二两（炮）

上㕮咀，以水三升，煮取一升五合，去滓，分温再服。

【白话解】 甘草干姜汤由二两干姜、四两炙甘草组成，干姜使用前必须炮透，其中含义应当探求；肺中津液枯涸刚刚形成痿证，服甘草干姜汤后，随着阳气的温复，津液得以化生敷布，这便是本方的立法要旨。

【功效】 温肺复气。

【适应证候】 肺痿吐涎沫而不咳者，其人不渴，必遗尿，小便数，所以然者，以上虚不能制下故也。此为肺中冷，必眩，多涎唾。（5）

【方药分析】 上焦阳虚，肺中寒冷，气虚不能固摄津液，故多涎唾；津液流失过多，肺叶失其濡润，而致萎弱不用，故形成肺痿；因病属上焦虚寒，且无气上逆，故病人不咳不渴；上焦阳气不足，清阳不升，故头眩；上焦虚冷，不能制约下焦，所以遗尿，小便频数。此种病情，乃属虚寒肺痿，与虚热所致者截然不同，故在治疗上，应温复肺气，待阳气恢复，津液得以敷布，肺痿可愈。方用甘草干姜汤。方中用甘草、干姜辛甘化阳，以温肺寒而复阳气。

【用量用法】

1. 现代用量 炙甘草12g，干姜6g。

2. 现代用法 上2味，以水600ml，煮取300ml，去滓，分2次温服。

【临床应用】

1. 古代应用

（1）治脾中冷痛，呕吐不食者；治男女诸虚出血，胃寒，气不能归元，无以收约其血。（《直指方》）

（2）治厥而烦躁，多涎唾者。（《方极》）

2. 现代应用

（1）支气管哮喘：张某，女，21岁，1986年10月初诊。主诉哮喘发作3天，喘不得卧。患者3岁时曾患麻疹，突发喘促，此后每到春秋必作哮喘，遇风冷则易诱发。3天前受凉后，又突然发作。现哮喘，喉中漉漉有声，张口抬肩，不能平卧，喘则汗如豆下，伴有食少纳呆，腹部胀满，四肢欠温，大便略溏。端坐呼吸，面色淡白，舌质淡，舌苔白黄略腻，脉细滑数。辨证为肺脾不足，痰浊蕴肺，外感风寒，肺失宣降，发为冷哮。治宜健脾温中，回阳补肺，疏表散寒，降气化痰定喘，方以甘草干姜汤加味。处方：生甘草30g，干姜30g，茯苓30g，麻黄6g，炒莱菔子15g，3剂，水煎服。药后哮喘已止，继服以巩固疗效。（李惠德. 甘草干姜汤治冷哮一得. 北京中医杂志，1991，4：43）

（2）遗尿：赵某，男，7岁。患儿夜间遗尿，尿后仍不觉醒。前医以为脏腑形体未充，肾气不足之故，都用补肾补脾之法，疗效欠佳。唯服缩泉丸，但停服即如故。平素口渴喜饮，饮水愈多，遗尿愈甚，畏寒肢冷，面白少华，少气懒言，尿频而量少，口中流涎，易感冒，自汗，舌淡，苔薄白，脉细弱，右寸尤甚。此乃肺阳虚，因夜间主阴，故遗尿多见于夜卧阳虚之时，服温涩药仅能暂效。投以甘草干姜汤加味：甘草、黄芪各15g，干姜12g，石菖蒲7g，3剂。药后遗尿大减，夜间能唤醒，不再流涎，四肢转温，守上方7剂，诸症逐渐消失，嘱间服参苓白术散以善后。（李守文. 甘草干姜汤治疗遗尿一得. 陕西中医函授，1997，3：37）

（3）老年尿频：于某，女，56岁，小便频数已月余，但无尿痛，经多次尿检均为阴性。口服呋喃妥因等药，其症状有增无减，每日排尿10～20次，有时每半小时就得小便，舌淡而嫩，脉虚弱以右寸为甚。辨证为肺气虚寒，水液失制，治以温肺摄津。处方：干姜10g，炙甘草20g，3剂。二诊，患者诉药后尿次明显减少，每日7～8次，效不更方，又以原方加党参15g，3剂后，尿次为每日5～6次，再以原方3剂，以巩固疗效。〔谢雄

姿. 甘草干姜汤治验. 江西中医药, 1995, 26 (2): 63]

射干麻黄汤

【歌括】 喉中咳逆水鸡声①，三两干辛款菀行，

夏味半升枣七粒，姜麻四两破坚城。

【药物组成】 射干十三枚（一法三两）　麻黄四两　生姜四两　细辛　紫菀　款冬花各三两五味子半升　大枣七枚　半夏（大者洗）八枚（一法半升）

上九味，以水一斗二升，先煮麻黄两沸，去上沫，内诸药，煮取三升，分温三服。

【注释】 ①水鸡声：这里用来形容咳喘的痰鸣声连连不绝。

【白话解】 咽喉间发出的咳逆痰鸣声如同水鸡声一样，用射干、细辛、款冬花、紫菀各三两，半夏、五味子各半升，以及大枣七枚，和生姜、麻黄各四两组成的射干麻黄汤治疗，服药后，壅塞于肺的寒饮自当破溃。

【功效】 散寒宣肺，降逆化痰。

【适应证候】 治咳而上气，喉中水鸡声。（6）

【方药分析】 外感风寒，肺气失宣，加之水饮内发，痰阻气道，气触其痰，痰气相击，故见上逆咳喘，喉中痰鸣如水鸡声，治当散寒宣肺，降逆化痰，方用射干麻黄汤。方中麻黄、细辛温经散寒，开肺化饮；款冬花、紫菀温肺止咳；半夏、生姜涤痰降逆；射干开利咽喉气道；五味子酸收肺气，以监麻黄、细辛之散；大枣安中扶虚，调和诸药，使邪去而不伤正，而为寒饮咳喘常用有效的方剂。

【用量用法】

1. **现代用量**　射干10g，麻黄12g，生姜12g，细辛10g，紫菀10g，款冬花10g，五味子7.5g，大枣7枚，半夏7.5g。

2. **现代用法**　上9味，以水1200ml，先煮麻黄2沸，去上沫，再下诸药，煮取300ml，分温3服。

【临床应用】

1. 古代应用

本方去大枣、细辛、款冬花，加桂心，临证用入蜜，名射干散，治小儿咳嗽，心胸痰壅，攻咽喉作哑呷声。（《太平圣惠方》）

2. 现代应用

（1）**过敏性哮喘**：邓某，男，61 岁，1986 年 1 月 13 日初诊。患者于 1985 年 12 月 6 日夜卧，初盖鸭绒被，翌日晨起始觉胸膈不适，头微晕，继而胸闷，气促，咳嗽，喉中如水鸡声，形寒畏冷，日浴则病减，甚或诸症消失，入夜则作且剧。曾就诊于内科，经检查诊断为"过敏性哮喘"，服西药疗效不显，而求治于中医。查其面色白，舌苔薄白，脉沉缓。询问病史，既往无类似症状，有截瘫病史，卧床 8 年。诊为寒痰喘嗽，治以温肺化痰平喘。药用：射干 5g，麻黄 10g，生姜 10g，细辛 3g，五味子 3g，法半夏 10g，紫菀 10g，寸冬 10g，杏仁 10g，天丁 10g。3 剂后，病衰大半，拟上方去杏仁、天丁、紫菀、款冬花、法半夏，加附片 10g，白术 10g，云苓 10g，白芍 12g，巴戟天 10g，以益肾气，进 5 剂，药毕病瘥。（谭俊臣，谭胜利. 射干麻黄汤治疗哮喘的临床体会. 中成药研究，1987，1：35）

（2）**慢性喘息性支气管炎、支气管哮喘**：李氏用射干麻黄汤加减治疗慢性喘息性支气管炎及支气管哮喘 100 例，其中，慢性喘息性支气管炎 61 例，支气管哮喘 39 例。中医辨证分为寒饮郁肺型和痰热蕴肺型，各 50 例。寒饮郁肺型药用：射干 15g，炙麻黄 5g，紫菀 15g，款冬花 10g，生姜 9g，细辛 4g，五味子 3g，制半夏 15g，泽漆 30g，陈皮 9g，甘草 9g。痰热蕴肺型药用：射干 15g，炙麻黄 5g，紫菀 15g，款冬花 10g，沥半夏 15g，桑白皮 10g，黄芩 15g，柴胡 15g，甘草 9g。以上汤剂每日 1 剂，连服 14 剂为 1 疗程。疗效评定：临床控制：咳嗽、咳痰，喘息，哮鸣音恢复到急性发作前水平。减轻：咳嗽、咳痰、喘息、哮鸣音好转，但为恢复到急性发作前水平。无效：咳嗽、咳痰、喘息、哮鸣音无变化或加重。治疗结果：慢性喘息性支气管炎临床控制 20 例，减轻 31 例，无效 10 例，总有效率 85%。支气管哮喘临床控制 23 例，减轻 13 例，无效 3 例，总有效率 92%。中医分型：寒饮郁肺型临床控制 20 例，减轻 21 例，无效 9 例，总有效率 82%。痰热蕴肺型临床控制 23 例，减轻 23 例，无效 4 例，总有效率 92%。［李雅琴. 射干麻黄汤的临床应用. 中成药，1997，19（9）：25-26］

皂荚丸

【歌括】 浊痰上气坐难眠，痈势将成壅又坚，

　　　　　皂荚蜜丸调枣下，绸缪须在雨之前。

【**药物组成**】 皂荚八两（刮去皮，用酥炙）

上一味，末之，蜜丸梧子大，以枣膏和汤服三丸，日三夜一服。

【**白话解**】 痰浊壅肺引起咳逆上气，只能坐不能平卧，夜间难以成眠，肺中痰浊壅塞坚实，大有形成肺痈的趋势。治疗可将皂荚研末制成蜜丸，并用枣膏调服，以峻涤顽痰。当在肺痈尚未形成之前及早施治，未雨绸缪。

【**功效**】 峻涤顽痰。

【**适应证候**】 咳逆上气，时时吐浊，但坐不得眠。(7)

【**方药分析**】 由于上焦有热，煎熬津液，形成稠浊的浊痰。浊痰壅塞，阻碍气道，肺失清肃，故咳嗽气喘，时时吐出浊痰。但由于痰浊壅盛，虽吐而咳喘逆满依然不减，卧则气逆更甚，故但坐不得眠。本证之痰浊有胶固不拔之势，若不迅速扫除，则可能有痰壅气闭的危险，故用除痰最猛的皂荚丸治疗，以峻涤顽痰，畅通气道。皂荚涤痰去垢，扫除痰浊；饮用枣膏，以缓其峻烈之性，并能兼顾脾胃，以安胃补脾；用蜜为丸，以制其悍，又有生津润肺之效，使痰除而正不伤。

【**用量用法**】

1. **现代用量** 皂荚不拘量（去子，酥炙）。

2. **现代用法** 上药研细末，炼蜜为小丸，每服3g，枣汤送下，日2次，甚则日3夜1服。

【**临床应用**】

1. **古代应用**

治喉闭风难治者，猪牙皂角一条，用蜜调和，水煎，如急立服，缓则露一宿，尤妙。(《寿世保元》)

2. **现代应用**

（1）慢性阻塞性肺病：周氏等将90例慢性阻塞性肺部疾病（COPD）患者，随机分为治疗组60例和对照组30例，对照组给以抗感染、解痉平喘、氧气疗法、积极处理并发症等西医治疗，治疗组在对照组用药的基础上加服皂荚丸（炙皂荚120g去皮研末，大枣480g去皮核、蒸后捣泥，和入为丸，每丸1g），每日3次，每次3丸，两组疗程均为7天。结果显示，治疗组综合疗效优于对照组（$P<0.01$）；从主要症状疗效对比来看，治疗组总有效率明显优于对照组，其中咳嗽咯痰、喘息、心悸、胸闷、紫绀等症状的显效率明显优于对照组；两组治疗前后肺功能变化比较，治疗后，治

疗组与对照组肺功能各项指标均有改善，但治疗组肺功能指标明显优于对照组。[周庆伟，李素云. 皂荚丸治疗慢性阻塞性肺病痰浊阻肺型的临床研究. 中国医药学报，1997，12（4）：35-36]

（2）肺结核：刘氏报道自制皂荚丸治疗肺结核患者14例，其中单服皂荚丸6例，痰培养结核杆菌转阴率为100%，红细胞沉降率下降率为66.66%，有效率为100%，另8例配合大蒜注射液，痰培养结核杆菌转阴率为100%，红细胞沉降率下降率为87.5%。笔者示：皂荚丸服量按皂荚粉含量为一日1.2～1.8g，不能超过3g，否则见恶心、呕吐、头晕等不良现象。（尚炽昌，冀春茹，苗明三. 仲景方药研究应用精鉴. 北京：人民军医出版社，1999：212）

厚朴麻黄汤

【歌括】 杏仁夏味半升量，升麦四麻五朴良，

　　　　　 二两姜辛膏蛋大，脉浮咳喘此方当。

【药物组成】 厚朴五两　麻黄四两　石膏如鸡子大　杏仁半升　半夏半升　干姜二两　细辛二两　小麦一升　五味子半升

上九味，以水一斗二升，先煮小麦熟，去滓，内诸药，煮取三升，温服一升，日三服。

【白话解】 厚朴麻黄汤由杏仁、半夏、五味子各半升，小麦一升，麻黄四两，厚朴五两，和同为二两的干姜、细辛，以及鸡蛋大小的石膏组成，症见咳喘兼有脉浮的，当用本方治疗。

【功效】 散饮降逆，止咳平喘。

【适应证候】 治咳而脉浮者。（8）

【方药分析】 本证辨证着眼点关键在于"脉浮"一症。浮脉主表，又为病邪偏上的主要脉象，所以可以推知本条病机为病近于表而邪又盛于上。然述证简短，结合条文，以药测证，可知本证咳喘由饮邪夹热所致。饮邪内阻，阳气不行，阳郁化热，饮邪夹热，上迫于肺，故见咳喘气逆，肺胀胸满，痰声漉漉，咽喉不利；饮热上蒸，则可见烦躁，但头汗出。治以厚朴麻黄汤，散饮降逆，止咳平喘。方中麻黄、厚朴、杏仁宣肺泄满而降喘逆；细辛、半夏配干姜散饮而止咳逆；五味子摄纳上冲之气；石膏清热除烦止汗；小麦养心胃，以扶正气。本方即小青龙加石膏汤去桂、芍、草三味，加厚朴、杏仁、小麦而成。去桂枝者，因无外邪，不须其协同麻黄以

发汗祛邪；去芍药、甘草者，以其酸甘不利于胸满；重用厚朴者，可知本条胸满肺胀较为突出。

【用量用法】

1. 现代用量 厚朴15g，麻黄12g，生石膏30g，杏仁9g，半夏9g，干姜6g，细辛3g，五味子6g，小麦30g。

2. 现代用法 上9味，以水1200ml，先煮小麦，再下余药，煮取300ml，温服100ml，日3次。

【临床应用】

1. 古代应用

治咳而上气，胸满，喉中不利如水鸡声，其脉浮者。(《千金方》)

2. 现代应用

（1）支气管哮喘：孟某，女，24岁，1984年4月10日入院。间断喘憋胸闷近10年，每因生气、着凉后加重。西医诊断为"支气管哮喘"，并予泼尼松治疗，病情相对稳定。昨日因与家人争吵，致病复发，喘憋窒闷，呼吸急促，张口抬肩，大汗淋漓，喉中痰鸣，胸胁胀满，心悸而烦，大便干燥，舌质暗红，苔白腻，脉弦滑略数，听诊两肺满布哮鸣音。证属肺气郁痹，清肃失司，上逆致喘，法宜肃肺开郁，降逆平喘。生石膏、桑白皮、淮小麦各30g，厚朴、紫菀、地龙各15g，炙麻黄、杏仁、半夏、郁金各10g，干姜6g，细辛、五味子各3g。服药6剂，喘止大半，胸闷略畅，汗出止，大便通。原方续进12剂，喘平咳止，胸胁胀闷感消失。上方酌加理气活血之品，加减调理2个月，临床治愈出院，随访至今未发。(何厚夫. 厚朴麻黄汤治疗喘证验案. 四川中医，1989，1：23)

（2）肺心病：何氏以厚朴麻黄汤为基本方，加减治疗30例肺胀患者，所有患者均有"咳、喘、痰、肿"四大症状，即：①咳嗽咯痰多，痰或稀或稠，喉中痰鸣；②喘促气逆，呼出为快，动后尤甚；③胸满憋胀，闷满不适，重则不能平卧；④颜面浮肿，或全身浮胀，口唇爪甲发绀。结果显示，除2例合并肺部广泛性感染加用抗生素外，余均服本方，喘咳痰肿全部消失24例，占80%；四症减轻4例，占13%；四症无缓解为无效2例，占7%，总有效率93%，30例患者服用本方最少3剂，最多16剂。(何长义. 厚朴麻黄汤加减治疗肺胀. 陕西中医函授，1997，6：21-23)

泽漆汤

【歌括】 五两紫参姜白前，三升泽漆法分煎，

桂芩参草同三两，半夏半升涤饮专。

【药物组成】 半夏半升 紫参五两 泽漆三斤（以东流水五斗，煮取一斗五升） 生姜五两 白前五两 甘草 黄芩 人参 桂枝各三两

上九味，㕮咀，内泽漆汁中，煮取五升，温服五合，至夜尽。

【白话解】 泽漆汤由各为五两的紫参、生姜、白前，三升分开煎煮的泽漆，和同为三两的桂枝、黄芩、人参、甘草，以及半升半夏组成，本方涤饮力专效宏。

【功效】 逐水通阳，止咳平喘。

【适应证候】 （咳而）脉沉者。（9）

【方药分析】 本条继上条"咳而脉浮"而来，沉脉为在里而主水，其病机是脾虚不运，水饮内结，饮邪上迫于肺，故见咳喘；饮邪外溢肌表，则见身肿。治以泽漆汤，逐水通阳，止咳平喘。方中泽漆消痰逐水；紫参利大便（据《本经》）以逐水；生姜、半夏、桂枝散水降逆；白前平喘止咳；人参、甘草扶正培脾，标本兼治；黄芩以泄水饮久留之郁热。诸药相配，阳通饮化，诸症即愈。

【用量用法】

1. **现代用量** 泽漆15g，半夏9g，紫参15g，生姜15g，白前15g，黄芩9g，人参9g，桂枝9g，甘草9g。

2. **现代用法** 以水1200ml，先煎泽漆30分钟，再下余药煎之，煎取300ml，温服100ml，日3次。

【临床应用】

现代用法

（1）慢性支气管炎。（黄吉赓.《金匮》泽漆汤在临床的应用. 上海中医药杂志，1983，2：24）

（2）肺心病。（尚炽昌，冀春茹，苗明三. 仲景方药研究应用精鉴. 北京：人民军医出版社，1999：208）

麦门冬汤

【歌括】 火逆原来气上冲，一升半夏七升冬，

参甘二两粳三合，枣十二枚是正宗。

【药物组成】 麦门冬七升　半夏一升　人参二两　甘草二两　粳米三合　大枣十二枚

上六味，以水一斗二升，煮取六升，温服一升，日三夜一服。

【白话解】 由肺胃阴虚引起的虚火咳逆，用一升半夏，七升麦冬，二两人参、甘草，三合粳米，以及十二枚大枣组成的麦门冬汤治疗，方为正宗治法。

【功效】 清养肺胃，止逆下气。

【适应证候】 火逆上气，咽喉不利，止逆下气者。（10）

【方药分析】 肺胃津液耗损，燥火内盛，虚火上炎，肺中燥热而不得滋润，故见咳逆上气，或咳痰黏而少又不爽，脉来虚数等症；阴液虚少，不润咽喉，故咽喉燥痒不利，或咽喉部有异物感，口干欲得凉饮，其舌光红少苔。治以麦门冬汤，清养肺胃，止逆下气。方中重用麦门冬，滋养肺胃之阴液，清降肺胃之虚火；半夏用量极少，仅为麦门冬的七分之一，以降逆开结，而疏通津液流行之道；用人参、粳米、甘草、大枣益气养胃，生津润燥。诸药相配，脾胃健运，津液充足，上承于肺，虚火自敛，咳逆上气等症亦可随之消解。

【用量用法】

1. **现代用量**　麦门冬50g，半夏9g，人参9g，甘草6g，粳米6g，大枣4枚。

2. **现代用法**　上6味，以水1200ml，煮取600ml，温服100ml，昼日3次，夜1次。

【临床应用】

1. **古代应用**

（1）治肺痿，咳唾涎沫不止，咽燥而渴。（《肘后备急方》）

（2）治肺胃气壅，风寒传咽喉。（《圣济总录》）

（3）治老人津液枯槁，食物难下咽似膈症者。（《方函口诀》）

2. **现代应用**

现代临证，本方常用于急、慢性咽喉炎，急、慢性气管炎，肺炎，喘息，百日咳，肺结核，糖尿病，高血压，胃溃疡等疾病而见本方证者。（李文瑞. 金匮要略汤证论治. 北京：中国科学技术出版社，1995：221）

葶苈大枣泻肺汤

【歌括】 喘而不卧肺痈成，口燥胸疼数实呈；

葶苈一丸十二枣，雄军直入夺初萌。

【药物组成】 葶苈（熬令黄色，捣丸如弹子大） 大枣十二枚

上先以水三升，煮枣取二升，去枣，内葶苈，煮取一升，顿服。

【白话解】 肺痈刚刚形成，病人咳喘不得平卧，并伴有口燥、胸疼、脉数有力等症，用一枚弹子大小的葶苈子，和十二枚大枣组成的葶苈大枣泻肺汤来治疗，本方药力峻猛，服后尤如百万雄师长驱直入，将初起的肺痈之邪一举扫荡铲除。

【功效】 开肺逐邪。

【适应证候】 治肺痈，喘不得卧。（11）

【方药分析】 肺痈初期，因风热病邪，浊唾涎沫壅滞肺中，阻碍气机通利，因而喘咳不得平卧，甚则胸中隐隐作痛。病在初期，正盛邪实，乘其痈脓未成之际，治以葶苈大枣泄肺汤，以开肺逐邪，使其一击而去。方中葶苈苦寒滑利，开泄肺气，泻水逐痰；佐以大枣之甘以和药力，缓和药性，使泻不伤正，并有安胃补脾生津的作用。

【用量用法】

1. 现代用量 葶苈子12g，大枣5枚。

2. 现代用法 以水300ml，先煮枣，取200ml，去枣，再下葶苈子，煮取100ml，顿服。或将葶苈子研为细末，每次3～5g，用大枣煎水冲服。

【临床应用】

1. 古代应用

（1）治卒得咳嗽方，熬捣葶苈一两，干枣三枚，水三升，先煮取一升，去枣内葶苈，取五合，大人分三服，小儿则为四服。（《肘后备急方》）

（2）治喘而不得卧，又治一身面目浮肿，咳逆上气，喘鸣息迫者。（《方机》）

2. 现代应用

现代临证，本方常用于渗出性胸膜炎、心包炎、心包积液、肺脓疡、急慢性气管炎、哮喘性气管炎、百日咳、肺源性心脏病心力衰竭、风湿性心脏病心力衰竭、肺气肿等属肺实壅滞，气机被阻，喘息不得平卧者。（李文瑞．金匮要略汤证论治．北京：中国科学技术出版社，1995：226）

桔梗汤

【歌括】 脓如米粥肺须清，毒溃难支药要轻；

甘草二兮桔一两，土金合化得生生。

【药物组成】 桔梗一两　甘草二两

上二味，以水三升，煮取一升，分温再服，则吐脓血也。

【白话解】 肺痈出现咳吐米粥样的脓血，治疗时当清肃肺金。此时，脓毒破溃，邪实正虚，病体难以支撑，用药时药量应当减轻，可用甘草二两、桔梗一两组成的桔梗汤来治疗。二药相合，土金合化，肺金复现生机。

【功效】 排脓解毒。

【适应证候】 咳而胸满，振寒脉数，咽干不渴，时出浊唾腥臭，久久吐脓如米粥者，为肺痈。（12）

【方药分析】 风热邪气，壅滞于肺，肃降失常，故咳而胸满；热毒郁结于里，卫气不行，正邪相争，故振寒脉数；热毒壅于肺之血分，故咽干不渴；热毒蕴蓄日久，腐血为脓而成肺痈，故时出浊唾腥臭，或久久吐脓如米粥样。治以桔梗汤，排脓解毒。方中桔梗开结排脓；甘草清热解毒，补中生肌。甘草倍于桔梗，其力似乎太缓，实为痈脓已成，正伤毒溃之治法，故本方为肺痈之主方。

【用量用法】

1. 现代用量　桔梗3g，甘草6g。

2. 现代用法　上2味，以水600ml，煮取200ml，去滓，分2次温服。

【临床应用】

1. 古代应用

（1）治喉痹。（《肘后备急方》）

（2）治斑已出，时时与之，快咽喉，宽利胸膈咽。（《兰室秘藏》）

（3）痘疮初出咳嗽，至尽未愈者，是肺中余邪未尽也。（《证治准绳》）

2. 现代应用

（1）肺脓疡：施某，男，17岁。患者憎寒发热一周，咳嗽胸闷不畅，吐少量白色黏痰。查血：白细胞24.5×10⁹/L，中性粒细胞0.85。X线胸透并摄片报告为：左下肺脓疡。经住院治疗8天，使用大量抗生素，发热不退。遂邀中医诊治，用桔梗60g，生甘草30g，服药1剂，咳嗽增剧，翌晨吐出大量脓痰，夹有腥臭。原方继进2剂，排出多量脓痰，发热下降。减桔梗为20g，生甘草10g，加南沙参、银花、鱼腥草、生苡仁、栝蒌皮等，服至10余剂，脓尽热退，精神佳，饮食增，胸透复查，脓疡已消散吸收，血象亦正常。（李文瑞. 金匮要略汤证论治. 北京：中国科学技术出版社，1995：233，引自江苏中医杂志，1981，3：35）

（2）急性咽炎：尚炽昌等将406例急性咽炎患者随机分为对照组102例，治疗组304例。对照组给予草珊瑚含片，含化，每次1～2片，日10～20片。治疗组给服复方冬凌草含片（桔梗汤加冬凌草），含化，每次1～2片，日10～20片。结果显示，治疗组痊愈（用药3天内症状减轻，6天内症状及体征消失）201例，显效（用药5天内症状减轻，6天内临床症状及大部分体征症状及部分体征消失）79例，有效20例，无效（用药6天内临床症状及体征无改变）4例，总有效率98.68%。而对照组痊愈15例，显效19例，有效26例，无效42例，总有效率58.8%，两组临床疗效比较有极显著差异，复方冬凌草含片组优于对照组。[尚炽昌，任汉阳，冀春茹，等. 复方冬凌草含片（桔梗汤加冬凌草）治疗急性咽炎临床研究. 河南中医，1995，3：161]

越婢加半夏汤

【歌括】 风水多兮气亦多，水风相搏浪滔滔；

全凭越婢平风水，加夏半升奠巨波。

【药物组成】 麻黄六两　石膏半斤　生姜三两　大枣十五枚　甘草二两　半夏半升

上六味，以水六升，先煮麻黄，去上沫，内诸药，煮取三升，分温三服。

【白话解】 风水壅盛，肺气痹阻，风与水相互搏击，浊浪大有滔天之势，治以越婢加半夏汤。方中凭借越婢汤平息风水，并加半夏半升以平定滔天巨波。

【功效】 宣肺泄热，降逆止喘。

【适应证候】 咳而上气，此为肺胀，其人喘，目如脱状，脉浮大者。（13）

【方药分析】 外感风热，水饮内发，内外合邪，热饮上蒸，填塞肺中，肺气胀满，故咳嗽上气，喘急不得息；喘甚则目睛胀突，有如脱出之状；风热夹饮邪上逆，邪盛于表里，故脉浮大。治以越婢加半夏汤，宣肺泄热，降逆止喘。方中麻黄、生姜攻外宣肺，发越水气；石膏清肺中之热，兼助麻黄发越水气之力；半夏降逆化痰；大枣、甘草健脾补中，调和诸药。

【用量用法】

1. 现代用量 麻黄15g，石膏25g，生姜9g，大枣5枚，甘草6g，半夏9g。

2. 现代用法 上6味，以水600ml，先煮麻黄，去上沫，内诸药，煎取200ml，分2次温服。

【临床应用】

1. 古代应用

（1）本方治越婢汤证而呕逆者。(《方极》)

（2）咳而上气，喘而呕者，越婢半夏汤主之。(《方机》)

2. 现代应用

（1）百日咳：50例百日咳患者，用越婢加半夏汤（麻黄2～5g、生石膏15～30g、制半夏5～8g、甘草、生姜各5g、大枣5枚）辨证加味治疗。疗效观察标准：痊愈：临床症状全部消失，心肺透视和血象化验均恢复正常。好转：咳嗽和其他症状基本消除，化验正常，胸透见肺纹理增粗。无效：连续服药5天，一切症状不减者。结果：治愈43例，好转4例，无效3例，治愈率86%，总有效率94%。[顾为政. 越婢加半夏汤治疗百日咳50例. 江苏中医，1995，16（1）：15]

（2）哮喘：熊某，女，28岁。素有哮喘病史，遇寒即发，不药自愈。1959年夏，旧恙复作，初起曾注射麻黄碱无效，改为中医治疗。诊得脉象浮数，头痛，发热恶寒，微汗出，口干不渴，舌苔黄燥，喉鸣如锯，声达户外，胸痛气逆，难以名状，不得平卧已五昼夜。予曰：此外感风寒，内蕴暑热，肺为华盖，首当其冲，内外合邪，引动宿疾，遂一发莫制耳。法当清里解表，涤痰降逆。为疏方越婢加半夏汤：净麻黄4.5g，生石膏9g，粉甘草3g，生姜3g，红枣4枚，半夏6g，海浮石9g。服一剂，寒热退，喘平，能着枕，再剂恢复正常。（李文瑞. 金匮要略汤证论治. 北京：中国科学技术出版社，1995：237，引自江西医药，1964，4：193）

小青龙加石膏汤

【歌括】 小龙分两照原方，二两膏加仔细详，

水饮得温平可散，欲除烦躁藉辛凉。

【药物组成】 麻黄　芍药　桂枝　细辛　甘草　干姜各三两　五味子　半夏各半升　石膏二两

上九味，以水一斗，先煮麻黄，去上沫，内诸药，煮取三升。强人服一升，羸者减之，日三服，小儿服四合。

【白话解】 小青龙加石膏汤是在原方小青龙汤分量不变的基础上，加上石膏二两组成的。此处加用石膏的原因要仔细推求。水饮属于阴邪，用温药治疗方可消散，但要消除因郁热而生的烦躁，还得借助辛凉的石膏。

【功效】 解表化饮，清热除烦。

【适应证候】 肺胀，咳而上气，烦躁而喘，脉浮者，心下有水。（14）

【方药分析】 心下素有水饮宿疾，复感风寒，外邪束表，故脉浮；外寒内饮犯肺，气机壅塞不利，故咳嗽上气而喘；饮邪郁久化热，故烦躁。治以小青龙加石膏汤，解表化饮，清热除烦。方中麻黄、桂枝发汗解表，宣肺平喘；半夏、干姜、细辛温化水饮，散寒降逆；芍药、五味子收敛逆气，以防发汗宣散太过；甘草培土制水，调和诸药；石膏清热除烦，配麻黄发越水气。本方介于越婢汤、大青龙汤之间，外散寒饮，内清烦热，寒热并进，两不相碍。

【用量用法】

1. 现代用量　麻黄9g，桂枝9g，芍药9g，干姜9g，细辛3g，半夏9g，五味子6g，生石膏9g，甘草6g。

2. 现代用法　上9味，以水1000ml，先煮麻黄，去上沫，内诸药，煮取300ml。强人服100ml，弱者减之，日3服；小儿服40ml。

【临床应用】

古代应用

咳而上气肺胀，其脉浮，心下有水气，胁下痛引缺盆，设若有热者，必燥，其常倚状，小青龙加石膏汤主之。(《备急千金要方》)

附　方

《外台》炙甘草汤（见血痹虚劳篇）

《千金》甘草汤（别名温液汤）

【歌括】　甘草名汤咽痛求，方效二两不多收。

　　　　　　后人只认中焦药，谁识少阴主治优。

【药物组成】　甘草二两　生用

上一味，以水三升，煮取一升半，去滓。温服七合，日二服。

【白话解】　甘草汤是治疗咽喉疼痛的名方，方中只用生甘草二两即可。后人仅仅知道甘草为补益中焦之品，有谁更能认识到甘草尚能主治少阴咽痛且功有良效。

【功效】　清热泻火，解毒缓痛。

【适应证候】　肺痿，涎唾多出血，心中温温液液；少阴病，咽痛，脉细者。

【方药分析】　本方证为凉燥肺痿；少阴客热咽痛之证治。肺痿，由于凉燥之气伤于肺，肺叶枯萎，不能敷布津液，故涎唾多。因肺痿而致津液不能流布，制化为痰涎，积于膻中，故心中温温液液（泛泛欲吐）。本方论之少阴咽痛，非虚火上炎，而是少阳阴中伏火，循经上犯，使咽喉痛不休。方中只一味甘草，健脾消饮，生津润燥，清肺胃虚热，解毒扶正，故可治疗肺痿。

【用量用法】

1. **现代用量**　生甘草6g。

2. **现代用法**　上1味，以水400ml，煮取200ml，去滓，每次温服100ml，每日服2次。

3. **注意事项**　若为实热壅盛者，不宜单用。

【临床应用】

1. 古代应用

（1）治肺痿咳嗽，吐涎沫，心中温温烦躁而不渴者。（《肘后方》）

（2）治小儿撮口发噤，用生甘草钱半，水一盏煎六分，温服令吐痰

涎后，以乳汁滴儿口中。(《玉函经》)

（3）治热毒肿，又治舌辛肿起，满满塞喉，气息不通，顷刻杀人。(《圣济总录》)

（4）治小儿遗尿，大甘草头，煎汤，夜夜服之。(《危氏得效方》)

（5）解药毒，蛊毒、虫蛇诸毒。(《得效方》)

（6）甘草膏为国老膏，能治一切痈疽，服之能消肿逐毒。(《锦囊秘录》)

2. 现代应用

（1）少阴咽痛：昔在山东时，曾治一患者，咽喉痛如刀刺，曾用西药未效。细察咽喉，局部不红不肿，诊断为少阴咽病。病由少阴经气不能舒展所致，予服《伤寒论》甘草汤，生炙甘草并用，以舒其痉挛，服后二日，其痛若失。(岳美中医话集. 北京：中医古籍出版社, 1981)

（2）毒蕈中毒：苏某，男，42岁，炒食山上野蕈约250g。5小时后出现腹痛，恶心头晕出冷汗，全身无力，呕吐。取甘草10g，浓煎。诸症逐渐消失而痊愈。(新中医, 1978, 1：36)

（3）木薯中毒：3岁小孩，吃木薯丸后2小时，发生腹胀泄泻，气喘、昏迷。即用生甘草30g煎汤3次服。服后症状消失。(福建中医药, 1965, 4：44)

（4）胃溃疡：一中年妇女，腹胀，剑突下作痛，反酸已3年，呈发作性，每于精神紧张或不愉快时明显加重，面色不华，腹胀，剑突下压痛存在，未触及包块，肝脾不大。上消化道钡透证实为胃溃疡且轻度胃下垂。服甘草汤12剂，诸症消失。(古方今鉴. 西安：陕西科学出版社, 1985）

《千金》生姜甘草汤

【歌括】 肺痿唾涎咽燥殃，甘须四两五生姜，

枣枚十二参三两，补土生津润肺肠。

【药物组成】 生姜五两　人参三两　甘草四两　大枣十五枚

上四味，以水七升，煮三升，分温三服。

【白话解】 由于肺痿之病造成的咳唾白色黏沫痰，伴有咽干口渴，干咳发热等症，可用《备急千金要方》生姜甘草汤治疗，方用甘草四两，生姜五两，大枣十二枚，人参三两，以水煎服，有补土

生津，润肠通便，滋阴养肺之功效。

【功效】 补脾益气，化痰止咳。

【适应证候】 治肺痿咳唾涎沫不止，咽燥而渴。

【方药分析】 方中用辛温的生姜宣气行滞以化涎沫，降逆下气以止咳唾，配伍甘寒的甘草清热生津益气，使生姜温而不燥。并用人参加强益气生津之功，再取大枣培土和中以助生化之源，本方实寓培土生金之意。诸药合用，使肺气复，津液生，则肺痿可愈。

【用量用法】

1. **现代用量** 生姜10g，人参10g，甘草6g，大枣5枚。

2. **现代用法** 用水500ml，煮取200ml，早晚饭后半小时各服100ml。

3. **注意事项** 本方药性温燥，剂量较大，临证属虚寒性肺痿咳唾宜用，若属阴虚火旺型则宜适当配伍滋阴药物方可。

【临床应用】

古代应用

即炙甘草汤之变方也。甘草、人参、大枣扶脾胃而生津液，以生姜辛润宣行滞气，俾胃中津液，溉灌于肺，则泽槁回枯，不致肺热叶焦，为治肺痿之良法也。（《金匮要略编注》）

《千金》桂枝去芍药加皂角汤

【歌括】 桂枝去芍本消阴[①]，痰饮夹邪[②]迫肺金；

　　　　一个皂驱粘腻浊，桂枝运气[③]是良箴。

【药物组成】 桂枝 生姜各三两 甘草二两 大枣十二枚 皂荚一枚，去皮、子，炙焦

上五味，以水七升，微火煮取三升，分温三服。

【注释】 ①消阴：指桂枝汤去芍药后，其余药药性均属辛温，可以温阳行气，消除水饮及寒邪。

②夹邪：肺本有痰饮，又因外感寒邪诱发，故云夹邪。

③运气：指桂枝汤温阳行气，温胃散寒之功。

【白话解】 用桂枝去芍药汤原方可以温阳行气，祛除寒邪痰饮上壅肺气；再用一个皂角可专攻黏腻痰浊，自然可以达到助阳益胃之功，此方可谓治寒痰浊邪者之范例。

【功效】 温阳行气，消除顽痰。

【适应证候】 肺痿吐涎沫。

【方药分析】 本方取桂枝汤去掉酸敛微寒的芍药，以免对肺气虚寒，痰涎壅聚不利，余药辛甘而温以振奋肺之阳气；且生姜并能宣行滞气，以化痰涎，降逆气。尤妙在加用皂荚"利涎通窍，不令涎沫壅遏肺气"。本方实为补中兼攻之剂，对于肺气虚寒当温补，痰涎壅遏宜涤除者颇为适宜。

【用量用法】

1. **现代用量** 桂枝10g，生姜6g，甘草6g，大枣5枚，炙皂角片6g。

2. **现代用法** 用水500ml，煮取200ml，早晚饭后半小时各服100ml。

3. **注意事项** 皂角有小毒，用量过大可引起恶心、呕吐、腹泻。而且本品辛散走窜利窍，孕妇及气阴两虚者均不宜用。

【临床应用】

古代应用

（1）治桂枝去芍药汤而吐浊唾涎沫者。（《方极》）

（2）治小儿滞颐（痰溃于颐下），其甚者为鼻渊，为风涎潮，而口鼻间及腮赤者。（《类聚方集览》）

《外台》桔梗白散

【歌括】 巴豆熬来研似脂，只须一分守成规，
更加桔贝均三分，寒实结胸细辨医。

【药物组成】 桔梗三分 巴豆一分，去皮心，熬黑研如脂 贝母三分

上三味为散，强人饮服半钱匕，羸者减之。病在膈上者吐脓血，膈下者泻出，若下多不止，饮冷水一杯则定。

【白话解】 白散方用巴豆一分，熬黑研如脂，更用桔梗、贝母各三分，三味同为散，主治寒实结胸证。

【功效】 温寒逐水，除痰破结。

【适应证候】

（1）治咳而胸满，振寒脉数，咽干不渴，时出浊唾腥臭，久久吐脓如米粥者，为肺痈。

（2）因寒邪与痰水相结胸膈而成的寒实结胸证，症见心下或胸胁部位硬满而痛，咳喘气逆，畏寒喜暖，无热证者。（《伤寒论》）

【方药分析】 白散为《伤寒论》治疗寒实结胸证的主方。寒实结胸是相对应于热实结胸而言，"寒实"是指寒水等有形实邪，结胸是指以心下胸膈部位疼痛为主要症状的病证而言。寒实结胸即因寒邪与痰饮结聚于胸膈之位而成的结胸证。本证以结胸命名，则当见胸胁下或心下硬满而痛，甚则可连及少腹。原文中指出，本证"无热证"，即无发热、烦渴、大便燥结、苔黄燥等热证，这是辨证的重要依据。由于是寒水痰饮之邪结聚于胸膈而使气机阻结，所以用白散温寒逐饮，除痰破结。本方由桔梗、贝母、巴豆三物组成，因其药色皆白，故名白散。又由于药有三味，故也称三物白散。方中用辛热大毒之巴豆，攻逐寒水，泻下冷结，作用十分峻猛，正如《本草汇言》中所说"性甚刚猛，攻关拔固，攻过牵黄，摧滞逐实，力浮硝戟"，故为方中主药。更用贝母化痰解郁而开结，桔梗开提肺气，既可利肺散结而去痰，又可载药上行，使药力作用于上。三药相合，可将寒水痰饮一举排出体外。方后注云："病在膈上必吐，病在膈下必利。"这是服药后的反应。因本方属温下寒实之剂，故欲加强其泻下作用，可进服热粥，以促进药效的发挥；如下利太过，又可进食冷粥，以抑制其泻下作用。因其药性峻猛，故用白饮和服，既能保养胃气，又能监制巴豆之毒性。因其药性峻猛，故又有因人体质强弱而增减药量之法，以免药过而伤正。

结胸有热实与寒实之分。热实结胸病性属阳热实证，病机是热与痰水相结；寒实结胸病性为阴寒实证，病机是寒与痰水相结。二者的证候同中有异。热实者，症见心下痛，按之石硬，甚则从心下至少腹硬满疼痛而手不可近，或见项强如柔痓，脉见沉紧；寒实者，症见类似热实结胸证之胸胁心下硬满疼痛的症状，但无热象，常有畏寒喜暖、咳喘气逆、短气等症。前者治当泻热逐水，用大陷胸汤；后者治当温下寒实，用桔梗白散。

【用量用法】

1. 现代用量 巴豆5g，桔梗15g，贝母15g。

2. 现代用法 将巴豆去皮心，炒黑，去尽油，研如脂备用。另将桔梗、贝母捣为散，加入巴豆，在容器中研均匀。应用时取制成的散剂约1g，以白米汤和服。

3. 注意事项 体质壮盛者服1~1.5g，体质弱者服0.5~0.75g。本药服后，病在膈上者，必吐，病在膈下者必下利。一般服药后均有剧烈的呕吐与下利。如服药后不下利者，可服热粥一杯，以促进药效发挥。如服药后下利不止者，可服冷粥一杯，有止利的作用。

【临床应用】

1. 古代应用

太阴腹满时痛，误下之，胸下结硬，而成寒实结胸，无热证者，与三白小陷胸汤（即本方）。邵评：腹满时痛，太阴寒邪，误与寒药下之，寒邪与寒药相结，成寒实结胸，与热实结胸不同，故用温通一法。（《伤寒指掌》）

2. 现代应用

（1）肺痈：王氏用本方治疗肺痈5例（包括初晚期不同的病例，都是用葶苈汤、葶苈大枣泻肺汤、桔梗汤、泻白散以及青霉素治疗多日而不效者，取得满意疗效。一般下午服药，至晚上泻下数十次，服冷粥一碗而泻止，次日热退，胸畅，咳减痰消，继以肃肺化痰收功。（王焕庭. 桔梗白散治疗肺痈的经验. 中医杂志，1955，4：55）

（2）白喉：杨氏用本方合《本事方》雄黄解毒丸加黄连，命名为利喉散，治疗白喉呼吸梗阻101例，痊愈82例，未愈19例做气管切开，治愈率为81.1%。（杨少仙. 利喉散治疗由白喉引起的喉阻塞. 江苏中医，1959，11：21）

南京市传染病院、福建省中医研究所、长沙市传染病院均用上方加减治疗白喉呼吸梗阻而取效。日人大冢敬节亦谓：治白喉本方剥离伪膜之效果显著，顿服用之，约5分钟即可咯出气管形之伪膜，唯此方乃巴豆之配伍剂，故服用后30分钟引起剧烈腹泻，虚证者不可用。（张志民. 伤寒论方运用法. 杭州：浙江科学技术出版社，1985：172）

（3）寒实结胸：王氏以此方治疗一寒实结胸病人而取效。治用三物白散1.5g，每日2次，服药第一次后腹泻4次，次日服用2次后，便中夹有痰涎样白冻6次，症状减轻。第3日又服2次，又泻下多次。后以六君子汤调理而痊愈。（王治强，等. 三物白散治疗寒实结胸11例. 中医杂志，1982，7：7）

（4）寒痰食结：张志民曾治一男性患者，治以三物白散加麻黄，以三药煎送巴豆霜0.1g。药后半小时，即涌吐痰涎食物残渣，1小时后开始肠鸣腹痛，随之泻下痰水粪便。吐泻后诉头晕减，神清，胸腹宽舒，手转温。次日以桂枝人参汤调理而愈。（张志民. 伤寒论方运用法. 杭州：浙江科学

技术出版社，1985：172）

千金苇茎汤

【歌括】 胸中甲错①肺痈成，烦满咳痰数实②呈，

苡瓣半升桃五十，方中先煮二升茎。

【药物组成】 苇茎二升　薏苡仁半升　桃仁五十粒　瓜瓣半升

上四味，以水一斗，先煮苇茎得五升，去滓，内诸药煮取二升，服一升。再服，当吐如脓。

【注释】

①甲错：皮肤粗糙如鳞甲状。

②数实：指烦满、发热、咳脓痰等多种实证。

【白话解】 病人胸中烦满咳唾腥臭脓痰各种属实热征象，是肺痈成脓期，当用《备急千金要方》苇茎汤治疗。方中有薏苡仁、瓜瓣半升，桃仁五十个，苇茎二升，煎服时先煮苇茎，后下诸药。

【功效】 清热化痰，逐瘀排脓。

【适应证候】 咳有微热烦满，胸中甲错之肺痈。

【方药分析】 本方为痰热瘀血郁结之肺痈证治。肺为热灼，气机清肃失调，则咳而有微热；痰热瘀血郁结则成痈，血败而化脓，故咯吐臭痰脓血；肺中成痈蓄脓，肺气膹满，则烦满，胸中隐隐作痛；郁热凝滞在肺，肌肤失荣则胸中甲错（皮肤粗糙如鳞甲者）；风伤皮毛，热伤血脉，风舍于肺，热伤于血，热入血分，故口干咽燥；苔黄，舌红，脉滑数，皆因肺有痰热之故。综上所述，本方证乃风热邪毒入肺，痰热内结，内外合邪所致之肺痈，故治宜清热化痰，逐瘀排脓为法。方中苇茎清肺生津，泄热滑痰；薏苡仁甘淡微寒，上清肺热而排脓，下利肠胃而渗湿，桃仁活血祛瘀，泻血分之热毒；冬瓜仁消痈祛脓，且有醒脾涤痰之功。四味相伍，并奏清热化痰，逐瘀排脓之功。

【用量用法】

1. **现代用量** 苇茎20g，薏苡仁30g，桃仁15g，冬瓜子15g。

2. **现代用法** 用水800ml，先煮苇茎，沸后10分钟左右，再下其他药，煮取300ml，早晚饭后半小时各服100ml。

3. **注意事项** 本方适宜肺痈成脓期，明显咳吐腥臭脓痰者，其余病期

需加减化裁使用。方中瓜瓣历来有争议，但据临床证实，以冬瓜子为好用。

【临床应用】

1. 古代应用

此方平淡，而有意外之效。以微热与胸中甲错为目的，胸中甲错者，有蓄血故也，即无蓄血，亦宜有咯血之候。(《方函口诀》)

2. 现代应用

（1）治疗肺炎：严氏等用本方加味治疗大叶性肺炎30例，结果：痊愈26例，好转4例。方药组成：干芦根60～120g，生米仁、冬瓜仁各30g，桃仁3～6g。并随症加味：血痰多者，加茅根、侧柏叶；邪热炽盛，加银花、连翘，或鱼腥草注射液肌注；胸痛，加郁金、橘络；咳嗽痰多，加苦杏仁、浙贝；便秘加大黄。［严守正，等. 千金苇茎汤加味治疗大叶性肺炎30例. 福建中医药，1984（4）：11］

（2）治疗肺痈：据报道用本方加味治疗肺痈16例。结果：治愈13例，好转2例，无效1例，有效率为93.75%，治愈率为81.2%。治疗方法：初中期用苇茎汤加清热解毒药；晚期加养阴益肺药。［田中峰. 苇茎汤治疗肺痈16例疗效观察. 实用中医内科杂志，1989（1）：37］

（3）治疗百日咳：王氏以本方加百部、川贝、枇杷叶等，治疗17例百日咳，皆获愈。李氏亦用本方治疗百日咳75例，均服4～8剂痊愈。［王耀华. 加味千金苇茎汤治疗17例百日咳的疗效观察. 江西医药杂志，1966（1）：43；李经通. 加味千金苇茎汤治疗百日咳75例. 河北中医，1985（2）：44］

奔豚气病方

奔豚汤

【歌括】 气冲腹痛号奔豚[①]，四两夏姜五葛根。

　　　　　归芎芍芩甘二两，李皮须到一升论。

【药物组成】 甘草　川芎　当归各二两　半夏四两　黄芩二两　生姜四两　芍药二两　生葛五两　甘李根白皮[②]一升

　　　　上九味，以水二斗，煮取五升，温服一升，日三夜一服。

【注释】 ①奔豚：病名，指气从少腹上冲胸脘、咽喉的一种发作性疾病。因气冲而急，似豚之奔跑，故称奔豚。发作时患者痛苦欲死，过后又如常人，是临床特征。

②甘李根白皮：即李树根的白皮。《别录》记载："李根皮大寒，主消渴，止心逆烦，奔豚气。"

【白话解】 奔豚病证，见腹痛，有气从少腹上冲，用奔豚汤治疗。方用半夏四两，生姜四两，葛根五两，当归、芍药、川芎、黄芩、甘草各二两，李根白皮要用一升。

【功效】 养血平肝，和胃降逆。

【适应证候】 奔豚气上冲胸，腹痛，往来寒热。（2）

【方药分析】 本证为肝郁奔豚。病由惊恐，情志不畅，肝郁化热，随冲气上逆。肝气郁滞，血行不畅，不通则痛，故见腹部疼痛。肝胆互为表里，肝郁则少阳之气亦不和，所以往来寒热。治则应为养血平肝，降逆平冲。方中李根白皮为主药，要重用，以平肝之冲逆；葛根、黄芩清热平肝；芍药、甘草缓急止痛；当归、川芎、芍药养血调肝。九味药物相合，清肝热，和肝气，平冲逆。

【用量用法】

1. 现代用量 李根白皮30g，川芎6g，当归6g，芍药6g，半夏12g，黄芩6g，生葛15g，甘草6g，生姜12g。

2. 现代用法 以水2000ml，煮取500ml，每次服100ml，温服，日3次，夜一次。

【临床应用】

1. 古代应用

本方加川楝子、茯苓、橘核、荔枝子、小茴香、木香，治下焦有寒，肝气夹寒上逆的奔豚气。（《医学心悟》）

2. 现代应用

（1）奔豚气：男性中年患者，有慢性活动性肝炎病史10年，平素性情急躁易怒。近日因工作不顺，心情不好，晨起如厕，起身突觉视物模糊，随后昏仆不省人事。经医院抢救后苏醒，但自觉腹部胀气不适，似一物自下腹上冲至咽，循环往复，纳呆，肠鸣，舌淡苔薄黄，脉弦细。诊为胃肠神经官能症。予川芎10g，半夏9g，黄芩9g，当归10g，白芍15g，生葛根12g，甘草6g，李根白皮30g，生姜5片。5剂后明显好转，继原方10剂，诸症悉除。［曹汉明．奔豚汤验案2则．新中医，1995，27

（12）：16～17］

（2）肠易激综合征：陈氏报道，以奔豚汤加减治疗肠易激综合征。方用葛根15g，黄芩10g，白芍24g，川芎10g，当归12g，干姜3g，半夏10g，李根皮15g，党参24g，白术10g，炙甘草6g。腹痛甚者加元胡、乌药；腹胀甚加木香、枳壳；完谷不化，消化不良加神曲、山楂；脾肾虚亏合四神丸；湿热之象明显者加黄连；反复发作不愈加乌梅、诃子。同时配合温灸足三里、神阙、天枢穴。共治疗40例，症状消失，大便成形，一日1～2次，共19例。症状消失，大便偶有黏液，次数接近正常15例。部分症状减轻4例，无效2例。［陈肖琼. 奔豚汤治疗肠易激综合征40例. 福建中医药，1996，27（2）：27］

（3）梅核气：某女中年，长期以来自觉咽喉阻塞，眩晕耳鸣，嗳气，月经色暗黑，舌质淡红苔根微黄腻，脉弦细。拟疏肝降逆，佐以甘缓安神。处方：葛根15g，黄芩10g，白芍10g，川芎6g，当归4g，李根皮15g，小麦30g，大枣3枚，炙甘草6g。6剂后异物感消失，上方去小麦、大枣，加入瓜蒌仁20g，继服6剂，诸症悉除。［俞宜年. 俞长荣教授应用奔豚汤的经验. 福建中医学院学报，1997，7（2）：7］

（4）经行呕吐：患者病已半年，用维生素B等治疗无效。症见经色淡有块，腹胀痛，痛则欲呕，脘痞呃逆，口苦咽干，大便稍干，溺微黄，舌淡苔薄黄，脉细数。辨证为血虚有热，胃气不和。治宜滋养营血，和胃降逆。进本方2剂，呕吐基本消失，腹痛除，胃脘仍胀，方加枳实4剂，诸症皆除。随访4个月，经水正常，呕吐再未发作。（谢世平. 金匮方应用及研究. 郑州：河南科学技术出版社，1994：189）

（5）失眠：鄢某，女，中学生。1988年11月初诊。该生向来成绩优异，性格内向好胜。因一次考试失误而耿耿于怀，开始失眠，心悸易惊，烦躁胸闷，健忘，小便黄，便干结而少，舌红苔黄，脉细数。辨证为肝郁化火，气上冲逆。处方：李根皮15g，葛根15g，黄芩10g，白芍10g，川芎6g，当归6g，炙甘草5g，柴胡10g，百合15g，半夏10g。服7剂后情志舒畅，睡眠好转。上方去柴胡，加知母、麦冬、瓜蒌仁，连服28剂，诸症悉除，如愿升学。［俞宜年. 俞长荣教授应用奔豚汤的经验. 福建中医学院学报，1997，7（2）：7］

桂枝加桂汤

【歌括】 气从脐逆号奔豚，汗为烧针启病源。

只取桂枝汤本味，再加二两桂枝论。

【药物组成】 桂枝五两　芍药三两　生姜三两　大枣十二枚　甘草二两，炙

上五味，以水七升，微火煮取三升，去滓，温服一升。

【白话解】 奔豚汤证见有气从脐下少腹上冲，病源于太阳伤寒，发汗不解，又用烧针再发汗，汗出过多而阳气过度发散而导致。方用桂枝汤原方，只须加重桂枝的用量，即再加入二两桂枝治之。

【功效】 调达营卫，平冲降逆。

【适应证候】 发汗后，烧针令其汗，针处被寒，核起而赤者，必发奔豚，气从少腹上至心。（3）

【方药分析】 本证因发汗后不解，又用烧针使病人出汗，导致汗出过多而阳气受伤，寒邪趁机从针处侵入，阴寒内盛，上凌于心，故气从少腹上冲直至心下。其病机与心肾两经有关，当内外并治，外用灸法，温经散寒邪；内服桂枝加桂汤调营卫，平冲逆。方中重用桂枝，温通心阳，平冲逆之气；芍药、甘草缓急而止痛；生姜、大枣和胃。诸药相协，温阳驱寒，调和营卫，平冲降逆。

按：本方"加桂"存在两种说法：一说加桂枝振奋心阳，固护卫表，平降冲逆；另一说加肉桂，认为肉桂味厚下行，善驱下焦之积寒，纳气归肾。临证时，可以根据病证、病机的不同，灵活运用。

【用量用法】

1. **现代用量**　桂枝15g，白芍9g，生姜9g，大枣5枚，炙甘草6g。

2. **现代用法**　以水1000ml，煮取500ml，去滓，温服250ml。

【临床应用】

1. **古代应用**

治桂枝汤证，而上冲剧者。（《类聚方广义》）

2. **现代应用**

（1）奔豚气：刘某，中年男性。1994年10月就诊。3个月前无明显诱因出现有气流自少腹而上冲动，冲至心胸的感觉。胸闷，呼吸不利，心悸动，持续1分钟左右，气流下行脐下部位，症状消失，舌淡苔白滑，脉

沉细无力。予桂枝15g，白芍9g，生姜3片，大枣5枚，炙甘草6g，水煎温服，4剂后诸症均除。再服2剂巩固疗效。随访1年未发。[穆希荣．桂枝加桂汤治愈奔豚气1例．甘肃中医，1997，10（4）：23]

（2）顽固性头痛：中年女教师，1993年10月初诊。头痛6年余，近期加重，头内空空感，情绪欠佳，眠差，头面四肢微肿，心悸，大便日2～3次，舌淡苔白，舌下有瘀斑点，脉沉微弦。西医检查各项未见异常。诊断为神经性头痛，更年期综合征。病人告之：曾在针灸治疗刺神阙部位时感寒冷，遂气短头晕，针眼周围出现红色丘疹，后停止针灸治疗。中医辨为阳虚头痛。用桂枝15g，白芍12g，生姜5片，大枣6枚，炙甘草6g。3剂后头痛大减，精神好转。上方加川芎10g，鹿角胶10g，再服6剂，诸症霍然。[唐绍新．桂枝加桂汤治愈顽固性头痛．国医论坛，1996，11（4）：12]

（3）梅尼埃病：谢某，20岁。经常头晕耳鸣，每日发作2～3次，发作时天旋地转，恶心呕吐，不思食，西医诊断为"梅尼埃病"。曾服中药温胆汤无明显好转。按其脉虚缓无力，舌淡苔白，血压90/60mmHg。处方：桂枝45g，白芍15g，生姜6g，大枣20g，炙甘草10g，3剂后头晕减轻。每日只发1次，又上方改桂枝30g，白芍15g，生姜6g，吴茱萸10g，大枣15g，炙甘草10g。3剂后诸症全除，后用补中益气丸去升麻加肉桂调理。[江怀筹．桂枝加桂汤的临床应用．河北中医，1998，20（2）：115]

茯苓桂枝甘草大枣汤

【歌括】 八两茯苓四两桂，炙甘二两悸堪治。

枣推十五扶中土，煮取甘澜两度施。

【药物组成】 茯苓半斤　桂枝四两　甘草二两，炙　大枣十五枚

上四味，以甘澜水①一斗，先煮茯苓，减二升，内诸药，煮取三升，去滓，温服一升。甘澜水制法，取水二升，置大盆内，以杓扬之，水上有珠子五漏千颗相逐，取用之。

【注释】　①甘澜水：《玉函经》作"甘烂水"，又名劳水。以"其速诸药下行"，即"动则其性属阳，扬则其势下走"，故性行而不滞。

【白话解】　由水饮作奔豚之证，用茯苓桂枝甘草大枣汤治疗。方中茯苓八两，桂枝四两，炙甘草二两，三药相合脐下动悸可治，

大枣十五枚扶中焦培土制水，用甘澜水分二次煮。

【功效】 通阳降逆，培中制水。

【适应证候】 发汗后，其人脐下悸者，欲作奔豚，茯苓桂枝甘草大枣汤主之。

【方药分析】 病人下焦素有水饮停留，气化不利，加上发汗过多，心阳被伤，而致水饮内动，故脐下动悸，有发作奔豚的趋势。治以茯苓桂枝甘草大枣汤通阳降逆，培中制水。方中茯苓利水除饮；桂枝温通心阳，化气行水，平冲降逆；炙甘草、大枣扶助中焦，培土制水；甘澜水性行不滞，且不会助水邪，同时茯苓、桂枝合用能交通心肾，以治悸动。

【用量用法】

1. 现代用量 茯苓24g，炙甘草6g，桂枝9g，大枣12枚。

2. 现代用法 用甘澜水2000ml，先煎茯苓减400ml，再放余药，煮取600ml，去药滓，分3次温服。

【临床应用】

1. 古代应用

治脐下悸者，欲作奔豚，按之腹痛冲胸者，累用累验。(《证治验要》)

2. 现代应用

（1）过敏性大肠综合征：某女，54岁。反复腹痛，腹鸣，心下痞硬，胃部振水声，伴咳嗽，颜面浮肿，自汗，喘鸣。西医诊断为过敏性大肠综合征，支气管哮喘，慢性支气管炎。就诊时自诉从心下有气上冲至咽喉，胸部发热，脐上下悸动，咳喘，小腿浮肿，脉沉细弱，舌有齿痕，苔白润。予苓桂草枣汤。腹痛、咳嗽改善。[紫原直刺. 日本东洋医学杂志，1994，44（4）：21-26]

（2）眩晕：金氏用本方加夏枯花、钩藤治疗痰饮眩晕效果显著。金氏认为本方配伍夏枯花、钩藤与半夏白术天麻汤方异义同，一为健脾利水，一为平肝息风，两者对耳源性眩晕均有良效。然桂枝与夏枯花配伍利尿明显，其助茯苓化湿利水，不亚于苓术同用，认为增加尿量是治疗本病的重要方法，与"有微饮者，从小便也"之说甚为合拍。（金维. 金慎之老中医治疗痰饮眩晕用药经验的探讨. 浙江中医杂志，1981，5：216）

胸痹心痛短气方

栝蒌薤白白酒汤

【歌括】 胸为阳位似天空，阴气弥沦痹不通；

薤白半升蒌一个，七升白酒①奏奇功。

【药物组成】 栝蒌实一枚（捣） 薤白半斤 白酒七升

上三味，同煮，取二升，分温再服。

【注释】 ①白酒：《金匮要略语译》谓："米酒初熟者，称为白酒"。据考汉时米酒，系以粳米或糯米未加药曲所酿的酒，与《本草纲目》所载用药曲所酿的米酒不同。历代医家在临床运用时，有用高粱酒、绍兴酒或米醋的，由于它们均有温通上焦阳气的作用，对胸痹病都可收到一定的疗效，故可依据病人的具体情况，斟酌选用。

【白话解】 胸位属阳好似天空，阴气弥漫胸中，阳气闭阻不通，从而导致胸痹的发生。此时当用半升薤白，一枚栝蒌实，以及七升白酒组成的栝蒌薤白白酒汤来治疗。方中加入能通阳宣痹的白酒，定会收到意想不到的疗效。

【功效】 通阳散结，豁痰下气。

【适应证候】 胸痹之病，喘息咳唾，胸背痛，短气，寸口脉沉而迟，关上小紧数。（3）

【方药分析】 "喘息、咳唾、胸背痛、短气"是胸痹的典型证候。由于胸阳不振，饮邪上乘，阳虚邪闭，胸背气机闭阻不通，故胸背疼痛、短气；气闭胸中，肺失肃降则喘息咳唾。胸痹诸症之中当以胸背痛、短气为辨证要点，而喘息咳唾一症也可见于肺痈、肺胀等疾病中。"寸口脉沉而迟，关上小紧数"一句是借脉象阐述胸痹病机。"寸口脉沉而迟"，为上焦阳虚，胸阳不振之征；"关上小紧数"者，即关脉弦之意，主中焦停饮，阴寒内盛。可见，本条所述胸痹病机当属上焦阳气不足，中焦寒饮内盛，饮邪上乘，痹阻胸阳，与"阳微阴弦"之旨相同。治以栝蒌薤白白酒汤，通阳散结，豁痰下气。方中栝蒌甘寒滑润，宽胸涤痰；薤白辛温通阳，疏滞散结，豁痰下气；白酒通阳宣痹，载药上行。诸药同用，使饮邪得去，阳气宣通，则胸痹诸症自除。

【用量用法】

1. **现代用量**　全瓜蒌15～30g，薤白9g，白酒30～60ml。

2. **现代用法**　上3味，以水600ml，煎取200ml，分2次温服。

3. **注意事项**　白酒，古今醇度不同，汉时白酒应为米酒，现代临床多用高粱酒或绍兴黄酒代之，较汉时米酒，醇度甚高，其通阳之力也为之倍增，故用量宜小，临床上一般用一小杯或30～60ml，与水同煎，切不可误认为书中白酒就是现代白酒而大量用之。

【临床应用】

1. **古代应用**

本方治胸背痛，喘息咳唾者。(《方极》)

2. **现代应用**

现代临证，本方常用于冠心病、心绞痛、肋间神经痛、气管炎、胃神经痛等疾病而见本方证者。

栝蒌薤白半夏汤

【歌括】　胸背牵疼不卧[①]时，半升半夏一蒌施，

　　　　　　薤因性湿惟三两，斗酒同煎涤饮奇。

【药物组成】　栝蒌实一枚，捣薤白三两半夏半升白酒一斗

上四味，同煮，取三升[②]，温服一升，日三服。

【注释】　①不卧：指不能平卧。

②三升：《金匮要略》原文为"取四升"，此取三升意在增加药物浓度。

【白话解】　胸痹病证，见到心胸和后背相互牵引疼痛，难以平卧的症状时，用栝蒌薤白半夏汤治疗。方用半夏半升，栝蒌实一枚，因痰湿较重，阴邪上乘，薤白辛温升散，多则不利降逆，且白酒已增量，故较上方减量，只用三两，诸药与白酒一斗同煎，其涤饮除痰的疗效可以称之为神奇。

【功效】　通阳散结，逐饮降逆。

【适应证候】　治胸痹不得卧，心痛彻背者。(4)

【方药分析】　本证较栝蒌薤白白酒汤证更重，即在"喘息咳唾、胸背痛、短气"胸痹主症的基础上，又见心胸疼痛牵引后背，喘息咳唾以至难以平卧的症状，其痰浊壅盛痹阻胸阳之甚可知。心俞位于背部，心气被阻严重，其俞也应之而痛；痰饮浊邪壅塞胸中，肺气不降，故难以平卧。治

以涤饮除痰，通阳散结，以振奋胸阳。本方是在栝蒌薤白白酒汤的基础上，减薤白量而用三两，加大白酒用量为一斗，并加一味半夏以逐饮降逆，化痰散结，其豁痰通阳之力更强。

【用量用法】

1. **现代用量**　栝蒌实20～30g，薤白9g，半夏12g，白酒30～60ml。

2. **现代用法**　以水800ml，煎取300ml，日服3次，每次100ml，也可分2次，早晚服，每次150ml。

【临床应用】

1. 古代应用

（1）用本方合苓桂术甘汤加干姜、白蔻治痰饮内盛，胸阳胃阳并虚者。（《环溪草堂医案》）

（2）本方加桂枝、茯苓、生姜治胸阳不振。（《临证指南医案》）

2. 现代应用

（1）冠心病心绞痛：一中老年女性患者，因从要职退下，顿感失落，郁郁不乐，足不出户，恶食，今以"胃疼"自服药无效就诊。现面色虚浮，唇舌青紫而汗出，神情痛苦，以手捂胸，谓之憋闷疼痛，虽已阳春三月，仍以冬装裹身、羊毛围巾缠颈。心率62次/分，律不齐。心电图提示：缺血性S-T段改变，舌胖大有齿痕，苔白腻，脉结代。西医诊断：冠心病心绞痛。中医辨证为痰湿痹阻胸阳，治当涤痰除湿通阳。药用全栝蒌60g，薤白6g，清半夏30g，煎汁150ml，加白酒30ml频服。3剂后，痛大减。又守方减量加炙甘草30g，服用10天，病告霍然。（杨瑛. 重用瓜蒌薤白半夏汤治疗心绞痛1例. 陕西中医，1999，8：362）

（2）高脂血症：据报道，以瓜蒌薤白半夏汤为基础方加减治疗高脂蛋白血症31例，结果临床治愈12例，显效7例，有效11例，无效1例，总有效率96.8%。（铁萱. 瓜蒌薤白半夏汤治疗高脂蛋白血症31例. 陕西中医，1997，3：114）

（3）非化脓性肋软骨炎：某男，36岁，1973年7月23日初诊。胸痛已半年余，痛甚时胸痛彻背，伴有短气咳嗽。胸痛多呈刺痛，有时不得卧床，右侧第二肋软骨部有突出物如桃核大，按之固定不移，曾在天津某医院诊为非化脓性肋软骨炎。脉细涩，舌暗苔薄黄。辨证为痰浊血瘀型胸痹，投以栝蒌薤白半夏汤加活血之品，共服37剂，胸部肿物消失，其余症状痊愈。1975年随访未复发。（金万斌. 瓜蒌薤白半夏汤的临床应用. 内蒙古中

枳实栝蒌薤白桂枝汤

【歌括】　痞连胸胁逆攻心，薤白半升四朴寻，

一个栝蒌一两桂，四枚枳实撤浮阴。

【药物组成】　枳实四枚　厚朴四两　薤白半斤　桂枝一两　栝蒌
一枚（捣）

上五味，以水五升，先煮枳实、厚朴，取二升，去滓，内诸药，
煮数沸，分温三服。

【白话解】　心下痞塞不通连及胸胁，胁下逆气上冲心胸，用薤
白半升，厚朴四两，栝蒌一枚，桂枝一两，以及枳实四枚组成的枳
实薤白桂枝汤治疗，以降除上逆的阴寒之气。

【功效】　通阳开结，泄满降逆。

【适应证候】　治胸痹心中痞，留气结在胸，胸满，胁下逆抢心。（偏于
实者）（5）

【方药分析】　胸痹本为阳虚阴盛的虚实夹杂证，但在临床上应分别偏
虚和偏实的不同病情进行治疗。从本条述症观之，当是在胸痹主症的基础
上，更添"心中痞，胸满，胁下逆抢心"症状，病变范围已由胸部扩展至
胃脘两胁，形成心胃合并证候。治疗时，应视其兼证不同，分别虚实异治。
其属实者，乃由胸阳不振，寒饮羁留，胁下阴寒之气乘虚上逆所致，其病
情表现较急，临证尚可兼有腹胀、大便不畅、舌苔厚腻、脉象弦紧等症。
治宜通阳开结，泄满降逆，方用枳实薤白桂枝汤。方中栝蒌宽胸除痰；桂
枝、薤白通阳宣痹；枳实消痞除满；厚朴宽中下气。诸药同用，则痞结之
气可开，痰浊之邪可去，阳气得以恢复，此即尤怡所谓"去邪之实，即以
安正"之法。

【用量用法】

1. **现代用量**　枳实12g，厚朴12g，薤白9g，桂枝6g，瓜蒌15g。

2. **现代用法**　上5味，以水800ml，煮取300ml，分3次温服。

【临床应用】

1. **古代应用**

（1）治胸中痹，满痛者。（《方极》）

（2）世所谓痰劳，咳嗽胸满而痛，或胁肋肩背挛痛，多黏痰，或唾血

者，宜此方。(《类聚方广义》)

2. 现代应用

（1）冠心病：郭来用枳实薤白桂枝汤治疗胸痹30例，并设地奥心血康对照组30例，经过临床观察，发现本方对胸痹气滞饮停、阴寒内结、心血瘀阻型有较好疗效，心电图示与地奥心血康有同等疗效。(郭来. 枳实薤白桂枝汤治疗胸痹临床观察. 陕西中医函授，1998，2：16~17)

（2）外伤后遗胸痛：张氏等以枳实薤白桂枝汤加味治疗外伤后遗胸痛37例，药用：枳实10g，薤白10g，厚朴10g，桂枝6g，全瓜蒌20g，当归20g，柴胡10g，元胡10g。结果痊愈(疼痛完全消失，局部无压痛，无胸闷气喘，深呼吸及身体转侧自如)19例，显效(局部重压微痛，呼吸不受限，劳累后仍有胸闷，能坚持原工作)12例，有效(症状减轻，深呼吸及转侧时仍有微痛)2例，无效(症状无改善)4例，总有效率89%。[张永红，等. 枳实薤白桂枝汤加味治疗外伤后遗胸痛. 中医正骨，1999，11(6)：32~33]

人参汤

【歌括】 理中加桂人参汤[①]，阳复阴邪自散藏，
　　　　　休讶补攻分两道，道消道长细推详。

【药物组成】 人参　甘草　干姜　白术各三两
　　　　上四味，以水八升，煮取三升，温服一升，日三服。

【注释】 ①人参汤：据考证，人参汤由"人参、甘草、干姜、白术各三两"组成，即《伤寒论》之理中汤原方。然陈氏原注谓人参汤"即桂枝人参汤"，所列药物为理中汤加桂枝，似误。

【白话解】 理中汤内加入桂枝即为人参汤，该方能振奋阳气，中阳温复后，阴寒邪气自然消散收藏。切莫惊讶上方施攻此处用补，治疗分作两途，实因证变法变，随证施治，其中道理应当仔细探究。

【功效】 补中助阳。

【适应证候】 治胸痹心中痞，留气结在胸，胸满，胁下逆抢心。(偏于虚者)(5)

【方药分析】 上述病证属于虚的，其病情表现较缓，临证尚兼有四肢不温、倦怠少气、便溏、舌淡、脉弱而迟等中焦阳虚症状。治宜补中助阳

以培其本，方用人参汤。方中人参、白术、炙甘草补中益气；干姜温中助阳，使阳气振奋，阴寒自散，痞满、胸痛诸症自消，此即尤怡所谓"养阳之虚，即以逐阴"之法。

【用量用法】

1. 现代用量　人参、炙甘草、干姜、白术各9g。

2. 现代用法　上4味，以水1600ml，煮取600ml，去滓，温服200ml，日3次服。

【临床应用】

1. 古代应用

（1）治产后阳气虚弱，小腹作痛，或脾胃虚弱，少思饮，或后去无度，或呕吐腹痛，或饮食难化，胸膈不利者。（《妇人大全良方》）

（2）治小儿腹泻后，脾胃虚弱，四肢渐冷，或面有浮气，四肢虚肿，眼合不开。（《赤水玄珠》）

（3）治中气不足，虚火上攻，以致咽干燥作痛，妨碍吐咽，及脾胃不健，食少作呕，肚腹阴疼等证。（《外科正宗》）

2. 现代应用

（1）慢性支气管炎：奚肇庆等用枳实薤白桂枝汤合人参汤治疗慢性支气管炎迁延期30例，并与金匮肾气丸对照组比较，结果表明：治疗组在咳嗽、咯痰、哮鸣音显控率，改善小气道通气障碍等方面，高于对照组（$P<0.05$），并有减少感冒发作次数，降低过氧化脂质（LPO），提高超氧化物歧化酶（SOD）和免疫球蛋白等作用，提示通阳泄浊、健脾益气合方，具有止咳、化痰、平喘和提高免疫功能，改善肺通气障碍和抗氧自由基作用。［奚肇庆，曹世宏，韩树人，等. 枳实薤白桂枝汤合人参汤治疗慢性支气管炎30例临床观察. 南京中医药大学学报，1996，12（4）：20-21］

（2）多涎症：刘某，男，17岁，自觉口水增多，喜唾涎沫月余，于1997年6月18日初诊。患者自述嗜食冰冻食物已近2年，就诊时泛吐涎沫，量多质稀，清澈如水，不能自制，食纳不馨，脘腹胀满，大便偏干结，每日1次，淡红舌，苔白稍腻，脉濡滑。证属脾胃虚寒，治宜温中散寒，健脾和胃。处方：干姜6g，党参15g，白术10g，半夏10g，陈皮10g，茯苓10g，吴茱萸4.5g，火麻仁15g，甘草3g。3剂后涎沫量减少，已不作呕，仍纳呆腹胀，上方去吴茱萸，加广木香10g（后下），砂仁5g（后下），继服3

剂，诸症大减，大便通畅，仅唾少量涎沫，时有嗳气。上方去广木香、砂仁、火麻仁，加旋覆花10g（包煎）。再服3剂，多涎症消失，诸症悉平。[胡建和，辜宝祥. 理中汤加味治疗多涎症5例. 江西中医药，1999，30（5）：8]

（3）口疮：李某，男，28岁，1997年3月5日就诊。患口疮年余，多次用冰硼散及清热解毒药物，发作有增无减。查：下唇可见两个0.3cm×0.5cm的白色溃疡面，周围不红肿，伴纳差，大便时溏，苔白腻，脉沉弱。诊为脾胃阳虚，寒湿上泛，治以附子理中汤加味：制附片6g，党参9g，白术15g，干姜6g，苍术6g，茯苓10g，水煎服，服15剂而愈。[王祖龙. 理中汤临床应用举隅. 河南中医药学刊，1999，14（3）：46]

茯苓杏仁甘草汤

【歌括】　痹而短气孰堪医？甘一苓三淡泄之；
　　　　　　更有杏仁五十粒，水行气顺不求奇。

【药物组成】　茯苓三两　杏仁五十个　甘草一两

上三味，以水一斗，煮取五升，温服一升，日三服，不差更服。

【白话解】　胸痹病出现胸中短气用什么来治疗？如果是饮邪偏盛所致的，用味甘淡的甘草一两、茯苓三两渗泄水饮，并配以50个杏仁组成的茯苓杏仁甘草汤来治疗，诸药相合，使饮去气顺，治法平淡而不新奇。

【功效】　宣肺利水。

【适应证候】　胸痹，胸中气塞，短气。（偏于饮盛者）（8）

【方药分析】　胸痹主症为"喘息咳唾、胸背痛、短气"，本条但言"胸中气塞、短气"，而无胸痛见证，说明本条为胸痹轻证。气塞、短气虽均为饮阻气滞所致，但在病情上有偏于饮盛和偏于气滞的差异，治疗时也应分别施以不同方药。若饮邪偏盛，上乘及肺者，除胸中气塞、短气外，多兼见咳逆、吐涎沫、小便不利等症，治宜宣肺利水，方用茯苓杏仁甘草汤。方中茯苓淡渗利水，杏仁宣肺利气，甘草和中扶正。三药相合，俾饮去气顺，则短气、气塞等症可除。

【用量用法】

1. **现代用量**　茯苓10～15g，杏仁10g，甘草3g。

2. **现代用法**　上3味，以水600ml，煮取300ml，日3次，每次温服

100ml。

【临床应用】

1. 古代应用

治悸而胸中痹者。(《方极》)

2. 现代应用

冠心病：赵某，男，56岁。西医确诊冠心病已3年，但症状轻，偶有心悸，胸闷痞塞，仍坚持工作。两个月来又患急性气管炎，咳嗽时作，咯吐白沫痰，胸中痞塞较前加重，纳略减，大便尚调，下肢轻微浮肿，小便量减，苔白薄质淡，脉滑小数。证属心阳不振，痰饮内结之胸痹，治用茯苓杏仁甘草汤合二陈汤，宣肺化饮：茯苓30g，陈皮10g，制半夏10g，杏仁10g，甘草5g，红枣5枚，生姜3片。5剂，水煎服，每日1剂。药后下肢浮肿消净，胸闷痞塞大减，小便量增。上方加全瓜蒌15g，桂枝8g，再进7剂。咳偶作，咯吐白痰少许。上方10倍量制水丸，每日2次，每次6g。服丸剂期间正常工作。(李文瑞.金匮要略汤证论治.北京：中国科学技术出版社，1995：291)

橘皮枳实生姜汤

【歌括】 痹而气塞又何施？枳实辛香三两宜，
橘用一斤姜减半，气开结散勿迟疑。

【药物组成】 橘皮一斤　枳实三两　生姜半斤

上三味，以水五升，煮取二升，分温再服。

【白话解】 胸痹病气塞明显的又该如何治疗？宜用三两气味辛香的枳实，一斤橘皮，以及半斤生姜组成的橘皮枳实生姜汤来治疗。诸药相合，气机开通，痞结消散，治疗时切莫犹豫。

【功效】 行气化饮，和胃降逆。

【适应证候】 胸痹，胸中气塞，短气。(偏于气滞者)(8)

【方药分析】 如气滞偏盛而水饮停蓄，以致胃失和降者，除见胸中气塞、短气症状外，多兼见心下痞满、呕吐气逆等症，治宜行气化饮，和胃降逆，方用橘枳姜汤。方中橘皮理气和胃；枳实下气消痰；生姜温胃散饮。三药同用，使气畅饮散，则气塞、短气等症自消。

【用量用法】

1. 现代用量 橘皮20g，枳实9g，生姜15g。

2. **现代用法**　上3味，以水500ml，煮取200ml，分2次温服。

【临床应用】

古代应用

（1）治胸痹，胸中幅幅如满，噎塞习习如痒，喉中涩燥，唾沫。（《肘后方》）

（2）治胸中痞塞，逆满，短气者，呕逆不止者。（《方机》）

薏苡附子散

【歌括】　痹来缓急①属阳微，附子十枚切莫违，

更有薏仁十五两，筋资阴养得阳归。

【药物组成】　薏苡仁十五两　大附子十枚，炮

上二味，杵为散，服方寸匕，日三服。

【注释】　①缓急：指缓解胸痹急剧疼痛。

【白话解】　由于阳气衰微而引起胸痹疼痛急剧病势危急的，用十枚附子、十五两薏苡仁组成的薏苡附子散治疗，方中附子的用量要用十枚，切莫违背仲景的旨意。二药相合，阳气回伸，筋脉得养，疼痛自可缓解。

【功效】　散寒除湿，通阳止痛。

【适应证候】　治胸痹缓急者。（7）

【方药分析】　本条叙证简略，既云胸痹，当有喘息咳唾、胸背痛、短气，或心痛彻背症状。因病情急重，故疼痛相当剧烈。此外尚兼舌淡、苔白滑、脉沉而迟或弦紧等症。究其病机，乃由阳气衰微，寒湿上乘，胸阳痹塞所致。治宜散寒除湿，通阳止痛，方用薏苡附子散。方中炮附子温阳散寒，通阳止痛；薏苡仁除湿宣痹，缓解拘挛。二药相合为散，则功专力宏，取效迅捷，旨在缓解胸痹急迫之势。

【用量用法】

1. **现代用量**　薏苡仁12g，制附子12g。

2. **现代用法**　上2味，共为细末，每日3次，每次服3g，白开水冲饮之。亦可水煎服。

【临床应用】

1. **古代应用**

治胸中痹，恶寒者。（《方极》）

2. 现代应用

冠心病心绞痛：尚炽昌等将200例冠心病心绞痛患者随机分为3组，即对照组Ⅰ、对照组Ⅱ及治疗组。治疗组：口服薏附口服液（主要药物为附子、薏苡仁），10ml/次，3次/日。对照组Ⅰ：口服普萘洛尔，10mg/次，3次/日。对照组Ⅱ：口服薏附散煎剂，10ml/次，3次/日。以上均以1周为1疗程，连用3个疗程。观察结果显示，在总体症状改善方面，治疗组与对照组Ⅰ比较有显著差异（$P<0.05$），特别是在远期疗效方面，薏附口服液优于普萘洛尔；在心电图改善方面，治疗后治疗组心电图改善情况，与对照组Ⅰ比较，有显著差异，与对照组Ⅱ比较无统计学意义，提示薏附口服液及薏附散煎剂在改善心电图方面，优于普萘洛尔；在心绞痛发作次数和时间方面，3组比较，普萘洛尔组第1疗程疗效比较明显，而薏附口服液组在第2、3疗程中，越来越明显，其最后疗效判定，薏附口服液明显优于普萘洛尔（$P<0.05$），治疗组治疗前后发作次数和持续时间，均有明显改善（$P<0.05$）。（尚炽昌，梁华龙，郑绍周．薏附口服液治疗寒湿型冠心病心绞痛的临床研究．北京中医药大学学报，1995，5：56）

桂枝生姜枳实汤

【歌括】　心悬而痛[①]痞相连，痰饮上弥客气填；

　　　　　　三两桂姜五两枳，祛寒散逆并攻坚。

【药物组成】　桂枝　生姜各三两　枳实五枚
上三味，以水六升，煮取三升，分温三服。

【注释】　①心悬而痛：如空中悬物，动摇而痛。又心痛于上而不下，故称悬痛。

【白话解】　心窝部如空中悬物，动摇而痛，并伴心下痞塞不舒，乃因在下的寒痰冷饮上逆，填塞胸中所致。治疗当用三两桂枝、生姜，与五两枳实组成的桂枝生姜枳实汤，以祛除寒邪，消散逆气，攻除结聚的邪气。

【功效】　温化水饮，下气降逆。

【适应证候】　治心中痞，诸逆心悬痛。（8）

【方药分析】　中焦阳虚，脾失健运，致使痰饮、寒邪停聚心下，以致痞闷不舒；中焦寒饮阻遏，乃至胃失和降，寒饮随胃气上逆，则见心窝部向上牵引作痛，故曰“诸逆，心悬痛”。可见，本证属中焦阳虚，寒饮上逆。以药测证，尚可见胸满，甚至呕吐症状。治宜温阳化饮，下气降逆，方用桂枝生姜枳实汤。方中桂枝、生姜通阳散寒，化饮和胃；枳实消痞除满，下气降逆。诸药合用，饮去逆止，则心中痞与牵痛可除。

【用量用法】

1. **现代用量**　桂枝9g，生姜9g，枳实15g。

2. **现代用法**　上3味，以水600ml，煮取300ml，去滓，分温2或3次服。

【临床应用】

古代应用

（1）心下悬痛，诸逆大虚者，桂心生姜枳实汤主之。（《外台秘要》）

（2）治心下牵急懊痛，亦可加术二两，胶饴半斤。（《肘后备急方》）

乌头赤石脂丸

【歌括】　彻背彻胸痛不休，阳光欲息实堪忧，

乌头一分五钱附，赤石椒姜一两求。

【药物组成】　蜀椒一两　乌头一分，炮　附子半两，炮　干姜一两　赤石脂一两

上五味，末之，蜜丸如桐子大，先食服一丸，日三服。不知，稍加服。

【白话解】　心胸后背相互牵引疼痛，没有休止，实因胸阳衰微将要亡失所致。病势危急，实在令人忧虑，应马上用温阳散寒、峻逐阴邪，由一分乌头、五钱附子和同为一两的赤石脂、蜀椒、干姜组成的乌头赤石脂丸来治疗。

【功效】　温阳散寒，峻逐阴邪。

【适应证候】　心痛彻背，背痛彻心。（9）

【方药分析】　“心痛彻背，背痛彻心”，系指心窝及背部相互牵引作痛，其疼痛特点是痛势剧烈而无休止，并伴有四肢厥冷，脉象沉紧等症。究其原因，乃阳气衰微，阴寒痼结，寒气前后攻冲所致。至此阶段，使用一般通阳散结法治疗均已无效，故仲景将乌、附、椒、姜一派大辛大热之品集于一方，逐寒止痛之力极强，并用赤石脂温摄调中，固涩阳气，防止辛散

太过。诸药同施，共奏温阳散寒，逐阴止痛之效。

【用量用法】

1. 现代用量 蜀椒6g，乌头2g，制附子6g，干姜9g，赤石脂6g。

2. 现代用法 上5味，共为细末，炼蜜为丸，每丸重6g，每服1丸，日3次。

【临床应用】

1. 古代应用

治久患胃痛不能饮食，头中疼重方：乌头六分，蜀椒六分，干姜四分，捣末蜜丸，酒饮服如大豆四丸，稍加之。（《肘后备急方》）

2. 现代应用

（1）胃脘痛：邹某，男，43岁，司机，1984年4月26日初诊。患者因长期饮食不节，饥饱无常，嗜饮生冷，于1月前突感胃脘痛，时缓时剧，缓则隐隐作痛，剧则痛彻胸背，如锥如刺，得热敷及滚汤可稍缓解，伴见呕吐清涎，不思纳谷，四肢冰冷，大便溏薄，偶见完谷不化，脉沉而弱，舌淡苔白腻。此脾肾阳虚，阴寒痼结，当温阳散寒，宜乌头赤石脂丸：制川乌10g，熟附片18g，川椒6g，干姜6g，赤石脂30g，服2剂痛大减。后加陈皮10g，法半夏12g，续用20剂后，诸症若失，至今未发。[李家珍. 乌头赤石脂丸的应用体会. 贵阳中医学院学报，1996，18（1）：59～60]

（2）胆道蛔虫症：张某，女，19岁，1985年12月20日诊。患者1个月前突感心痛，服中药数剂未止，某院以胆道蛔虫症收住院20余天，因痛仍未止，出院又求中医治疗，服药数剂仍不减，3天前疼痛剧烈时，曾注射哌替啶以止痛，旋即疼痛如前。诊见：患者消瘦，面色苍白，心痛彻背，痛引少腹。痛则辗转反侧，号啕大哭，并令其母不时捶背捏脊，方能暂忍，口干欲饮，进食即吐，呃逆频作，腹壁紧张，胸中满闷，四肢冰凉，舌质淡红无苔，脉关前弦紧尺微。证属寒邪攻心，阳微阴凝之"厥心痛"。法宜通阳散寒，方用乌头赤石脂丸：制乌头9g，乌附片15g，蜀椒30g，干姜30g，赤石脂30g。上5味研末蜜丸，如绿豆大，日3服，每服3丸，温开水送下。3天后随访，疼痛减轻，胃及两胁痞胀，背心痛仍持续，嘱其每服增至7丸，半月后再访，已不痛，饮食日增，面色红润。[余懋宗. 治验2则. 甘肃中医，1997，10（3）：13]

附　方

九痛丸

【歌括】 九种心痛①治不难，狼萸姜豆附参安，

　　　　　附须三两余皆一，攻补同行仔细看。

【药物组成】 附子三两，炮　生狼牙　巴豆去皮，熬研如膏　干姜　吴茱萸　人参各一两。

上六味末之，炼蜜丸如梧桐子大，酒下。强人初服三丸，日三服。弱者二丸。兼治卒中恶，腹胀痛，口不能言，又治连年积冷，流注心胸痛，并冷冲上气，落马坠车血疾等，皆主之。忌口如常法。

【注释】 ①九种心痛：是泛指上腹脘部和前胸部的疼痛。主要分类法有两种，一为虫心痛、注心痛、风心痛、悸心痛、食心痛、饮心痛、冷心痛、热心痛、去来心痛；一为饮心痛、食心痛、气心痛、血心痛、冷心痛、热心痛、悸心痛、虫心痛、疰心痛。

【白话解】 九种心痛证虽繁杂，治疗并不难。可用九痛丸治之。方中用狼牙、吴茱萸、干姜、巴豆、人参各一两，附子三两，共研细末，炼为蜜丸，如梧桐子大，每次服3小丸，用黄酒或米酒送服即可。

【功效】 温阳散寒，杀虫治痛。

【适应证候】 九种心痛（泛指上腹脘部和前胸部疼痛）。

【方药分析】 本方论九种心痛之证治。所谓九种心痛者，乃指虫心痛、注心痛、风心痛、悸心痛、食心痛、饮心痛、冷心痛、热心痛、去来心痛。这些心痛由于积聚、痰饮、结血、寒冷、虫注、中恶、跌打损伤因所致，从而使阳气不足，瘀血饮浊久留，痼结于胸，闭塞不通，内发为心胸疼痛。故治之宜温阳散寒，开结止痛为法。

方中附子、干姜祛寒散结；吴茱萸开郁杀虫止痛；人参补中益气；巴豆温通杀虫逐坚积，逐痰饮；狼牙杀虫。诸味相伍相协，以奏祛寒散结，杀虫温通之功也。

【用量用法】

1. **现代用量** 炮附子10g，生狼牙10g，巴豆10g，人参20g，干姜20g，吴茱萸20g。

2. **现代用法** 上药共为细末，炼蜜为丸如梧桐子大，每日2次，每次2~3小丸。

3. **注意事项** 本方辛温大热，攻破之力峻猛，确属暴发大寒实证，大便不通，无热象者方可用之。本方不可常服，大便通下疼痛缓解，即应停药。孕妇及老弱幼儿不宜服之。

腹满寒疝宿食方

附子粳米汤

【歌括】 腹中切痛作雷鸣[①]，胸胁皆膨呕吐成，
　　　　　　附子一枚枣十个，半升粳夏一甘烹。

【药物组成】 附子一枚，炮　半夏　粳米各半升　甘草一两　大枣十枚

上五味，以水八升，煮米熟汤成，去滓。温服一升，日三服。

【注释】 ①切痛作雷鸣：雷鸣，形容肠鸣的声音；切痛，形容腹痛的厉害。

【白话解】 腹痛严重，腹中肠鸣声亢进，胸胁逆满呕吐者，以附子粳米汤治之。

方中用炮附子一枚，大枣十个，半夏、粳米各半升，甘草一两，煎煮温服。

【功效】 散寒降逆，温中止痛。

【适应证候】 腹中寒气，雷鸣切痛，胸胁逆满，呕吐。（10）

【方药分析】 本方适用于脾胃虚寒，水湿内停之腹满腹痛证。附子温中散寒以止腹痛，半夏化湿降逆以止呕吐，粳米、甘草、大枣扶益脾胃以缓急迫。诸药相伍，辛散温通，甘补缓急，可使寒散逆降，腹温痛止。从方药可知，本证可见四肢厥冷，脉细迟或沉弦，舌苔白滑等症。

【用量用法】

1. **现代用量** 炮附子6~10g，半夏10g，粳米10g，甘草3~6g，大枣6~10g。

2. **现代用法** 以水 900ml，煎取 300ml，每次 100ml，日服 3 次；亦可分两次服，早晚各服 150ml。

3. **注意事项**

（1）附子应先煎以减其毒。

（2）半夏反乌头，应用此方时尤当慎重。

（3）实热证之腹痛禁服之。

【临床应用】

1. **古代应用**

（1）治霍乱四逆，吐少呕多者。(《备急千金要方》)

（2）此方加丁香十粒，砂仁半钱治胃寒腹痛，服药而翻者；大便秘者，更加枳壳半钱。(《证治要诀》)

（3）以此方治留饮疝家。(《类聚方广义》)

2. **现代应用**

（1）可用于胃痉挛、肠疝、幽门狭窄、胃溃疡、胆石症、胰腺炎、腹膜炎等引起的剧烈腹痛而属于虚寒者。(矢数道明. 临床应用汉方处方解说. 李文瑞，译. 北京：人民卫生出版社，1983：374)

（2）久痢：杨某，女，39 岁。气郁久痢，元阳下陷，泄泻不觉，胸满，食纳很差，身体瘦消。用《金匮》附子粳米汤加味：制附子 9g，半夏 9g，粳米一杯，甘草 15g，大枣 10 枚，赤石脂 30g。一剂泻止。此方为业师戴益生经验有效方。[杨读灵. 久痢不止、腰痛. 新中医，1978（6）：24]

厚朴七物汤

【歌括】 满而便闭脉兼浮，三两甘黄八朴投，

二桂五姜十个枣，五枚枳实效优优。

【药物组成】 厚朴半斤 甘草 大黄各三两 大枣十枚 枳实五枚 桂枝二两 生姜五两

上七味，以水一斗，煮取四升，温服八合，日三服。呕者加半夏五合，下利去大黄，寒多者加生姜至半斤。

【白话解】 本方应用于腹满便闭而兼发热脉浮的表证，故用三两大黄，半斤厚朴，五枚枳实以治里实；用二两桂枝，五两生姜，十个大枣，三两甘草以解表散邪。表里同病者，以此方双解表里，其效甚优。

【**功效**】 行气除满，泻热去积，疏散表邪。

【**适应证候**】 病腹满，发热十日，脉浮而数，饮食如故。（9）

【**方药分析**】 厚朴七物汤即桂枝汤去芍药合厚朴三物汤而成。方中桂枝汤调和营卫而解太阳未尽之表邪，因其邪壅气滞腹满而不痛，故去酸收之芍药；合厚朴三物汤，以厚朴、枳实、大黄三味泻热行气，消胀除满。共奏疏表散邪，泻热除满，表里双解。

【**用量用法**】

1. 现代用量 厚朴15～25g，枳实10～15g，大黄9g，桂枝6g，生姜12g，大枣3枚，甘草6g。

2. 现代用法 上7味，以水1000ml，煮取300ml，温服100ml，日服3次。

3. 注意事项 表里同病的一般治则，实证应先解表后攻里；虚证应先温里后解表。今发热十日，脉不浮紧而浮数，腹部又见胀满不适，可知病的重心在里，所以表里双解。否则，仍当先表后里，这是临证所应注意的。

【**临床应用**】

1. 古代应用

（1）治腹满气胀。（《备急千金要方》）

（2）治伤食吐下后，胸中不爽利，干呕，腹痛，或头痛有热。（《类聚方广义》）

2. 现代应用

（1）感冒伤食：潘某，男，43岁。因劳动汗出受凉，加之晚餐过饱伤食，致发热恶寒，头疼身痛，脘闷恶心。服藿香正气、保和丸仍发热头痛，汗出恶风，腹满而痛，大便3日未行。舌苔黄腻，脉浮而滑，此表邪未尽，里实已成，治以表里双解为法，用厚朴七物汤：厚朴10g，枳实6g，大黄10g，桂枝10g，甘草3g，生姜3g，大枣3枚，白芍10g，嘱服2剂。得畅下后即止后服，糜粥自养，上证悉除。（谭日强. 金匮要略浅述. 北京：人民卫生出版社，1981：159）

（2）肠梗阻：有报道用本方治疗脾阳不运、积滞肠结的肠梗阻收到满意疗效，从而扩大了本方的应用范围。（张有俊. 经方临证集要. 石家庄：河北人民出版社，1983：308）

大柴胡汤

【歌括】 八柴四枳五生姜，芩芍三两二大黄，

半夏半升十二枣，少阳实证下之良。

【药物组成】 柴胡半升　黄芩三两　芍药三两　半夏半升，洗　枳实四枚　大黄二两　大枣十二枚　生姜五两

上八味，以水一斗二升，煮取六升，去滓，再煎，温服一升，日三服。

【白话解】 大柴胡汤由半斤柴胡，四枚枳实，五两生姜，黄芩、芍药各三两，大黄二两，半夏半斤，十二枚大枣所组成；病属少阳邪郁胃腑实热者，以此和解攻下，效果良好。

【功效】 和解少阳，清泻热结。

【适应证候】 按之心下满痛者，此为实也，当下之，宜大柴胡汤。（12）

【方药分析】 大柴胡汤是由小柴胡汤去参、草，增生姜之量，加芍药、大黄、枳实而成。也可谓小柴胡与小承气合方化裁。方中以柴胡为君，配伍黄芩和解少阳之邪，大黄、枳实以泻阳明热结之实，芍药柔肝缓急止腹痛，生姜、半夏和胃降逆以止呕，大枣调和营卫，如此内外兼顾，少阳、阳明双解。

【用量用法】

1. 现代用量　柴胡6～12g，黄芩9g，芍药9g，半夏9g，生姜9g，枳实9g，大枣12枚，大黄6g（后下）。

2. 现代用法　上8味，以水2400ml，煮取1200ml，去滓，再煎取600ml，每次温服200ml，日服3次。

【临床应用】

1. 古代应用

（1）治小柴胡汤证，而见腹满拘挛；治麻疹，胸胁苦满，心下硬塞，呕吐，腹满痛，脉沉者；治狂证，胸胁苦满，心下硬塞。（《类聚方广义》）

（2）治呕吐不止，心下痞，郁郁微烦者；心下痞硬而痛，呕吐不止者；心下满痛，大便不通者；胸胁苦满，腹拘挛，大便不通者。（《方机》）

（3）治下利，舌黄口燥，胸满作渴，身热腹胀，谵语。治疟热多寒少，目痛易汗，脉大者。（《直指方附遗》）

2. 现代应用

（1）胆囊炎、胆结石：有以本方加减［柴胡、黄芩、制半夏各10～15g，枳壳15～20g，大黄（后下）10～20g，白芍12g，茵陈20g，栀子15g］治疗慢性胆囊炎伴胆石症126例，总有效率达98.4%，所有患者均经B超确诊。其中中医辨证属气滞型者60例，加香附、郁金各15g，川楝子、芒硝（冲服）各10g；湿热型加金钱草30～60g，虎杖15～20g。［武喜龙．大柴胡汤加减治疗慢性胆囊炎伴胆石症126例．安徽中医学院学报，1994，（1）：28］

（2）急性胰腺炎：以本方加味治疗急性胰腺炎84例疗效满意。赵某，男，36岁。胃脘反复疼痛3年。2天前饱食后脘痛阵作，状如刀割，窜走腰背，往来寒热，恶心呕吐，大便如常，小便短黄，舌质红，苔黄腻，脉弦数。外院以半夏泻心汤合保和丸治之无效，于1988年9月20日送来我处就诊。查体温38.5℃，白睛略黄，胃脘硬满，轻按即痛，白细胞总数14×10^9/L，中性粒细胞0.8，血尿淀粉酶＞500苏氏单位，B超见胰腺增大增厚，回声增强。辨证属湿热中阻、肝气犯胃。因拒绝西药治疗，遂投中药：柴胡12g，大黄5g，半夏、川楝子各10g，枳实、黄芩、元胡、生姜、大枣、甘草各15g，虎杖、白芍各30g。每日1剂，水煎服。药进3服，寒热除，呕恶止，痛满大减。又予原方去生姜、大枣续服5剂，诸症悉平。重复病初各项检查，均在正常范围。［夏斌．大柴胡汤治胰腺炎．新疆中医药，1989，（4）：46］

（3）麻痹性肠梗阻：以本方治疗高铅饮用水致麻痹性肠梗阻10例，治愈9例，好转1例。临床主要表现为：间断性、渐进性腹胀、腹痛、排气少，便秘、恶心呕吐。体检见全部患者腹胀、腹肌不紧张，全腹轻度压痛。肠鸣音7例明显减弱，3例消失。6例腹部X线见小肠、结肠、直肠肠腔普遍扩张及广泛气液平，4例小肠扩张、明显气液平。主要方药：柴胡15g，生大黄（后下）15g，黄芩9g，杭白芍15g，半夏10g，枳实15g，大枣6枚，生姜3片，龙骨30g。［周建宣，等．大柴胡汤治疗高铅饮用水致麻痹性肠梗阻10例．福建中医药，1996（1）：1］

（4）高脂血症：用大柴胡汤治疗高脂血症患者54例，所有患者血清胆固醇均在6.475mmol/L以上，其中30例合并高血压，10例合并糖尿病。用大柴胡汤原方连续服用12周后，观察血脂的变化。结果发现血脂成分改变明显。血清总胆固醇，在给药4周后由服药前平均值7.33mmol/L降至

6.06mmol/L（ $P<0.01$ ），甘油三酯由服药前平均值2.29mmol/L，降至2.12mmol/L（ $P<0.05$ ），高密度脂蛋白由服药前平均值0.83mmol/L升至1.06mmol/L（ $P<0.01$ ），三者均有明显改善。［胡青懿，等. 大柴胡汤降脂作用的临床观察. 山东中医，1995，（1）：12］

厚朴三物汤

【歌括】 痛而便闭下无疑，四两大黄朴倍之，
　　　　　 枳用五枚先后煮，小承变法更神奇。

【药物组成】 厚朴八两　大黄四两　枳实五枚

上三味，以水一斗二升，先煮二味，取五升，内大黄，煮取三升。温服一升，以利为度。

【白话解】 痛而便闭，即腹部胀满而痛，大便不通之证。但应结合四诊，确为积滞于内，六腑之气不行，胀重于积之腹满证。故厚朴用量是大黄的一倍，厚朴、枳实先煮，味厚泄满，大黄后入，以味薄通便。药物与小承气汤同，而药物用量有别。小承气汤意在荡实，故君大黄；三物意在行气，故君厚朴。这是小承气汤的神奇变法。

【功效】 行气除满。

【适应证候】 痛而闭者。

【方药分析】 厚朴、枳实行气消胀除满，大黄涤热泻实，因其闭以中上为主，故重用厚朴以行中下焦气机。方不减大黄者，行气必先通便，便通则肠胃畅，而腑脏之气通，通则不痛也。

【用量用法】

1. 现代用量　厚朴20～24g，枳实15g，大黄12g。

2. 现代用法　上3味，以水1200ml，先煮枳实、厚朴，取500ml，再下大黄，煮取300ml，温服100ml。大便泄即停服。

【临床应用】

1. 古代应用

（1）治腹中热，大便不利。（《千金翼方》）

（2）治痢疾，腹满甚，里急后重者。（《类聚方广义》）

（3）治腹满，心下痛，而大便不通者，屡所经验也。（《方机》）

2. 现代应用

（1）治疗肠梗阻：有报道用三物厚朴汤加减治疗肠梗阻130例，取得了比较满意的效果。

方药组成与用法：

组成：采用《金匮要略》厚朴三物汤。药用：厚朴35g，枳实30g，生大黄20g。肠腑气滞加莱菔子30g，气滞血瘀加桃仁8g，丹参15g，赤芍10g；热结阳明加芒硝30g；寒凝肠腑加附片9g，细辛3g；蛔虫梗阻肠道加槟榔10g，川楝子12g，花椒3g；食滞胃肠加山楂9g，麦芽10g，莱菔子20g。

用法：每剂加水500ml，煎成20ml，2次分服。为防止呕吐，一次量在一小时内分次口服，成人日服2～3剂。高位性肠梗阻呕吐频繁，可置胃管抽空胃内容物，然后将药液由胃管注入。

疗效观察：

疗效标准：①临床治愈：排气排便，呕吐停止，腹胀腹痛消失。②显效：排气排便，临床症状基本消失，但遇其他因素诱发（粘连性肠梗阻）。③无效：服药后24小时不能排气排便。

治疗结果：临床治愈98例（占75.3%），显效13例（占10%），无效19例（占146%）总有效率为85.3%。[何华廷. 厚朴三物汤治疗肠梗阻130例临床观察. 湖北中医，1984（1）：24]

（2）治疗肠麻痹：据报道以厚朴三物汤加味治疗小儿中毒性肠麻痹28例，24例痊愈（经治3天内呕吐腹胀消失，精神明显好转，肠鸣音恢复正常，X线检查示肠腔气明显减轻，液平消失）。3例显效（治疗3～5天，呕吐腹胀减轻，X线检查示液平面消失或明显减少）。1例无效（治疗5天以上，病情日益加重）。[李德启. 厚朴三物汤加味治疗小儿中毒性肠麻痹28例. 浙江中医，1988（10）：446]

（3）治疗胃扭转：据报道用厚朴三物汤治疗胃扭转12例，疗效满意。12例中男8例，女4例，年龄：32～46岁。病程3～5个月。经胃肠钡餐造影X线摄片报告，其中纵轴型胃扭转7例，横轴型胃扭转3例，混合型胃扭转2例。治疗用厚朴三物汤：厚朴24g，枳实12g，大黄9g，水煎服，每日1剂，分2次服。加减法：脾胃虚寒者加党参、白术、干姜各9g；复感寒邪致痛剧者加桂枝、生姜各12g，大枣6枚；恶心呕吐者加陈皮、姜半夏、竹茹、生姜各9g；兼肝气犯胃者加柴胡、郁金、青陈皮各9g，白芍18g。治疗结果；12例中8例服药9剂症状消失，经X线复查正常。4例服药15剂，临床症状消失，X线复查正常，随访一年无复发。[宁卫国，等. 厚朴三物汤治疗胃扭转12例. 安徽中医学院学报，1994（1）：28]

大承气汤

【歌括】 见痉病。

按： 此治"腹满不减，减不足言，当下之。"虽病证与痉病不同，但胃肠实热内结则一。此属燥热邪气与糟粕内结于阳明之腑，胃肠传导失常而气机壅塞不通，故腹部胀满；大实不去，腑气难通，故腹满不减，呈持续状，且进行性加重，无丝毫缓解趋势。加之腹痛拒按，大便秘结不通，舌苔黄燥，脉沉实有力，故急宜大承气汤峻下热结，通腑除满。

大建中汤

【歌括】 痛呕食难属大寒，腹冲头足触之难，
干姜四两椒二合，参二饴升食粥安。

【药物组成】 蜀椒二合，炒，去汗　干姜四两　人参二两

上三味，以水四升，煮取二升，去滓，内胶饴一升，微火煮取二升。分温再服。如一炊顷①可饮粥二升。后更服，当一日食糜粥②。温覆之。

【注释】 ①一炊顷：约做一顿饭的时间。

②食糜粥：给吃熬得比较烂的稀饭。

【白话解】 脘腹剧痛，呕逆，不能食，证属阴寒内盛之极，故腹痛时腹部包块突起，拒按，舌质淡，苔白滑，脉沉弦或沉紧。急需温建中焦，以达降逆止痛的目的。

【功效】 温中补虚，降逆止痛。

【适应证候】 心胸中大寒痛，呕不能饮食，腹中寒，上冲皮起，出见有头足，上下痛而不可触近者。

【方药分析】 方中蜀椒性大辛大热，温中散寒，下气止痛，且有驱蛔杀虫之功；干姜性亦大辛大热，温中散寒，和胃止呕；人参性甘温，益脾胃补元气，扶正祛邪；饴糖建中补虚，缓急止痛，并能缓椒、姜之烈性。四味相伍，温中补虚，降逆止痛。本方辛热温补，峻逐阴寒邪气，温建中脏，故名"大建中汤"。

按： 本方辛温大热，凡热性腹痛，或阴虚火旺，湿热内蕴者，均应忌用。

【用量用法】

1. **现代用量** 蜀椒（炒）6g，干姜12g，人参6g。

2. **现代用法** 以水400ml，煮取200ml，去滓，再下饴糖15g，微火煮取150ml，分温再服，待30分钟时，饮粥60g，当日只能进稀饭，不可食干饭和不易消化食物。

【临床应用】

1. **古代应用**

（1）治心腹剧痛而呕，疝瘕兼夹有蛔虫，腹中痛等证。（《类聚方广义》）

（2）此方与小建中汤方义大异，然以有胶饴一味，建中之意自明，治寒气腹痛莫如此方。盖以大腹痛上连胸，而有呕，或腹中凝结成块为目的，故诸积痛甚，蠕蠕然如自下而上者，用之有妙效。（《方函口诀》）

2. **现代应用**

治疗急性肠梗阻：王某，女，14岁，1983年4月5日初诊。患者素体欠佳，又喜零食。3天前突感腹痛，其母以为蛔虫，自购宝塔糖5粒，服后病情加剧，遂来急诊。症见形体消瘦，腹痛如绞，剧烈时腹内肠鸣，偶见突起包块蠕动，呕吐频作，吐出蛔虫，饮食未进，大便数日未下，矢气全无，面青肢厥，烦躁不安，脉沉迟而细，苔白厚腻。经X线检查，可见5～6个阶梯样液平面，确诊为"记性机械性肠梗阻"，建议手术治疗。其父母因对手术有顾虑，故请中医治疗。患者体质娇嫩，服宝塔糖不足剂量，致蛔虫内扰，搏结成团，阻于肠道，法当行气泻满，温中散寒，大建中气。俟中州脾阳一旺，气机通畅，则虫体自去。拟大建中汤加减。处方：西党参15g，川椒7g，干姜3g，槟榔15g，水煎温服。服后2小时，自觉肠中辘辘作响，泻下蛔虫60余条，即肢温厥回，腹痛顿减。以后2小时内，又陆续排出蛔虫20余条，乃用香砂六君子汤调理5天而愈。[吴协兵. 大建中汤加减治疗急性肠梗阻. 中医杂志，1987（5）：51]

大黄附子汤

【歌括】 胁下偏疼脉紧弦，若非温下恐迁延，

大黄三两三枚附，二两细辛可补天。

【药物组成】 大黄三两　附子三枚，炮　细辛二两

上三味，以水五升，煮取二升，分温三服；若强人煮取二升半，分温三服。服后如人行四五里，进一服。

【白话解】 大黄附子汤治寒结腹痛证。素体中阳不足的患者，温运失常，实积内结，腑气不通；或过食生冷，脾胃阳伤，寒实内阻，气滞不通，故见或左或右胁下偏痛，脉紧而弦。伴有腹部胀满，大便秘结不通，恶寒肢冷，舌苔白等症。这种寒实内结的腑气不通，急宜温药下之，否则恐有危证发生。

【功效】 温经散寒，通便止痛。

【适应证候】 胁下偏痛，发热，其脉紧弦，此寒也，以温药下之。

【方药分析】 方中辛热温通的附子，温里散寒，通经止痛，辅以细辛温经通脉，驱散寒邪之力更著，寒实积结于里，非温不能散其寒，非下又不能除其实，故配以大黄泻下通便。大黄虽系苦寒之物，有辛热附子及细辛，使其寒性散而攻泄之性存，泻寒实而无伤阳之弊。这是仲景所创温下之法以补苦寒攻下之不足。

按：应用本方非寒结成实者，不可妄投。

【用量用法】

1. **现代用量** 大黄9g，附子9g，细辛3g。

2. **现代用法** 上3味，以水500ml，煮取200ml，分温3服。

【临床应用】

1. **古代应用**

（1）治寒疝胸腹绞痛，延及心胸腰部，阴囊肿，腹中时时有水声，恶寒甚者。（《类聚方广义》）

（2）此方主偏痛，不拘左右，凡胸下自胸胁至腰痛者，宜用之。（《方函口诀》）

2. **现代应用**

（1）治疗急性胆囊炎：据报道用大黄附子汤加减治疗急性胆囊炎25例，疗效满意。疗效标准：痊愈：临床症状消失，B超检查胆囊正常，白细胞总数及中性均属正常。好转：临床症状消失，B超复查胆囊壁双层稍粗糙，透声欠佳，囊体增大。无效：临床症状未见好转，B超检查胆囊无明显改善。

治疗结果：治愈16例，好转7例，无效2例，总有效率达92%。疗程最短3天。最长的7天，平均为4.6天。血象恢复正常最快的3天，最慢的6天。B超复查胆囊，恢复正常的16例，欠佳7例，无变化2例。[徐国樯. 大黄附子汤辨治急性胆囊炎的体会. 天津中医，1994（5）：17]

（2）治疗慢性肾衰：据报道以本方加减变化保留灌肠为主治疗慢性肾衰67例，并同49例西医治疗对照组比较，疗效显著。

赤丸

【歌括】 寒而厥逆孰为珍，四两夏苓一两辛，

中有乌头二两炮，蜜丸朱色妙通神。

【药物组成】 乌头二两，炮　茯苓四两　细辛一两　半夏四两

上四味，末之，内真朱①为色，炼蜜为丸，如麻子大，先食酒饮下三丸，日再夜一服②，不知，稍增之，以利为度。

【注释】 ①真朱：即朱砂。

②日再夜一服：即白天服两次，晚上服一次。

【白话解】 本方是治疗寒气厥逆的有效方剂。由于脾肾阳虚，阴寒内盛，水饮上逆所致。阳虚阴盛，寒凝气结，故见腹痛腹胀；阳衰阴凝，阳不达四末，则四肢逆冷；中阳不足，胃失和降，阴邪上逆可见呕吐、心悸、眩晕等证。故用此五味相伍散寒止痛，化饮降逆。妙在以朱砂为色，既重镇宁心定悸，且降逆气止腹痛，方名赤丸正因此。

【功效】 散寒止痛，化饮降逆。

【适应证候】 寒气厥逆。

【方药分析】 方中乌头、细辛温脾肾，散阴寒，除痼冷，止疼痛，通行十二经脉，能达阳于四肢百骸。茯苓、半夏化饮邪健脾气，以复中焦升降之机；朱砂重镇安神宁心定悸，能降逆气，《别录》载"除中恶腹痛"。仲景名之曰"赤丸"，正为朱砂之色。可见此药在方中的重要作用。

按： 方中乌头有毒，与半夏相反，仲景用之取其相反相激，峻逐阴邪。后人对乌头或附子反半夏之说，提出过诸多质疑。如清代曹仁伯、王旭高医案，近贤丁甘仁、蒲辅周等治验，均有乌头或附子与半夏相伍者，且取得较好疗效。可见辨证无误，确须二味相伍者，亦当"有故无殒"。然而十八反毕竟是前人的经验教训，应用时尤当慎重。

【用量用法】

1. 现代用量　茯苓12g，半夏12g，乌头6g，细辛3g。

2. 现代用法 上4味，共为细末，炼蜜为小丸，朱砂为衣，每次服3g，饮前温酒调服，日服3次。

【临床应用】

1. 古代应用

（1）治心下悸，有痰饮，恶寒或微厥者。（《方极》）

（2）治厥逆恶寒，心下悸者。（《方机》）

（3）治疝家胁腹挛痛，恶寒，腹中辘辘有声，呕而眩悸，其证缓者，常用此方为佳，若不能酒服者，以白汤送下。（《类聚方广义》）

2. 现代应用

治疗关节疾病、末梢神经疾病等。[伊藤隆，等. 赤丸的临床观察. 国医论坛，1989（1）：48]

大乌头煎

【歌括】 沉紧而弦痛绕脐，白津①厥逆冷凄凄，
　　　　　　乌头五个煮添蜜，顷刻颠危快挈提。

【药物组成】 乌头大者五枚，熬，去皮，不㕮咀

上以水三升，煮取一升，去滓，内蜜二升，煎令水气尽，取二升。强人服七合，弱人服五合。不差，明日更服，不可一日再服。

【注释】 ①白津：赵本《金匮》作"自汗"。指寒疝发作时，因剧烈疼痛而出冷汗。

【白话解】 脉见沉紧而弦，绕脐急痛，四肢厥逆，冷汗出，甚则唇青面白，恶寒不饮食，此时阳虚阴邪，寒凝失温，元阳虚甚，疼痛剧烈，有逼阳外脱之势，所以急当以大辛大热的乌头驱寒止痛，复阳散阴。

【功效】 峻逐阴寒，复阳止痛。

【适应证候】 腹痛脉弦而紧，弦则卫气不行，即恶寒，紧则不欲食；邪正相搏，即为寒疝。寒疝绕脐痛，若发则白津出，手足厥冷，其脉沉紧者。

【方药分析】 乌头大辛大热，峻逐阴寒，峻补元阳，驱散寒结而止疼痛，因其峻烈有毒，故伍以甘平滋润的蜂蜜，既制约乌头之毒性，又能缓和延长药效，且有阴阳相配之义。达到复阳散阴而不伤正。

按： 乌头强于散寒除湿止痛，用之得宜，效如桴鼓，但毒性较强，应

用时须掌握煎服法。按仲景所述煎服。并注意人体体质情况，因人制宜，不可过量。即所谓"强人服七合，弱人服五合……不可一日再服"。一旦中毒，如出现心悸、呼吸困难、肢厥、昏迷、脉结代等，当立即停药，迅速抢救。

【用量用法】

1. **现代用量** 乌头9g，蜜30g。

2. **现代用法** 乌头先以水300ml，煮取100ml，去滓，下蜜，煎另水气尽，取200ml，强人服70ml，弱人服50ml，不差，翌日更服，不可一日再服。

【临床应用】

古代应用

（1）治腹痛，自汗出，手足厥冷，脉沉弦者。(《方机》)

（2）治寒疝，腹中痛，叫呼欲死，面色如土，冷汗淋漓，四肢拘急，厥冷烦躁，脉弦迟者。(《类聚方广义》)

当归生姜羊肉汤

【歌括】 腹痛胁疼急不堪，羊斤姜五并归三，

　　　　　于今豆蔻香砂法，可笑依盲授指南。

加减： 寒多增到一斤姜，痛呕宜加橘术商，

　　　　术用一分橘二两，祛痰止呕补中方。

【药物组成】 当归三两　生姜五两　羊肉一斤

上三味，以水八升，煮取三升，温服七合，日三服。

【白话解】 本方治血虚气弱之寒疝证。如产后、外伤等失血过多，气随血失，或久病大病气血两虚，气虚失温，血虚失濡，筋脉拘急，故腹中拘急作痛；两胁属肝，肝藏血，经脉布胁肋，今血气凝滞，肝脉失养，则两胁拘急疼痛。即所谓胁痛里急。用当归、生姜、羊肉温补气血，散寒止痛。于今的豆蔻香砂之类芳香行气止痛的方法，如应用于这种血虚寒疝是很可笑的，应从中受到启示。

加减法：如寒多者，生姜量可增加到一斤，疼痛较重而且见呕吐者，加橘皮二两、白术一两。加生姜时，亦应加水5升，煮取三升二合，温服。这样既温阳补血，又可去痰止呕。

【功效】 养血散寒。

【适应证候】 治寒疝腹中痛，及胁痛里急者主之。

【方药分析】 本方以羊肉为君，甘温而益气补血、温中缓下，为血肉有情之物，得当归养血活血，生姜辛温气香，温中散寒，醒脾调味，可除羊肉之腥膻。诸味相伍，正所谓《内经》的"形不足者，温之以气，精不足者，补之以味"之形精兼顾治则的具体体现。

按： 本方确是一首行之有效的食疗方，适用于多种慢性虚寒性疾病。但阴虚火旺的病人，又非本方之所宜。

【用量用法】

1. **现代用量** 当归10g，生姜15g，鲜羊肉100g。

2. **现代用法** 上3味，以水800ml，煮取300ml，温服70ml，日3服。若寒多者，加生姜100g，痛重而呕者，加橘皮6g，白术3g。加生姜者，并加水500ml，煮取300ml。

【临床应用】

1. **古代应用**

（1）凡少腹疼痛，用桂心等药不应者，用之辄效。(《千金方衍义》)

（2）老人疝痛，妇人血气痛，属血燥液枯者，宜此方。(《类聚方广义》)

2. **现代应用**

（1）治疗虚寒肌衄：岳某，女，52岁。常因饮冷或遇寒即觉腹痛。1976年12月13日，突然头痛加剧，鼻齿出血百余毫升，腹中绞痛。全身满布米粒大小之紫癜，尤以躯干为多。于次日住院治疗。诊见面色萎黄，形寒肢冷，紫斑大小不等，不隆起，压之不褪色。舌淡，苔白，脉沉细无力。化验：血小板34×10^9/L。遂诊为血小板减少性紫癜，虚寒肌衄。宜补血温阳，方拟当归生姜羊肉汤。当归50g，生姜50g，羊肉100g。水煎服，每日1剂，服药9剂，诸证悉除，紫斑逐渐消退。化验：血小板14×10^9/L。1976年12月24日病愈出院。随访三年未见复发。1979年12月化验为170×10^9/L。[田国栋. 治验简介. 吉林中医药，1981（1）：38]

（2）治疗低血压性眩晕：笔者在长期临床实践中，喜用当归生姜羊肉汤治疗低血压性眩晕，屡屡获效。典型病例：徐某，男，80岁，农民。患低血压性眩晕多年，头晕目眩，裹首闭目，立则晕倒，卧床不起。血压常在90/55mmHg左右。前医投参、芪诸药及人参蜂王浆等罔效，复予西药地芬尼多、培他定、胞磷胆碱，效示不显。授予当归生姜羊肉汤：先将羊肉250g合生姜15g切片，文火熬成羊肉汤三碗，加入调料待用，另煎当归、大枣各50g成200ml药液，每日分2次将药液、羊肉汤分别依次饮尽（混合难服），连服1周，2周后复诊，血压升至105/70mmHg，未用他药，诸症悉除。[徐有全. 当归生姜羊肉汤治疗低血压性眩晕. 浙江中医杂志，1990（3）：31]

乌头桂枝汤

【歌括】 腹痛身疼肢不仁，药攻刺灸治非真，

桂枝汤照原方煮，蜜煮乌头合用神。

【药物组成】 乌头5枚

上一味，以蜜二斤，煎减半，去滓；以桂枝汤五合解之[①]，令得一升后，初服二合，不知即服三合，又不知，复加至五合。其知者如醉状[②]；得吐者为中病。

【注释】 ①合解之：即将桂枝汤药液与蜜煎乌头的蜜汁混合，用二斤蜜，煎减半，已成蜜膏状，须桂枝汤药汁溶化，故称"解之"。

②如醉状：即有头晕目眩，有如醉酒的感觉。

【白话解】 本方为寒疝兼表证之证治。病家素体阳虚，内寒较甚，复感外寒，内外合邪。内则寒凝气结，阳气不通，温煦失常，故腹中痛剧；阳不达四末，四肢厥逆，或手足麻木不仁。外则寒束于表，闭阻肌肤，营卫不和，络脉不畅，故见身体疼痛，或发热恶寒等。病属表里同病，内外皆寒，单纯温里或徒于解表及单用灸刺等法都不是正治之法。桂枝汤和乌头煎合用，双解表里，才能达到神奇的效果。

【功效】 驱寒止痛，散寒解表。

【适应证候】 寒疝腹中痛，逆冷，手足不仁，若身疼痛，灸刺诸药不能治者。

【方药分析】 大乌头煎峻逐阴邪，温里散寒止痛，桂枝汤调和营卫，祛风散寒解表邪止身疼。取两方煎液兑服，温里解表，并行不悖。徐忠可认为此"所谓七分治里，三分治表也"。

【用量用法】

1. **现代用量** 乌头10~30g。

2. **现代用法** 以蜜200g，煎取100g，去滓；用桂枝汤50ml冲溶蜜汁，和匀，初服20ml；不知，加服10ml，又不知，复加20ml，即复加至50ml。

服药后，头晕目眩，得吐者为中病。

3. **注意事项** 乌头毒性较强，仲景用之亦十分谨慎，先从小量开始，依据服药后的反应情况，逐渐加大药量。所谓"如醉状，得吐"，这已是轻度中毒反应，急当停药，不可再服。即"中病即止"。若进一步出现呼吸困难、心悸、痉挛、昏迷等，则属重度中毒现象，必须迅速抢救。

【临床应用】

1. **古代应用**

（1）治风寒疝，腹中痛，逆冷，手足不仁，身体疼痛，及贼风入腹，攻刺五脏，拘急不能转侧，阴缩，本方悉主之。（《三因极一病证方论》）

（2）寒疝绕脐痛，上连心胸，下控阴囊，苦楚不可忍，手足逆冷，自汗如流，则非本方不能救。（《类聚方广义》）

2. **现代应用**

（1）治疗睾丸疼痛：杨某，男，32岁，1965年3月10日诊治。因寒涉水，兼以房事不节，诱发睾丸剧痛，多方诊治无效而就诊。症见：面色青黑，神采困惫，舌白多津，喜暖畏寒，睾丸肿硬剧烈疼痛，牵引少腹，发作则小便带白，左睾丸偏大，肿硬下垂，少腹常冷，阴囊汗多，四肢厥冷，脉象沉弦，此乃阴寒凝聚，治宜温经散寒。处方：炮附子（先煎）、白芍、桂枝、炙甘草、生姜各30g，黄芪60g，大枣12枚。12剂。兼服：当归120g，生姜250g，羊肉1000g。上方服后，阳回痛止，参加工作。[周连三.寒疝、膨胀、大汗亡阳案.新医药学杂志，1978（12）：17]

（2）治疗血栓闭塞性脉管炎：有报道以乌头桂枝汤为主，配以人参养荣汤等，递次轮服，治愈血栓闭塞性脉管炎一例。其关键是用大热通阳之剂，以解决寒凝血滞这一主要矛盾。[任树生.门纯德老中医临床治验三例.山西医药杂志，1978（5）：37]

附　方

大承气汤

【歌括】 见痉病。

按： 大承气治宿食内结于肠之便闭或下利证。宿食多由饮食不节，谷食经宿不化，停滞于胃肠所致。宿食内结于肠，腑气不通则大便秘结不通，脘腹痞胀，疼痛拒按；热结于内，旁流于外，又可见泻利臭秽，频而不爽，伴脘腹胀满疼痛，纳呆嗳腐。此宿食下利，又当因势利导，攻下宿食，"通因通用"。故以大承气汤攻之。

瓜蒂散

【歌括】 痛在胸中气分乖，咽喉息碍痞难排，
平行瓜豆还调豉，寸脉微浮涌吐佳。

【药物组成】 瓜蒂一分，熬黄　赤小豆一分，煮

上二味，杵为散；以香豉七合煮取汁，和散一钱匕[1]，温服之。不吐者，少加之，得快吐为度。

【注释】 [1]钱匕：古代量取药末的器具。用汉代的五铢钱币量取药末至不散落者为一钱匕，约合现代1.5g。

【白话解】 宿食停于上脘，痰涎壅塞胸中，气机郁滞，自觉痞硬不舒，烦懊不安；气不得畅，上冲咽喉，呼吸困难，这种胸中寒热郁气与饮郁结为病，已非汗下之法所能治，诊其寸脉微浮，知邪有上越之势，宗《内经》"其高者因而越之"之法，故用瓜蒂、赤小豆各一分，调香豉七合煮取汁，以快吐胸中宿食之邪。

【功效】 涌吐实痰。

【适应证候】 治宿食在上脘，当吐之。宜此散主之。

【方药分析】 方中瓜蒂为君，苦寒有小毒，色青，像东方甲木之化，得春升生发之机性升催吐，能提胃中阳气，以除胸中之寒热，为吐剂中第一品。赤小豆酸寒，利水除湿，二味相伍，酸苦涌泄，再佐以豆豉轻清宣泄，更助其涌吐之力。

按：因本方性升催吐之力颇强，且有一定毒性，故每服一钱匕，宜从小量开始，视情况逐渐增加药量，以防伤正。

另外，对"赤小豆"一物注家有不同看法。一说草本植物赤小豆之成熟种子，清热利水凉血。另一说属木本植物"相思子"俗称"蟹眼豆"，性酸温，有涌吐作用。应用于临床，当辨证择药。

【用量用法】

1. 现代用量　瓜蒂10g（熬黄），赤小豆10g。

2. 现代用法　上2味研细末和匀，每服1~2g，用淡豆豉15g，煮作稀糊，去滓，取汁和散，乘温，顿服之。若不吐者，少加剂量，得吐停药。

3. 注意事项 本方服后，因升散力强，涌泄同时可见头晕、汗出等不适反应，应嘱病人选择避风安全之处，勿惊恐，或闭目静息，以免跌仆或汗出受风。若服后不吐，心烦欲吐不出者，可辅用他物以催吐。若服后邪已去而吐不止，可以葱白煎汤止吐。

【临床应用】

1. 古代应用

（1）治胸中多痰，头痛不欲饮。（《肘后方》）

（2）饮食过饱，填塞胸中。（《内外伤辨惑论》）

（3）寒痰结于膈上，及湿热头重鼻塞。（《张氏医通》）

（4）治风癫。（《奇效良方》）

（5）卒中痰迷，涎潮壅盛，癫狂烦乱，人事昏沉；食填中脘，欲吐不出。（《医方集解》）

2. 现代应用

（1）治疗喘息：信州某孩三岁，因食盐虾过多，得早喘之疾，乳食不进。贫无可召医治。一道人过门，见病女喘不止，便叫取甜瓜蒂七枚，研为粗末，用冷水半茶盏许，调澄取汁呷一小呷。如其言，才饮竟，即吐痰涎若黏胶状，胸次既宽，喘亦定。少日再作，又服之，随手愈。凡三进药，病根如扫。（江瓘．名医类案卷三·喘．北京：人民卫生出版社，1982：93）

（2）治疗狂症：张某，男，59岁。因平素性情暴躁，更加思虑过度，经常失眠，后遂自言自语，出现精神失常状态，有时咆哮狂叫，有时摔砸杂物，嬉笑怒骂变幻无常。如此情况延续月余，家中杂物摔砸已尽，渐至见人殴打，因此锁闭室中，不敢令其出屋，百般医疗，均无效果。邀余处方，余谓古人对精神错乱的认识，谓系痰涎蒙蔽清窍，须用涌痰之剂，便痰涎涌出，方能有效。余遂疏瓜蒂散与之。瓜蒂10g，豆豉10g，赤小豆30g。煎汤顿服，连进2剂，其呕吐黏涎3次，毫不见效。后因房门锁开乘机窜出，竟将邻人殴伤并将所有杂物砸碎，因此家中苦闷无法维持，一再强余设法治疗。余因与患者之子相知素深，遂不顾一切地与大剂瓜蒂散与之：苦瓜蒂21g，赤小豆30g，煎汤顿服。服后隔半小时开始作呕，连续两昼夜共呕20余次，尽属黏涎。自呕吐开始，便不思饮食。一天后周身困顿不欲活动，困睡到第3天忽然清醒，后以豁痰通窍安神之剂，调理而愈。（邢锡波．伤寒论临床实验录．天津：天津科学技术出版社，1984：158）

《外台》乌头汤

【歌括】 陈氏认为"即大乌头煎",方歌见上。

按： 考《外台秘要》卷十四贼风门载有"乌头汤主寒疝,腹中绞痛,贼风入腹,攻五脏,拘急不得转侧叫呼,发作有时,使人阴缩,手足厥逆方。乌头十五枚,芍药四两,甘草二两,炙,大枣十二枚,生姜一斤,桂心六两。《外台》所载之证与此大致相同,而《外台》乌头汤应是乌头桂枝汤加重药量而成,并非"大乌头煎"方。且《外台》所载乃引自《千金》第八卷贼风门。故有学者认为"外台"二字,当系"千金"二字之误。

《外台》柴胡桂枝汤

【歌括】 小柴原方取煎半,桂枝汤入复方全,
阳中太少相因病,偏重柴胡作仔肩①。

【药物组成】 柴胡四两 黄芩 人参 芍药 桂枝 生姜各一两半 甘草一两 半夏二合半 大枣六枚

上九味,以水六升,煮取三升,温服一升,日三服。

【注释】 ①仔肩：责任、负担之意。

【白话解】 本方是由小柴胡汤、桂枝汤两方各半合剂而成。二者缺一不可,因是表邪未解,内入少阳,二经皆病。故合方之治,但因证势尚不过重,故采用轻剂,原方各减半量,以太少二经同治。但仍属少阳权变治法之一。故柴胡剂为主,从半表达邪于外。

【功效】 和解少阳,发散太阳,表里双解。

【适应证候】 治心腹卒中痛者。

【方药分析】 本方为表邪加内热之腹痛证治和太阳表邪未解,邪入少阳之证治。桂枝汤调和营卫,为太阳主方,小柴胡和解表里,为少阳主方。外感风寒,内传少阳,致营卫失和；气血不得通畅,肝胆疏泄失利,里气不和,故心腹卒中痛。以柴胡、桂枝、生姜升阳透表,达邪于外,人参、半夏、甘草、大枣益气和中,缓急止痛,黄芩、芍药治寒中夹杂之热,防伐脾土。故可表里双解,寒热兼除。

【用量用法】

1. **现代用量** 桂枝4.5g,芍药4.5g,黄芩4.5g,人参4.5g,炙甘草3g,半夏（洗,二合半）4.5g,大枣6枚,生姜4.5g,柴胡12g。

2. **现代用法** 上9味,以水1000ml,煮取600ml,去滓,温服200ml。

【临床应用】

1. 古代应用

（1）寒疝腹痛者。（《外台秘要》）

（2）疟疾身热汗出者。（《伤寒准绳》）

2. 现代应用

（1）治疗癫痫：据报道用柴胡桂枝汤治疗癫痫，取得了较为满意的疗效。在被统计的433个病例中（其中大多数是经抗癫痫药治疗效果不好的），治愈115例，证候明显减轻的79例，合计显效率为44.8%。［相见三郎，等. 柴胡桂枝汤治疗癫痫. 山东中医学院学报，1978（3）：78］

（2）治疗发热：据报道本方治疗高热和低热各1例，疗效满意。［周少逸，等. 柴胡桂枝汤的临床应用. 江苏中医，1985（4）：24］

《外台》走马汤

【歌括】 外来异气伤人多，腹胀心疼走马搓，

巴豆二枚同捣细，冲汤捻汁好驱邪。

【药物组成】 巴豆二枚，熬，去皮心　杏仁二枚

上二味，以绵缠槌令碎，热汤二合，捻取白汁饮之，当下，老少量之。通治飞尸[①]鬼击[②]病。

【注释】 ①飞尸：病名，其病突然发作，迅速如飞。症见心腹刺痛，气息喘息，胀满上冲心胸。

②鬼击：古病名。指不正之邪气突然袭击人体，而见胸胁腹内绞急切痛，或兼见吐血、衄血、下血。

【白话解】 外来六淫邪毒猛恶疠气侵袭人体的病证也很多。由于所过之处，血气为之凝滞不行，故症见身痛，心腹胀满绞痛，或通身青紫，四肢厥冷等症，用走马汤可疗。用巴豆、杏仁各二枚，以绵缠捣令碎，再以热汤二合，捻取白汁服之。具有很好的祛邪功效。

【功效】 开肺利气，温通泻下。

【适应证候】 治中恶、心痛、腹胀、大便不通。

【方药分析】 巴豆辛温有大毒，除鬼注蛊毒，利水通谷道。杏仁甘苦温有小毒，入肺经，宣利肺气，肺与大肠相表里，欲除其邪，须畅达气机。二味相伍，上宣于肺，下利肠道。以毒攻毒，一鼓而下，故曰"冲汤捻汁

好驱邪"。

【用量用法】

1. 现代用量 杏仁2枚,巴豆2枚(去皮心,熬)。

2. 现代用法 上2味,以绵缠粉碎,加热汤20ml,捻取白汁,饮之当下。

3. 注意事项 服本方后,便通即停,若泻下不止者,饮冷水一杯则定。

【临床应用】

古代应用

(1)疗卒得诸疝,少腹及阴中相引绞痛,自汗出欲死,此名寒疝,亦名阴疝,张仲景飞尸走马汤方同。(《外台秘要》)

(2)治卒疝,无故心腹痛,阴缩,手足厥逆,并治飞尸鬼击。(《三因极一病证方论》)

五脏风寒积聚方

旋覆花汤

【歌括】 肝著①之人欲蹈胸②，热汤一饮便轻松。

覆花三两葱十四，新绛通行少许从。

【药物组成】 旋覆花三两　葱十四茎　新绛少许

上三味，以水三升，煮取一升，顿③服之。

【注释】 ①肝著：以病因病位而命名的疾病。"著"，这里是"着"的异体，留滞不去之意。是由于肝受邪，其条达疏泄失职，以致肝经经脉气血郁滞，着而不行，故此名之。

②蹈胸：蹈，足踏。此处可以理解为用手捶打或揉推按压胸部，更甚者用脚踩踏。

③顿：一次性、全部。

【白话解】 肝著之证因气血郁滞不行，胸中痞塞满闷，病人想以手捶打推揉，使气机暂时通畅。初起病在气分时，可以饮热汤来缓解症状；若饮热无效，则用旋覆花汤。方中旋覆花三两，葱茎十四根，新绛少许，以能行气血。

【功效】 行气活血，通阳散结。

【适应证候】 肝著，其人常欲蹈其胸上，先未苦时，但欲饮热。（7）

【方药分析】 肝著之证，由于肝受邪，其条达疏泄之职失司，以致气血郁滞，而肝的经脉又布胁络胸，故胸中气机不利，可见胸中痞塞满闷，甚者胀痛刺痛。若用手捶打或推揉，可暂时令气机舒展通畅，故其人欲蹈其胸。肝著起病之初先在气分，故可以饮热汤，胸阳得以宣达，气机得以能利，胸中痞结等症可以缓解。但若病已涉及血分，肝经经脉瘀滞，即使饮热也无济于事，此时用旋覆花汤治疗。旋覆花性温微咸，善通肝经而理气散郁；葱辛温味芳香，可温阳散结，宣浊开痹；新绛以活血化瘀见长，三味相伍，共奏行气活血，通阳散结之效。

　　按： 新绛，历代医家的认识颇有不同。有的认为是"绯帛"，即已被染成大红色丝织品的大红帽帏。陶弘景认为："绛，茜草也。"即新刈之茜草。临证时凭经验，有用茜草、红花、苏木、郁金等替代之。实践证明，茜草颇佳。以上新绛的用法，可供临床实践时参考。

【用量用法】

1. **现代用量**　旋覆花 10～15g，葱 14 茎，茜草 3～6g。

2. **现代用法**　以水 300ml，煮取 100ml，温服，一次服完。

【临床应用】

1. **古代应用**

（1）治妊妇头目眩疼，壮热心躁。（《伤寒六书》）

（2）虚风袭入膀胱，崩漏鲜血不止。（《张氏医通》）

（3）治病程久，其证有消瘦、目黄、痞块、失血、咳嗽、气喘、胁痛、脘痛等。（叶天士）

2. **现代应用**

　　旋覆花汤是治络瘀肝著要方。目前国内医家将旋覆花广泛运用于瘀血性的胸胁痛（包括肋间神经痛、慢性迁延性肝病、肝硬化所致者），以及月经不调、痛经和妊娠行人工流产术后漏下不止、男子乳岩等，均可以此为基本方灵活运用，有一定疗效。又慢性肝炎及慢性肺源性心脏病患者，具有肝著症状，右胁胀痛，不能呼吸转侧，纳差，喜热饮，常以拳自推，以旋覆花汤加味治之，疗效满意。（金先融. 旋覆花汤加味治疗肝著. 浙江中医杂志，1983，10：445）

麻仁丸

【歌括】　一升杏子二升麻，枳芍半斤效可夸。

　　　　　　黄朴一斤丸饮下，缓通脾约①是专家。

【药物组成】　麻子仁二升　芍药半斤　枳实一斤　大黄一斤，去皮　厚朴一尺，去皮　杏仁一升，去皮尖，熬，别作脂

　　上六味，末之，炼蜜和丸梧子大，饮服十丸，日三服，渐加，以知为度。

【注释】　①脾约：病名。脾胃互为表里，脏腑之气相通。正常情况下，脾为胃行津液。今阳明胃气强，胃热盛而脾阴弱，脾不能为胃行其津液，则肠道失于濡

润而大便干结；脾的功能受到约束，不能布散水津，上归于肺，水津下迫膀胱而小便频多。此即胃强脾弱，弱者被强者所约束，故称为脾约。

【白话解】　麻子仁丸专治胃强脾弱，大便难而小便频数的脾约证。方中杏仁一升，麻子仁二升，枳实、芍药各用半斤；大黄、厚朴各一斤，制成丸剂用，具有泄热、润肠、缓通大便之效。

【功效】　泄热润燥，缓通大便。

【适应证候】　趺阳脉浮而涩，浮则胃气强，涩则小便数，浮涩相搏，大便则坚，其脾为约。（15）

【方药分析】　麻子仁丸所主治之证为胃强脾弱的脾约证。趺阳脉主候脾胃病。趺阳脉浮，举之有余为阳脉，主胃热气强；涩是按之滞涩不流利，为阴脉，主脾脏津液不足。脾阴不足，不能为胃行其津液，肠道失于濡润；胃热阴伤，膀胱为燥热所迫，故见大便干结，小便频数之症。治以泄热润燥，缓通大便。方中麻子仁、杏仁质润多脂，润燥滑肠；芍药养阴和中；佐以小承气泄热导滞，攻下通便，以蜜和丸，意在缓下。本方润肠药与攻下药同用，炼蜜为丸，具有泻而不峻，润而不腻，甘缓润下之效。

【用量用法】

1. **现代用量**　麻子仁60g，芍药15g，大黄30g，厚朴30g，杏仁30g，枳实15g。

2. **现代用法**　上药为末，炼蜜和丸，每次9g，每日1～2次，温开水送服。或作汤剂，水煎服，药量按比例酌减。

【临床应用】

1. **古代应用**

本方去芍药，厚朴，杏仁，枳壳易枳实，加人参为蜜丸，治产后便秘涩。（《证治准绳女科》）

2. **现代应用**

（1）便秘：屈氏报道以麻子仁丸为基本方加减治疗便秘172例。麻子仁20g，杏仁15g，白芍15g，大黄15g，枳实15g，厚朴15g，蜂蜜30g。外伤手术后加桃仁、当归；产后加熟地、当归、制首乌；中风加瓜蒌、生地、肉苁蓉；习惯性便秘加郁李仁、肉苁蓉；痔疮加槐角、槐花。半年内无复发164例，3个月内无复发8例，用药3天症状均有改变，172例均见效。［屈起廷. 麻子仁丸治疗便秘172例. 湖南中医药导报，1997，3（6）：54］

（2）口疮：某女，72岁。反复发作口腔溃疡1年余，经中西医治疗效果不佳。就诊时见口腔两颊上下齿龈，舌尖舌下多处黄豆粒大小溃疡点，周围红肿热痛。口臭，烦躁，便秘2～3日一行。辨证为胃肠燥热，治以泻热润肠通便。麻子仁30g，杏仁10g，白芍12g，生大黄10g，枳实15g，厚朴6g，当归12g，竹叶5g，赤芍10g，丹皮10g，木通20g。服3剂口腔溃疡明显好转，热痛大减。上方去枳实、厚朴，又服3剂，大便正常，溃疡基本愈合。为巩固疗效，以生地、大黄、麦冬泡水代茶饮，调理半月，口疮痊愈，大便始终正常。[于丽芬. 通便疗口疮. 中医药信息，1997，14（5）：38]

（3）预防产后便难：以麻子仁丸为基本方，加生地、当归、柏子仁、肉苁蓉。给81例产妇前常规服用，无一例出现产后大便难的情况。[王健伟，刘侠. 加味麻子仁丸预防产后大便难. 安徽中医临床杂志，1998，10（1）：61]

（4）治疗噎膈：方用：白芍、蜂蜜冲服各30g，火麻仁20g，厚朴、枳实各15g，杏仁12g，大黄后下10g，旋覆花3g。先后服12剂，大便通利、咽部哽噎消失，余症均除。另有报道，以本方加减治疗贲门痉挛、慢性咽炎、幽门梗阻等病，改厚朴为君药，用量在15～30g间，酌加旋覆花、赭石。非占位性病所致的噎膈服后多能收效，对于占位性病后亦能缓解症状。（唐祖宣. 麻子仁丸的异病同治. 浙江中医杂志，1985，4：174）

甘草干姜茯苓白术汤

【歌括】 腰冷溶溶坐水泉，腹重如带五千钱。

术甘二两姜苓四，寒湿同驱岂偶然。

【药物组成】 甘草二两　白术二两　干姜四两　茯苓四两

上四味，以水五升，煮取三升，分温三服，腰中即温。

【白话解】 腰部寒冷好像坐在水泉中，腰腹部沉重好似带五千铜钱的感觉。方用白术、甘草各二两；干姜、茯苓各四两，可以驱寒除湿。

【功效】 温阳散寒，健脾除湿。

【适应证候】 肾著之病，其人身体重，腰中冷，如坐水中，形如水状，反不渴，小便自利，饮食如故，病属下焦，身劳汗出，衣里冷湿，久久得之，腰以下冷痛，腹重如带五千钱。（16）

【方药分析】 本方为肾著之证治。多起于劳动汗出，腰部感受寒湿，阳气痹阻不行，腰部出现冷痛和沉重感。所以出现"如坐水中"、"形如水状"、"腹重如带五千钱"等表现。由于病在腰腹肌腠，未累及肾之本脏和膀胱，所以口不渴，小便和饮食均如常。其治法不在温肾脏，而以祛除腰部经络寒湿为主，重用干姜、茯苓温阳散寒，除湿导水下走；配以白术健脾燥湿，甘草益脾气健运化。诸药相合，脾肾阳气充足而寒湿之邪得去。

【用量用法】

1. **现代用量**　甘草6g，白术6g，干姜12g，茯苓12g。

2. **现代用法**　以水500ml，煮取300ml，分3次温服。

【临床应用】

1. **古代应用**

（1）治妊妇浮肿，小便自利，腰体冷痛，喘咳者。又云治老人平日小便失禁，腰腿沉重冷痛者。又男女遗尿，至十四五岁犹不已者，最为难治，此方加反鼻（蝮蛇霜）能奏效，宜随症加附子。（《备急千金要方》）

（2）治胞痹，小便不利，鼻出清涕。（《宣明论》）

（3）治腰冷如坐水中，精液时泄不自禁，心下悸。（《古方便览》）

2. **现代应用**

（1）鞘膜积液：某男，1995年3月诊，右侧阴囊肿大3日，外科诊为"鞘膜积液"。因畏惧手术求诊中医。自觉腰痛，遇寒加重，小腹及前阴坠胀，阴冷，便溏，舌苔薄白，脉沉。辨证为寒湿下注，阻滞肝经。处方：甘草10g，白术15g，干姜12g，茯苓15g，10剂后痊愈。[吴德武.甘姜苓术汤临证验案三则.国医论坛，1997，12（3）：16～17]

（2）带下：吴某，带下量多2年余，加重2月前来就诊。带下色清质稀绵绵不断，腰冷痛，月经量多，色黯质稀。舌淡胖边有齿痕，苔薄白，脉濡无力。辨证为寒湿淫滞任带。治以温中散寒，祛湿止带。炙甘草6g，干姜8g，茯苓12g，白芷8g，白术15g，莲须15g，续断15g。4剂后，带下量大减，原方继服6剂，诸症悉除。[魏祝娣.经方治疗寒湿带下病.新中医，1997，29（8）：46～47]

（3）遗尿：谢某，12岁，1980年就诊。1977年冬季遗尿至今，用补肾固涩中药治疗无效。近来尿床次数频繁，白天尿量亦多。纳食不佳，便溏面色少华，舌淡苔薄白，脉沉无力。辨证为脾肾气虚。拟燠土胜水，缩泉止遗。以甘姜苓术汤合缩泉丸加味。连服20剂后痊愈。（谢自成.甘姜苓术汤加减对儿科遗尿、腹泻、脱肛、喘证的应用.上海中医药杂志，1987，

12：17）

（4）泌尿系结石：高氏以甘姜苓术汤加味治疗泌尿系结石13例。以腰腹绞痛伴血尿为临床表现（腹平片示尿路结石，阴影成肾盂肾盏结石）。处方：生甘草6g，白术10g，干姜6g，茯苓15g，木通6g，滑石粉3g，延胡索15g，白茅根45g，黄芪25g，萆薢10g。结石活动期加金钱草、海金沙、王不留行；血尿加茜草、仙鹤草、蒲黄炭；腰痛甚加香附、乌药。总有效率达85.6%。（高学功．肾著汤治疗泌尿系结石13例观察．河北中医，1991，1：2）

痰饮咳嗽方

苓桂术甘汤

【歌括】 病因吐下气冲胸[①]，起则头眩身振从[②]。

苓四桂三术草二，温中降逆效从容[③]。

【药物组成】 茯苓四两　桂枝三两　白术　甘草炙，各二两

上四味，以水六升，煮取三升，去滓，分温三服。

【注释】 ①冲胸：肝胃气逆，上冲胸膺，胸满胀闷。

②振从：肢体麻木酥软，轻微颤动。

③从容：言药效平稳绵长。

【白话解】 伤寒吐下之后，脾胃受伤，浊气上冲胸膺，清阳受阻，头目不利，故起则头晕目眩。汗下不仅伤阴而且伤气，故经脉不利，而肢体有震颤之感。可用茯苓四两，桂枝三两，白术、甘草（炙）各二两，温中健脾，升清降浊，而取平稳持久之疗效。

【功效】 健脾燥湿，温阳化水。

【适应证候】 心下有痰饮，胸胁支满，头眩。（16）

【方药分析】 本方提出痰饮证治，总由脾胃受损，饮停中焦所致。心下即胃之所在，饮停其中，故胸胁支撑胀满，饮阻于中，清阳不升，头目眩晕。以苓桂术甘汤温阳蠲饮，健脾利水。方中茯苓淡渗利水。桂枝辛甘温阳，两药配伍，有温阳利水之效；白术健脾燥湿，甘草和中益气，两者相协，又可实土而制水，故本方乃痰饮第一方，亦为"病痰饮者，当以温药和之"治则的具体诠释。

按：刘渡舟先生生平最喜欢用苓桂剂治疗一切痰饮水湿痞塞上冲之证。并把以茯苓桂枝为主药的一系列方剂，如苓桂枣甘汤、苓桂姜甘汤、五苓散等称为苓桂剂，特别阐述了苓桂相合之妙用。刘老云：苓桂作用有四，甘淡利水，养心安神，行肺之治节，补脾厚土。所以茯苓一味有消阴利水、养心定悸、补脾以固堤坝之全权作用，而为本方之主药。桂枝在本方之作用有三：通阳以消阴，下气以降冲，补心阳以制水寒。而与茯苓配合相得益彰，亦为本方之主药。假如本方有桂枝而无茯苓，则不能渗利水邪以伐阴气；如果只有茯苓而无桂枝，则上不能补心阳之虚，下不能通阳以行津液。由此可见，桂苓二药相须相成，协作有方而缺一不可。至于方中的白术补脾助茯苓以运化水湿；炙甘草则助桂枝上扶心阳，中保脾胃之气，以缓水湿泛滥。以上药仅四味，配伍精当，大有千军万马之声势，临床疗效惊人，实为《汤液经》中水剂代表之方，而与火剂三黄泻心汤遥相呼应。

刘氏生平曾用苓桂剂治愈无数难证，举有冠心病、精神病、梅尼埃病、水肿、失眠、心律失常、风心病、肺心病、心衰、急慢性支气管炎、胸膜炎、胸腔积液等，堪称当代经方家中善用苓桂剂第一人。特别其对"水心病"的发挥，颇具楷模。刘老云："苓桂术甘汤治疗'水心病'可谓独树一帜，效果非常令人满意"，"至于它的证候表现，据临床观察已超出仲景所述，今后必然会有新的发展。"而其学生傅延龄通过实验研究，证明此方具有一定的抗心脏缺血，抗心律失常及正性肌力等作用。由此看来，苓桂术甘汤是治疗"水心病"的王牌，临床之士不得忽视。

刘老苓桂剂加减方共有七方：

苓桂杏甘汤：本方减白术加杏仁。主治水心病咳喘重者。

苓桂杏薏汤：本方减术草加杏仁、苡米。主治水心病痰浊重者。

苓桂茜红汤：本方减术草加茜草、红花。主治水心病兼瘀血胸背刺痛者。

苓桂二陈汤：本方加半夏、陈皮。主治水心病呕吐重者。

苓桂术甘附汤：本方加附子。主治水心病后背恶寒酸重者。

五苓汤：本方去甘草加猪苓、泽泻。主治水心病兼下肢肿胀重者。

苓桂术甘参汤：本方加党参。主治水心病兼脉软气虚者。

【用量用法】

1. 现代用量　茯苓 10～30g，桂枝 6～15g，白术 6～12g，炙甘草 6～10g。

2. 现代用法　用水 600ml，煎取 200ml，每日 2 次，每次 100ml，早晚

饭后半小时服用。

3. **注意事项**　本方用治痰饮水肿，茯苓用量相对宜大，量小则不为苓桂剂矣。

【临床应用】

1. **古代应用**

（1）用本方合栝蒌薤白汤治痰饮证。（《环溪草堂医案》）

（2）用本方合都气丸治疗咳喘证。（《临证指南医案》）

2. **现代应用**

（1）治眩晕证：陈氏用本方合四物汤加龙骨、牡蛎，名为镇眩汤，治疗53例耳源性眩晕症，均获显效。甄氏以本方合泽泻汤治疗梅尼埃病181例，治愈率97.8%。（陈宝田. 经方的临床应用. 广州：广东科技出版社，1985）

余氏用本方加生姜、半夏、泽泻治疗水饮眩晕74例，疗效100%。［甄绍先. 经方治疗梅尼埃病181例. 江苏中医，1992（9）：28］

刘氏用本方合四物汤加半夏、天麻、钩藤等，名四半苓桂汤，治疗各种眩晕261例，总有效率96.9%。［刘家磊. 四半苓桂汤治疗眩晕261例. 湖北中医杂志，1994（5）：36］

（2）治疗心脏病：傅氏介绍刘渡舟用本方加减化裁治疗各种"水心病"，包括冠心病、风心病、肺心病、心律失常、心肌炎等。"水心病"的特征：一是水舌，舌质淡嫩，舌苔水滑。二是水色，面色暗滞黧黑或有黑褐色斑。三是水脉，脉沉弦。［傅延龄. 刘渡舟用苓桂剂治疗心脏病经验. 中国医药学报，1990（4）：55］

（3）治疗急慢性支气管炎、哮喘、百日咳：傅氏用本方加浙贝、百部、地龙等治疗百日咳重症156例，有效率98.8%。［傅昌格. 苓桂术甘汤加味治疗百日咳重症痉咳156例. 黑龙江中医杂志，1992（6）：10］

肾气丸（见妇人杂病）

甘遂半夏汤

【歌括】　满从利减续[①]还来，甘遂三枚芍五枚，

　　　　　十二枚夏指大草，水煎加蜜法双该[②]。

【药物组成】　甘遂大者三枚　半夏十二枚（以水一升，煮取半

升，去滓）　芍药五枚　甘草如指大一枚（炙）一本作无

上四味，以水二升，煮取半升，去滓，以蜜半升，和药汁煎取八合，顿服之。

【注释】　①续：紧接；又一次。

②该：通赅，完备。

【白话解】　下利后腹满稍减，但紧接着又心下胀满，这是因为流饮未尽去之故，可用甘遂半夏汤治疗。方用甘遂三枚，半夏十二枚，芍药五枚，如指大甘草一节（炙）。用水加蜜煎药，可谓扶正祛邪两法完备。

【功效】　攻逐水饮。

【适应证候】　病者脉伏，其人欲自利，利反快，虽利，心下续坚满，此为留饮欲去故也。（18）

【方药分析】　由于水饮停留，阳气不通，所以病人脉伏，假如留饮脉伏之证，未经攻下逐邪，忽然自欲下利，利后觉得舒快，此为留饮有欲去之势。但虽然下利，病根并未得除，因此，去者虽去，而新饮仍然日积，故其人心下继续痞坚胀满。饮邪既有欲去之势，留饮亦非攻不除，当此之时，宜攻破利导之剂，下而去之，以绝病根。故治以甘遂半夏汤。方中甘遂攻逐水饮，半夏散结除痰，芍药、甘草、白蜜酸收甘缓以安中。但甘草与甘遂相反而同用者，取其相反相成，俾激发留饮得以尽去。

按：因为甘遂与甘草被后世医家列入十八反之中，所以对于本方甘遂与甘草同用的问题，注家解释不一。一种认为是借二药相反之性加强攻饮之力，如尤怡云"盖欲其一战而留饮尽去，因相激而相成也"，李玮西亦云"甘遂与甘草性相反，今并用之，反则使二药自相攻击，水饮自然荡而去矣"。徐彬、徐灵胎亦持此见。一种认为是为了缓解甘遂之性急，如赵良仁云"甘草缓甘遂之性，使不急速，徘徊逐其所留"，程林皆同此见。高学山更云："甘遂性急，甘草性缓。相反者，言其缓急之性也。俗解谓二药自相攻击。谬甚"。以上看法表明诸家都不否认甘遂与甘草可以同用，只是对同用的理由有所分歧。诸说似各有道理，然而若根据本证的病情特点，则以第一种观点似乎更妥。但是甘遂毕竟峻猛有毒，而且后世医家所言十八反亦非凭空而言，故应注意其煎服法。陆渊雷云："据《千金》，盖甘遂、半夏同煮，芍药，甘草同煮复以蜜和二药汁再煮也。本草谓甘遂反甘草，此煮法似有深意。当遵用之。"全国高等中医院校二版、五版教材也都认为此

煎煮法较为安全。可供参考。

【用量用法】

1. **现代用量** 甘遂6~12g，芍药10~20g，半夏9~15g，甘草6~10g，蜂蜜15~30g。

2. **现代用法** 用水800ml，减去200ml，加入蜂蜜15~20g，再稍煎后留取200ml，早晚饭后各服100ml。

3. **注意事项** 本方主药为甘遂和甘草，古本草明言为十八反药，但后世各医家与今之科研均有合方而用者，未见毒副作用，可知"有故无殒，亦无殒也"。只要辨明病机，因证使用，则无伤害。但为避免峻药猛攻之弊，《千金》方开始，对本方之煎煮方法就特别强调，所以临床应注意其煎服法，不可草率。又本药性峻，不宜常服。

【临床应用】

1. **古代应用**

（1）用本方治留饮。（《续名医类案》）

（2）治芍药甘草汤证，而心下硬满，呕者。（《方机》）

（3）治下利心下续坚满者，下利拘挛而痛不可近者。（《方机》）

2. **现代应用**

治留饮、痰湿等证：汪氏治疗1例留饮结胸。处方：甘草3g，半夏6g，白芍6g，白蜜30g，甘遂3g。研末，再煎顿服。[汪济美. 流饮结胸. 新中医，1974（5）：31]

十枣汤

【歌括】 大戟芫花甘遂平[①]，妙将[②]十枣煮汤行。

中风表证全除尽，里气未和此法程[③]。

【药物组成】 芫花（熬）[④] 甘遂 大戟各等分

上三味，捣筛，以水一升五合，先煮肥大枣十枚，取九合，去滓，内药末，强人服一钱匕，羸人服半钱，平旦温服之；不下者，明日更加半钱，得快下后，糜粥自养。

【注释】 ①平：平均，等量。

②将：用作动词，用来，使用。

③法程：法则，程式，准绳。

④熬：《说文》："干煎也"。指用少量水文火煎干晾干的炮制法。否则难捣为散。

【白话解】 大戟、芫花、甘遂等量研为粗散，最妙是用10个大枣同煮服用，真乃峻药缓服。对于中风表证全解之后，里气不和，顽痰积饮为患者，用此方可谓准绳法则。

【功效】 攻逐水饮，通便泻热。

【适应证候】 病悬饮者。（22）

【方药分析】 本方论述悬饮的治法。悬饮即"饮后水流在胁下，咳唾引痛"之证，饮邪既结，治当破积逐水，故用十枣汤主之。方中甘遂、芫花、大戟味苦峻下，但峻下之剂，损伤正气，故佐以大枣十枚，安中而调和诸药，使下不伤正。

按： 本方具有攻逐水饮之功，方中芫花能破水饮之窠囊，甘遂能泻诸经隧之水湿，大戟能泻诸脏腑之水湿。三者合用，攻逐之力甚猛，能使结聚于胁下的水饮从二便而去。然而攻逐虽能祛邪，也必然会伤正。故用肥大枣10枚以顾护脾胃，并缓减芫花、甘遂、大戟诸药的毒性。

尽管本方配伍了护正顾胃的大枣，但毕竟属于攻下峻剂，所以使用时，必须审慎。在服药量方面，仲景采取因人而异，体质壮实的"强人"可服一钱匕。体弱形瘦的"羸人"则只服半钱匕。据高等医药院校五版教材《金匮要略讲义》载，一钱匕可折合为五分至六分（中药秤十六两制剂量），或1.5～1.8g（米制克剂量）。在服药时间与方法上主张"平旦温服之"。"平旦"即清晨，此时犹一日之春，正是阳气生发，邪气衰退之时，故乘势温服下攻逐饮邪的十枣汤，以有助于水饮的祛除，又减少对正气的克伐。对于服药后的反应也要仔细观察，如果服药当日未见泻下者，次日可加服半钱匕。若药后泻下者，则需食粥以调养脾胃。

【用量用法】

1. 现代用量 芫花0.5～3g，甘遂0.5～3g，大戟0.5～3g，大枣10～30g。

2. 现代用法

（1）三药等份研细末，装胶囊，每粒0.5g，每日一次，每次1～2粒，早晨空腹用大枣汤送服，4～6日为一疗程。注意腹泻者减量。

（2）三药等份研细末，用枣肉将其做为小丸，每丸1g，清晨空腹时用大枣汤送服2丸，每日一次，腹泻者每日1丸。

（3）三药等份研细末，取1.5～3g，用大枣10枚煎汤，清晨空腹顿服，腹泻者减量。

3. 注意事项 本药性峻，使用时量宜小，服药方法与药物剂型宜注意，否则刺激胃肠，容易造成恶心呕吐及剧烈腹泻。峻药猛攻，只宜权宜，故每日1次用药为好，且不宜久服。还需注意药后方药及食养，以免伤正。

【临床应用】

1. 古代应用

（1）三圣散（即本方）治久病饮癖停痰，及胁满支饮，辄引胁下痛。（《圣济总录》）

（2）治悬饮内痛，胁下有水气，脉弦数。（《张氏医通》）

（3）治病在胸腹，掣痛者。（《方极》）

（4）治头痛，心下痞硬，引胁下痛，干呕汗出者，咳烦，胸中痛者，胸背掣痛，不得息者。（《方机》）

2. 现代应用

（1）治渗出性胸膜炎：张氏用十枣汤治疗渗出性胸膜炎51例，收效较好。51例患者中，胸水在11天内改善者达96%，在20天内完全消失者达88.2%，积液平均消失时间为16.2天。[张志雄.中药十枣汤治疗渗出性胸膜炎51例效果满意.福建中医药，1965（6）：43]

（2）治腹水：傅氏介绍用十枣丸治疗肝硬化腹水，疗效较好，制方：大戟、甘遂（面煨）、芫花（醋炒黄）各3g，共研细末，用大枣6枚煮熟后去皮核，用枣肉将上药和匀为丸，共6丸。服法：清晨空腹时，取2丸，用大枣12枚煎汤送下，服后静卧休息。[傅相邦.十枣丸治疗肝硬化腹水的临床体会.山东中医杂志，1983（6）：11]

大青龙汤

【歌括】　二两桂甘三两姜，膏如鸡子六麻黄，

　　　　　　枣枚十二五十杏，无汗烦而且躁方。

【药物组成】　麻黄六两，去节　桂枝二两，去皮　甘草二两，炙　杏仁四十枚，去皮尖　生姜三两，切　大枣十二枚　石膏如鸡子大，碎

上七味，以水九升，先煮麻黄，减二升，去上沫，内诸药，煮取三升，去滓，温服一升，取微似汗。汗出多者，温粉粉之。一服汗者，停后服。若复服，汗多亡阳遂虚，恶风烦躁，不得眠也。

【白话解】　大青龙汤的组成有：桂枝二两，甘草二两，生姜三两，石膏如鸡子大一块，麻黄六两，大枣十二枚，杏仁四十个。本

方是治疗太阳伤寒表实证兼见表闭无汗，郁热烦躁的主方。

【功效】 外散风寒，内清郁热。

【适应证候】

1. 病溢饮者，当发其汗，大青龙汤主之；小青龙汤亦主之。（23）

2. 太阳中风，脉浮紧，发热恶寒，身疼痛，不汗出而烦躁者。（《伤寒论》）

3. 伤寒脉浮缓，身不疼但重，乍有轻时，无少阴证者。（《伤寒论》）

【禁忌证候】 若脉微弱，汗出恶风者，不可服之。服之则厥逆，筋惕肉，此为逆也。（《伤寒论》）

【方药分析】 本证外有寒邪束表，表闭营郁，外邪不解，而见发热恶寒，身痛脉紧，不汗出等症；内有阳郁不得宣泄，进而化热，郁热在里，扰及心神，而见烦躁。因此烦躁是不汗出的结果，不汗出是造成烦躁的原因，故"不汗出而烦躁"是本方证的辨证特点，说明风寒束表，郁热在里是本证的病理关键。

方取麻黄汤加石膏、生姜、大枣而组成。麻黄用量较麻黄汤增加一倍，故为发汗峻剂。重用麻黄佐桂枝、生姜辛温发汗，外散风寒，以开祛邪之路；加石膏辛甘大寒，以清郁闭之热，使郁闭通，内热除，烦躁可解。正如张锡纯曰：石膏"凉而能散，有透表解肌之力，外感实热者用之直胜金丹"。麻黄配石膏得其辛凉之性，可牵制麻黄辛温发散之能，但不减低麻黄发汗解表、宣肺平喘之功效。甘草、大枣和中以滋汗源。诸药合之，既能发汗解表，又可清热除烦，为表里双解之剂。总之，石膏辛凉大寒，为内热烦躁而设，但恐其寒凉太过，里热顿除，而表寒不解，故倍用麻黄，且加姜枣以和营卫，以求药后汗出表里双解。

按： 大青龙汤功能发汗散饮，兼清郁热，适宜于外感风寒偏重而夹里热的溢饮证。故重用麻黄六两，配以桂枝、杏仁、生姜发汗解表，宣肺散饮；用石膏清泄郁热，炙甘草、大枣和中实脾，以资汗源。因内有郁热，故桂枝只用二两，以免助阳增热。本证虽"当发其汗"，但只可"取微似汗，汗出多者，温粉粉之"，否则汗多伤阳，不利于祛饮。

【用量用法】

1. **现代用量** 麻黄18g，桂枝8g，甘草6g，杏仁9g，生姜9g，大枣10枚，生石膏30g。

2. **现代用法** 上7味，以水1800ml，先煮麻黄，减400ml，去上沫，再下其余诸药，煮取600ml，温服200ml。

3. **注意事项**　药后取微似汗出为佳。但因此方发汗甚峻，不易控制，若汗出过多，可用温粉扑身，以止其汗。若一服汗出邪解，则停后服药。

【临床应用】

1. 古代应用

（1）大青龙汤证与麻黄汤证相似，但病尤重而又加烦躁者用之。以其风寒俱盛，故大青龙汤添麻黄作六两，合桂枝汤味在内，添石膏，此治营卫俱病。（《活人书》）

（2）大青龙汤合桂麻而去芍药加石膏，则水气不甚而夹热者宜之。（徐灵胎）

（3）二阳并病汗出不彻，面赤怫郁，大青龙。汗不彻谓邪在太阳发汗未彻，又传阳明。面赤谓邪扰怫郁于太阳、阳明之表，未并阳明之腑。大青龙汤解两经之热。（《医宗金鉴》）

（4）此方为发汗峻剂，溢饮或肺胀，其脉紧大，表证盛者，用之有效。又天行赤眼，或风眼初起，此方加车前子，大发汗，时有奇效。（《方函口诀》）

（5）治麻疹脉浮紧，寒热头眩，身体疼痛，喘咳咽痛，汗不出而烦躁者。（《类聚方广义》）

2. 现代应用

（1）大青龙汤证的主要症状是发热恶寒，汗闭，烦躁，口渴等，纵然脉搏不浮紧而浮缓，身体不疼痛而反感觉轻度的沉重，只要没有脉微弱，汗出恶风等少阴证候，仍得用大青龙汤，以清里发表。（《伤寒论语译》）

（2）治外感高热证：刘氏用本方加减治疗外感引起的高热多例，收效良好。［刘浩江. 大青龙汤治疗外感高热的体会. 中医杂志，1966（3）：23］

（3）治急性肾炎：胡氏用大青龙汤加味治疗急性肾炎43例，取得较好疗效。方药组成：麻黄、桂枝、石膏、杏仁、蝉蜕、地龙、白茅根、益母草、车前草、大枣、甘草。结果：临床治愈37例。有效4例，无效2例。［胡文宽. 大青龙汤加味治疗急性肾炎43例疗效观察. 国医论坛，1992（1）：16］

小青龙汤

【歌括】　桂麻姜芍草辛三，夏味半升记要谙，

　　　　　　表不解兮心下水，咳而发热甸中探。

加减歌曰： 若渴去夏取蒌根，三两加来功亦壮，

微利去麻加荛花，熬赤取如鸡子样，

若噎去麻炮附加，只用一枚功莫上，

麻去再加四两苓，能除尿短小腹胀，

若喘除麻加杏仁，须去皮尖半升量。

【**药物组成**】 麻黄去节　芍药　细辛　干姜　甘草（炙）　桂枝去皮各三两　五味子半升　半夏半升，洗

上八味，以水一斗，先煮麻黄，减二升，去上沫，内诸药，煮取三升，去滓，温服一升。若渴，去半夏，加栝蒌根三两；若微利，去麻黄，加荛花，如一鸡子大，熬令赤色；若噎者，去麻黄，加附子一枚，炮；若小便不利，少腹满者，去麻黄，加茯苓四两；若喘，去麻黄，加杏仁半升，去皮尖。且荛花不治利，麻黄主喘，今此语反之，疑非仲景意。

【**白话解**】 小青龙汤的组成有桂枝、麻黄、生姜、芍药、甘草、细辛各三两，半夏、五味子各半升，对组成的药物和剂量，要熟练地记住。本方主治伤寒表不解，心下有水气之征，从咳喘、发热恶寒等表现中探求病之所在。

若见口渴者，加入栝蒌根三两，其功效壮宏。若见微利者，去麻黄加荛花，熬成赤色，取鸡子样大的剂量，亦有主张此味不常用，可以茯苓代之。若见噎者，去麻黄加炮附子一枚，功效上佳。若去麻黄加茯苓四两，能用来消除尿短少，小腹胀满之症。若见喘者，去麻黄加杏仁半升。杏仁须去皮尖进行加工。

【**功效**】 外散风寒，内蠲水饮。

【**适应证候**】

1. 病溢饮者，当发其汗，大青龙汤主之；小青龙汤亦主之。（23）

2. 伤寒表不解，心下有水气，干呕发热而咳，或渴，或利，或噎，或小便不利，少腹满，或喘者，小青龙汤主之。（《伤寒论》）

3. 伤寒，心下有水气，咳而微喘，发热不渴者，小青龙汤主之。（《伤寒论》）

【**方药分析**】 本证的主要病理表现是外寒内饮，即"伤寒表不解，心下有水气"。伤寒表不解，指脉紧、头项强痛、发热恶寒、无汗等伤寒表实证仍在；心下有水气，指心下部有寒饮内蓄。水饮致病，变化多端，扰

于胃脘，胃气上逆则干呕；水寒射肺，肺失宣降则咳喘，故干呕发热，咳嗽喘也，是外有表邪，内夹水饮的主要表现。小青龙汤，以麻黄发汗解表，宣肺平喘，利水，配桂枝增强解表通阳散寒之功；细辛、干姜温化寒饮；半夏降逆化饮，与干姜相配，温化中焦水寒之邪。上药皆为辛温，又恐辛散耗阴动阳，故以五味子敛肺止咳；甘草和中护正，调和诸药；芍药酸敛护阴，与桂枝相伍，调和营卫，故使本方温散寒饮，而不伤正。以奏外散风寒，内除水饮之功。干姜、细辛、五味子同用，正是"病痰饮者，当以温药和之"之意。仲景治寒饮，常将三者合用，取姜辛散水寒之邪；五味子敛肺气之逆，一收一散，散中有收，正邪兼顾，止其咳喘，恰到好处。且五味子，敛肺滋肾，与麻黄相伍，具有宣散与收敛并举之功。诸药相合，在外专行开表以散寒，在内独散心下之水气，堪称解表化饮之剂。

按：此论溢饮的治疗。溢饮，如前第二条论，是水饮溢于四肢，"当汗出而不汗出"造成的，以"身体疼重"为主症。饮溢四肢肌肉，则病位近于表；"当汗出"是病势趋于表，故治疗"当发其汗"，以因势利导，就近祛邪。然溢饮一证而分别予大、小青龙汤两方治之，显然是同中有异，其同在于饮溢四肢肌肉，症见身体疼重，无汗。其异在于一是外寒重而夹郁热，多见恶寒发热、烦躁、脉浮紧；一是里饮重而兼外寒，多见咳嗽、喘满、痰多稀白、恶寒发热、脉弦紧。故前证用大青龙汤发汗散饮兼清郁热，后证用小青龙汤发汗兼温化水饮。

【用量用法】

1. **现代用量**　麻黄9g，芍药9g，细辛3g，干姜9g，甘草9g，桂枝9g，五味子9g，半夏9g。

2. **现代用法**　上8味，以水2000ml，先煮麻黄减400ml，去上沫，再下诸药，取600ml，去滓，温服200ml。

3. **注意事项**　小青龙汤功在发汗解表，温化里饮，适宜于外感风寒而里饮偏重的溢饮证。故方中只用麻黄三两配桂枝发汗解表，宣肺散饮；配细辛、干姜、半夏温化寒饮，降逆止咳，芍药酸敛，以防麻黄、细辛、干姜等辛温发散太过，耗伤肺气。炙甘草协芍药能酸甘化阴，以避免方中辛温之品温燥伤津。此方不宜久服，善后当用苓甘姜辛汤一类，以免扰及肾根。

【临床应用】

1. **古代应用**

（1）小青龙汤治妇人霍乱呕吐。(《备急千金要方》)

（2）有水乘肺气者，小青龙汤主之。（《丹溪心法》）

（3）小青龙汤治形寒饮冷，内伤肺络，咳嗽喘息，呕吐涎沫。（《太平惠民和剂局方》）

（4）用于杂病之腹胀水肿症，以发汗而利水。（《医宗金鉴》）

（5）此方治表不解，心下有水气喘咳者，又用于溢饮之咳嗽。（《方函口诀》）

（6）治吐唾不止，水肿，抽搐，羊癫风，胬肉攀睛，乳肿。（《古方今用》）

2. 现代应用

（1）治支饮咳、喘、哮（包括支气管哮喘、小儿喘息型肺炎、慢性支气管炎等）：陈氏介绍徐仲才老中医擅长用小青龙汤化裁治疗外感风寒而致的咳喘及痰饮等症，均有显著疗效。[陈槐. 徐仲才应用小青龙汤的经验. 上海中医药杂志，1989（7）：25]

（2）治声哑、失声：余氏用小青龙汤加杏仁、枳壳、桔梗治愈1例因感冒诱发声哑患者。[余策群. 经方治声哑. 四川中医，1993（2）：33]

（3）治特发性水肿：张氏介绍用小青龙汤治愈1例特发性水肿，予小青龙汤：麻黄60g，细辛3g，白芍10g，干姜10g，甘草10g，桂枝10g，五味子10g，半夏10g。[张超群. 经方新用3则. 国医论坛，1993（2）：13]

（4）治中耳炎：刘氏用小青龙汤治疗卡他性中耳炎14例，基本方：麻黄、白芍、细辛、干姜、炙甘草、桂枝、五味子各7g，半夏10g。结果：14例均痊愈。[刘传法. 小青龙汤治疗卡他性中耳炎14例. 国医论坛，1988（2）：28]

木防己汤

【歌括】 喘满痞坚面色黧[1]，己三桂二四参施。

膏枚两个如鸡子，辛苦寒温各适宜。

【药物组成】 木防己三两　石膏如鸡子大，两枚　桂枝二两　人参四两

上四味，以水六升，煮取二升，分温再服。

【注释】 [1]黧：黑中夹黄之色。此处指面色黑黄且灰暗无光。

【白话解】 咳喘胸胁胀满，面色黑黄晦滞，属膈间支饮之证，可用木防己汤治疗。方用木防己三两，桂枝二两，人参四两，石膏

两枚如鸡子大。此方可谓辛散温补苦寒施用适宜。

【功效】 消痞散结，温阳行水。

【适应证候】 膈间支饮，其人喘满，心下痞坚，面色黧黑，其脉沉紧，得之数十日，医吐下之不愈。（24）

【方药分析】 本证论述支饮的证治。膈间有支饮，发为喘满，心下痞坚等症状，这是水停心下，上迫于肺所致。寒饮留伏于里，结聚不散，所以其脉沉紧。饮聚于膈，营卫运行不利，故面色黧黑。发病数十日，曾经吐下诸法治疗，病仍不愈，这是支饮的重证，而且病情虚实错杂。防己此时宜用木防己汤。方中防己、桂枝一苦一辛，行水饮而散结气，可使心下痞坚消散；石膏辛凉以清郁热，其性沉降，可以镇饮邪之上逆；人参扶正补虚，因病经数十日，又经医吐下之，故应邪正兼顾。服药之后，能得痞坚虚软，这是水去气行，结聚已散，病即可愈；若仍痞坚结实，是水停气阻，病情仍多反复，再用此方，不能胜任，应于原方中去石膏之辛凉，加茯苓以导水下行，芒硝以软坚破结，方能更合病情。

按：本方提出支饮重证的证治。既属"支饮"，必然饮聚胸膈，阻遏胸膈间的气机，致心阳不展，肺气不降，故"其人喘满"。饮在胸膈，波及胃脘，气滞不舒，所以"心下痞坚"。饮阻胸膈，不仅可使气郁化热，还会妨碍营卫的运行。营卫运行不利兼饮热上蒸，则"面色黧黑"。寒饮深结在里，故其脉沉紧。上述脉证总由邪实内阻，饮郁化热所为。若病情迁延数十日，又经吐、下等攻法误治，必定会损伤正气。正气既虚，饮邪更难去，以致形成正虚邪实，饮热阻滞的支饮重证。故宜补虚通阳，利水散结，用木防己汤主治。服药后，饮消热清，气机畅行，心下痞塞坚实变为虚软，病即趋愈。

木防己汤虽只有四味药，却具有寒热并行、攻补兼施的特点。其中木防己辛苦寒，泄利消饮，桂枝辛温，通阳化气，二药相伍，能开结祛饮；人参扶正补虚，石膏清解郁热。上药合用，能宣通阳气，消除饮邪，清泄郁热。

【用量用法】

1. **现代用量** 木防己 10~20g，桂枝 6~15g，人参 6~15g，石膏 10~20g。

2. **现代用法** 用水 800ml，石膏另包先下，后纳诸药，文火煎取 200ml，早晚各服 100ml。

3. **注意事项** 郁热重者，人参应适当减量。人参价格较贵，可以党参代之。若患者咳嗽喘满，心下痞坚较重者，宜本方去石膏加茯苓、芒硝等。

【临床应用】

1. 古代应用

（1）治水痰喘满，心下痞坚，上气而渴者，兼用陷胸丸或葳宝丸。（《类聚方广义》）

（2）治隔间支饮，咳逆倚息，短气不得卧，其形如肿者。（《方函口诀》）

（3）治木防己汤证，而不烦渴，小便不利，痞坚甚者。（《方极》）

2. 现代应用

（1）治充血性心力衰竭：王氏认为充血性心力衰竭属于祖国医学中的心气不足、心血瘀阻、痰饮等范畴，故用木防己汤加减治疗23例患者，心衰纠正18例。其中Ⅱ度心衰14例，Ⅲ度心衰4例；基本纠正3例，其中Ⅱ度心衰2例，Ⅲ度心衰1例；无效2例，均为Ⅲ度心衰，总有效率为90%。〔王旭. 木防己汤加减治疗心功能不全23例. 陕西中医，1990（9）：400〕

仇氏等运用木防己汤加味（基本方：木防己15g，党参30g，石膏30g，桂枝6g，炮附子10g，丹参30g，广地龙15g，炙甘草6g），26例中，无效3例，好转14例，显效9例，有效率为88.5%。〔仇增勇，等.《金匮》木防己汤加味治疗老年重症肺心病26例. 河南中医，1992（5）：217-218〕

楼氏介绍，应用木防己汤加味治疗肺心病合并心衰38例，效果较好。基本方法：木防己汤加味：木防己12g，桂枝30~60g，生石膏30~50g，人参5g。疗效结果：显效27例，占71%；好转9例，占23.7%；无效2例，占5.3%。总有效率为94.7%。〔楼献奎. 木防己汤加味治疗肺心病心衰38例. 安徽中医学院学报，1994（4）：17〕

汪其浩用木防己汤治疗风心病一例，处方：木防己、桂枝、党参、莱菔子、枳壳、半夏各10g，石膏（先煎）、瓜蒌各30g，调治7天而愈。〔郑伟达. 汪其浩老中医运用经方验案选介. 福建中医药，1988，19（5）：22〕

于氏等报道，用加味木防己汤治疗风心病心衰16例。基本方：木防己15~20g，桂枝6~10g，红参6~10g，生石膏10~25g，益母草15~30g，枳壳6~10g。结果：显效4例，有效11例，无效1例，总有效率为93.75%。〔于志强，等. 加味木防己汤治疗风心病心衰16例临床观察. 天津中医，1989（5）：7〕

（2）治痰饮喘咳：沈氏用本方治疗一例气管炎、肺气肿，用木防己汤加制半夏、赤白芍、百部、干姜、五味子等药，愈。[沈敏南．木防己汤的临床应用和体会．成都中医学院学报，1979（8）：71]

（3）治眩晕：沈氏治疗1例眩晕患者，方用木防己汤合二仙汤，服7剂后，眩晕减轻，服10剂后，血压下降，昏眩悉除。[沈敏南．木防己汤的临床应用和体会．成都中医学院学报，1979（8）：71]

木防己去石膏加茯苓芒硝汤

【歌括】　四两苓加不用膏，芒硝三合展奇韬[①]。

　　　　　气行复聚知为实，以软磨坚自不劳。

【药物组成】　木防己二两　桂枝一两　人参四两　芒硝三合　茯苓四两

　　上五味，以水六升，煮取二升，去滓，内芒硝，再微煎，分温再服，微利则愈。

【注释】　①奇韬：独特的治则。

【白话解】　支饮重证木防己汤未愈，而心下又坚满者，知其为水停气机阻滞，实邪未去，故用木防己去石膏加茯苓、芒硝可软坚散结，导水下行，停滞于胸胁之水饮自然会消散。

【功效】　通阳散结，利水逐饮。

【适应证候】　膈间支饮（心下痞坚结实者）。（24）

【方药分析】　见上条。

按：如果服木防己汤后心下痞坚结实如故，尽管有某些症状改善，但预计数日内病情又将复发，因为心下痞坚依然，说明饮结未散，此时再服木防己汤仍无改善者，是药证不尽相合，病重药轻，应当加强消饮散结之力，故用木防己汤去石膏加茯苓芒硝汤主治。饮热交结难开，则不宜于重坠的石膏，遂去之。又虑虚实错杂之证，久不愈正气益虚，不宜泄利太过，故减轻防己的用量，而加既能渗利水饮，又有健脾之功的茯苓，协助防己消饮，再加咸寒的芒硝软坚散结，以破除顽固凝结的饮热。诸药配伍，使阳宣气行，饮结得开，饮热从二便而去，故"微利则愈"。

【用量用法】

1. **现代用量**　木防己6~15g，桂枝6~12g，人参6~15g，茯苓10~20g，芒硝3~10g（包）冲。

2. **现代用法**　用水800ml，煎取200ml，后入芒硝微火溶化，每服

100ml，早晚饭后各一次。

3. **注意事项**　饮热胶结，喘咳重者，人参应适当减量。人参价格较贵，可以党参代之。患者素体虚有饮者，得微利则停止服药。芒硝不可煎煮，后下稍煎或冲服为宜。

泽泻汤

【歌括】　清阳之位①饮邪乘，眩冒②频频苦不胜。

　　　　　泽五为君术二两，补脾制水有奇能。

【药物组成】　泽泻五两　白术二两

上二味，以水二升，煮取一升，分温再服。

【注释】　①清阳之位：其义有二，一指心者，阳中之阳也。一指头者，诸阳之会也。

②眩冒：冒，覆盖，如物蒙头之义；眩，眩晕。一为头重而眩晕。

【白话解】　饮停肠胃，上闭清窍，使人常常头昏头重眼目眩晕，几乎不能支持。可用泽泻汤治疗。方用泽泻五两，白术二两，水煎服，一日两次即可，补脾制水，效果奇特。

【功效】　补脾利水，温中化湿。

【适应证候】　心下有支饮，其人苦眩冒。（25）

【方药分析】　此方支饮眩冒的证治。既属"支饮"，则此"心下"实包括胸膈胃脘。水饮停于胸膈胃脘；阻碍阴阳的升降，使清阳不能上达头目，浊阴反上扰清空之位，故"其人苦眩冒"。因只谓眩冒，未见咳逆倚息等症，表明饮邪尚未波及于肺，尚属支饮轻证。宜利水祛饮健脾，方用泽泻汤。

方中重用泽泻利水渗湿祛饮，以导浊阴下行，白术健脾燥湿；意在培土以绝饮停之源。二药合用，使水饮下走，新饮不生，则清阳上达，眩冒自愈。

【用量用法】

1. **现代用量**　泽泻15～30g，白术10～15g。

2. **现代用法**　用水500ml，煎取200ml，早晚饭后服用。

3. **注意事项**　泽泻渗利作用较强，剂量可进行适当调整，若按原方剂量比例，泽泻用量偏重，利尿太过，易伤元气。

【临床应用】

1. 古代应用

（1）用本方二药等份煎取治疗阳痿眩晕。(《吴鞠通医案》)

（2）治心下有水者。(《肘后方》)

（3）治心下有水气，苦冒眩，小便不利者。(《方机》)

（4）支饮冒眩证，其剧者，昏昏摇摇，如居暗室，如坐舟中，如步雾里，如升空中，居屋床褥，回转如走，虽瞑目敛神，复然，非此方则不能治。(《类聚方广义》)

（5）水湿肿胀，即本方二味各一两为末，或为丸，每服三钱，茯苓汤下。(《保命集》)

2. 现代应用

（1）治眩晕（包括梅尼埃病、高血压）：吴氏用加味泽泻汤（泽泻、钩藤各15g，白术、菊花各10g），治疗梅尼埃病32例，治愈21例，显效6例，好转3例，总有效率90.6%。[吴协兵. 加味泽泻汤治疗美尼尔氏综合征32例. 陕西中医，1986（3）：129]

彭氏采用泽泻汤重剂治疗内耳眩晕病92例，收到较为满意的疗效。治疗方法：泽泻、白术各60g，临床近期治愈51例，显效33例，无效8例，总有效率91.3%。[彭敏. 泽泻汤治疗内耳眩晕病92例. 陕西中医，1989（2）：534]

（2）治高血压病：朱氏以泽泻汤为主治疗高血压病104例，总有效率为98.1%。[朱文玉. 泽泻降压汤治疗高血压病104例. 中西医结合杂志，1984（9）：527]

（3）治高脂血症：江西省第一人民医院泽泻研究组报道用泽泻片剂治疗高脂血症患者19例，取得一定效果。[江西省第一人民医院泽泻研究组. 新中药学杂志，1975（2）：24]

厚朴大黄汤

【歌括】 胸为阳位①似天空，支饮填胸满不通。

尺朴为君调气分，四枚枳实六黄攻。

【药物组成】 厚朴一尺　大黄六两　枳实四枚

上三味，以水五升，煮取二升，分温再服。

【注释】 ①胸为阳位：胸中为阳气之通路，《内经》有"宗气积于胸中，出于喉咙而司呼吸焉。"

【白话解】 胸中为阳气之通路，像天空应当晴空万里，不应阴云四布，若有饮邪积于胸脘，则蒙蔽晴空，使气机不畅，胸满撑胀，故用厚朴一尺为君药，下气宽中；再辅以四枚枳实，六两大黄涤热攻饮，则上满可通。

【功效】 涤热逐饮，下气宽中。

【适应证候】 支饮，胸满者。（26）

【方药分析】 本证为饮热交结在胸膈，肺胃气机壅滞，故用厚朴大黄汤主治。方中厚朴下气除满涤饮为主药，大黄荡热行滞，以开邪去之路为辅药，枳实破结导滞消饮为佐药。三药合用，使饮热下走，结开气行，则胸满可愈。

按：对于本方证治，历代注家认识不一。一种认为原文有脱简或错简，如赵以德、尤怡、吴谦等；一种则随文释义，其中朱光被认为是有形实邪结于阳明，曹颖甫认为是胃中燥热，逼水上逆；高学山认为是膈气虚致胃实，黄树曾认为是饮塞胸中，阳气凝滞。诸说皆各有所据，但旁参《千金要方·卷十八·大肠腑·痰饮第六》"夫酒客咳者必致吐血，以坐久饮过度所致也。其脉虚者必冒，其人本有支饮在胸中也。支饮胸满，厚朴大黄汤主之方。"似以后一种观点更为在理，故可参之。

【用量用法】

1. 现代用量　厚朴10~15g，枳实10~15g，大黄10~15g。

2. 现代用法　用水500ml，煎取200ml，早晚饭后半小时各服100ml。

3. 注意事项　若体质虚弱，非大实大满者不宜用，服药后腹泻者宜减量。

【临床应用】

1. 古代应用

（1）夫酒客咳者，必致吐血，以坐久饮过度所致也。其脉虚者必冒，其人本有支饮在胸中也，支饮胸满厚朴大黄汤主之。（《千金方》）

（2）枳实治胸胁间痰饮结实；厚朴开痞满，和之以大黄，利宿便、硬便，疏涤肠胃。证云：支饮胸满者，厚朴大黄汤主之。

（3）治胃内停水，及心下部膨满。（《皇汉医学》）

2. 现代应用

治实积腹痛：陈氏治实积一例，厚朴大黄汤：厚朴17g，枳实8g，大黄

10g（后下）。[陈厚智. 经方治疗急症举隅. 湖南中医杂志，1990（1）：25]

葶苈大枣泻肺汤（见肺痈篇）

小半夏汤

【歌括】 呕家见渴饮当除，不渴应知支饮居。

　　　　半夏一升姜八两，源头探得病根锄。

【药物组成】 半夏一升　生姜半斤

上二味，以水七升，煮取一升半，分温再服。

【白话解】 痰饮患者有呕吐症状者，会耗伤津液，发生口渴，如呕吐而未见口渴，可知有饮邪留居，饮能制燥。可用半夏一升，生姜八两止呕蠲饮，探知病源自然呕渴两去。

【功效】 豁痰降气，安胃止呕。

【适应证候】 呕家本渴，渴者为欲解，今反不渴，心下有支饮故也。（28）

【方药分析】 本方提出支饮呕吐的治法。呕吐多伤津液，应当作渴。但痰饮呕吐而作渴者，是饮随呕去，可知病欲解；若吐后而不渴者，则知水饮仍停留于心下，呕吐虽可排出部分水饮，而支饮并未消除，故反不渴，治以小半夏汤和胃止呕，散饮降逆。

按：对原文"呕家本渴"，注家约有两种看法，一种将"呕家"看作泛指各种原因致呕的病人，如沈明宗作外邪致呕者，徐彬作火热致呕者，皆认为呕多伤津故渴；一种将"呕家"解作痰饮病呕吐者，如喻昌、赵良仁，认为饮去阳复故渴，结合下文文意，似以第二种看法更妥。此外，对于本证的归属，多数注家根据原文辨为支饮，如徐彬、沈明宗、尤怡、吴谦等。但对饮停部位则有不同的解释，有的认为是心下支饮波及于胃，如朱光被、高学山、曹家达等；有的则认为在膈中，如喻昌。以本证的病机与主症看，似以前说较为全面。据此后世一些学者认为本证宜辨属支饮兼狭义痰饮，如张家礼《金匮要略译释》即持此见，确实言之在理。

本方专以治呕，故被后世医家看作治呕的祖方。方中半夏温燥蠲饮，生姜辛散开结，二药又皆能降逆止呕。合而用之，使饮去结开，胃气和降，则呕自止。原方"用水七升，煮取一升半"，意在久煎浓煎，既可减轻半夏的毒性，又能加强二药蠲饮降逆的作用。

【用量用法】

1. **现代用量**　半夏 10 ~ 20g，生姜 10 ~ 20g。

2. **现代用法**　用水 500ml，煎取 200ml，早晚饭后半小时各服 100ml。

3. **注意事项**　胃寒呕吐者宜用本方，胃热呕吐者宜加减变化使用，半夏宜久煎浓煮。

【临床应用】

1. **古代应用**

（1）治心腹虚冷：病心腹虚冷，游痰气上，胸胁满，不下食，呕逆，胸中冷者，小半夏汤主之方（半夏一升，生姜一斤，橘皮四两）。(《备急千金要方·卷十八·痰饮》)

（2）治气郁涎逆：玉液汤治七情伤感，气郁生涎，随气上逆，头目眩晕，心嘈忪悸，眉棱骨痛。大半夏洗净，汤泡七次，切作片子，每服四钱，水二盏，生姜七片，煎至七分，去滓，入沉香水一呷温服，不拘时候。(《严氏济生方·眩晕门》)

（3）治五噎：治五噎，胸膈咽喉不利，痰逆食少方，半夏七枚，小者，汤洗去滑捣，细罗为散，都为一服，以浓生姜汤调服之。(《太平圣惠方·五十卷·治五噎诸方》)

（4）治呕吐甚不能服药者：呕吐甚，或病人恶汤药，呕吐恶心，不能服对证方者，皆宜兼用本方。(《类聚方广义》)

2. **现代应用**

治多种疾病引起的呕吐、呃逆、反胃：本方随证加味，可用于治疗多种疾病引起的呕吐。张氏报道，用小半夏汤加味治疗几例不同原因的呕吐，收到较显著的效果。[张剑秋．小半夏汤止呕作用的临床观察．上海中医药杂志，1979（7）：24]

己椒苈黄丸

【歌括】　肠中有水口带干，腹里为肠按部观。

　　　　　　椒己苈黄皆一两，蜜丸饮服日三餐。

【药物组成】　防己　椒目　葶苈（熬）　大黄各一两

上四味，末之，蜜丸如梧子大，先食饮服一丸，日三服，稍增，口中有津液。渴者加芒硝半两。

【白话解】　肠中水饮停积，阻碍水津上蒸，故口渴。按腹中部位检查，显然饮停肠中，宜用己椒苈黄丸方，用防己、椒目、葶苈子、大黄各一两，炼蜜为丸，每日三次，饭后服。

【功效】 利水消饮，泻热通便。

【适应证候】 腹满，口舌干燥，此肠间有水气。（29）

【方药分析】 本方提出痰饮水走肠间的证治。水走肠间，饮邪内结，所以腹满；水气不化，津不上承，故口干舌燥。治以己椒苈黄丸，分消水饮，导邪下行，则腹满、口舌干燥自愈。方中防己、椒目辛宣苦泄，导水从小便而出；葶苈、大黄攻坚决壅，逐水从大便而去。前后分消，则脾气转输，津液自生，故方后云"口中有津液"，这是饮去病解之征。若服药后反加口渴，则为饮阻气结，故加芒硝以软坚破结。

本方为攻逐饮邪之剂，方中防己、椒目、葶苈子辛宣苦泄，利水消饮从小便而去，大黄荡热通腑，逐饮从大便而出。诸药同用，使饮邪前后分消。肠中气机宣畅，则病症可愈。从方后注可知，服本方后，可有两种转归，一是口舌干燥解除，而见"口中有津液"，此为饮去气行，津能上达，是病解之征。一是口舌干燥加剧，以至见"渴"，提示饮热交结较甚，津不上达更为加重，故加咸寒的芒硝软坚破结，以利驱逐饮邪。其用意实与木防己去石膏加茯苓芒硝汤相同。

本证虽为饮热交结的实证，宜攻逐饮邪，然方中葶苈、大黄皆属峻猛性急之品，故不用汤而以蜜为丸，俾急中有缓，攻邪而不致太过，免伤正气。而且，蜜丸还能滋润脏腑，可以缓解饮结津不润之标证。同时，服药量的增加也较审慎，采取"稍增"，其意也在攻邪防伤正。"先食饮服"药，是因饮邪结在下部，如此有助于祛邪下行。

【用量用法】

1. 现代用量　防己6～10g，椒目6～10g，葶苈子（包）6～10g，大黄6～10g。

2. 现代用法

（1）用水600ml，浓煎取100ml，早晚饭后半小时各服50ml。

（2）四药等份为末，炼蜜为丸，每丸2g，日2次，每次2丸。

3. 注意事项　葶苈子、大黄药性峻猛，宜量小或丸药使用。用量宜由小渐大。应饭后服用，因邪结在肠，有助于药力发挥在下部。葶苈子宜包煎。

【临床应用】

1. 古代应用

因肠有留饮而变水肿者，此方有效。四肢虽感浮肿，仍以腹满为主，若腹坚实者，加芒硝，此与木防己去石膏加茯苓、芒硝同意，主挫实利水也。(《方函口诀》)

2. 现代应用

（1）治肺心病、肺性脑病：唐氏用本方治疗肺心病水肿，基本方：防己、炮附子各15g，椒目、葶苈子、大黄各5g，干姜、红参各10g，茯苓30g。蒋氏治1例慢支、肺气肿、肺心病、全心衰（Ⅲ度），用己椒苈黄汤原方。[唐祖宣. 己椒苈黄丸的临床运用. 湖北中医杂志，1984（2）：18]

（2）治腹水、急慢性肾炎：朱氏等介绍，用己椒苈黄丸加味治疗慢性肾炎73例，取得了满意的效果，基本方药：防己15g，椒目10g，葶苈子12g，大黄10g，黄芪20g，桂枝10g，白术12g，茯苓12g，泽泻12g，甘草6g。[朱道范. 加味己椒苈黄汤治疗慢性肾炎73例. 河南中医，1994（6）：372]

陈氏用己椒苈黄丸合黄体酮治疗肝硬化腹水22例，效果较好。基本方：己椒苈黄丸加味：汉防己30g，川椒目6g，葶苈子30g，大黄4.5g，泽兰15g，大腹皮18g，生黄芪20g，苍白术各30g。[陈兆祥. 己椒苈黄丸合黄体酮治疗肝硬化腹水22例. 北京中医杂志，1989（2）：20]

小半夏加茯苓汤

【歌括】 呕吐悸眩痞又呈[①]，四苓升夏八姜烹。

膈间有水金针度[②]，澹渗而辛得病情。

【药物组成】 半夏一升　生姜半斤　茯苓三两（一法四两）

上三味，以水七升，煮取一升五合，分温再服。

【注释】 ①呈：出现。

②金针度：古有冯翊著《桂苑丛谈》载："郑侃女采娘，七夕夜陈香筵，乞于织女……（织女）乃遗一金针，长寸余，缀于纸上，置裙中，令三日勿语，汝当奇巧"。后采娘果然刺绣女红，奇巧无比。金·元好问有诗云："鸳鸯绣出从教看，莫把金针度与人"。金针度之义是把方法诀窍教给别人。成语是金针不度，此处反其意而用之。

【白话解】 恶心、呕吐、心悸、眩晕、痞闷诸症均呈现出来，是胸膈间有水饮，这里教一个良方，可用小半夏加茯苓汤治疗。用半夏一升，生姜半斤，茯苓四两，水煎服，一日两次可愈。此方辛散淡渗，宣散利水，可为得中病情。

【功效】 蠲饮降气，安胃止呕，温中利水。

【适应证候】 卒呕吐，心下痞，膈间有水，眩悸者。(30)

【方药分析】 本方提出痰饮呕吐眩悸的证治。饮停于胃，则胃失和降，反而上逆。故每突然发生呕吐。由于水饮停积，故心下痞满；清阳不升，则头目昏眩；水上凌心，则心下悸。凡此诸变，皆属膈间有水之故，而呕吐为其主症，治以小半夏加茯苓汤，和胃止呕，引水下行。

按：此方提出支饮呕痞眩悸的证治。"膈间有水"概括了本证的病因为水饮停聚膈间，"膈间"虽主在膈，实涉及胸、胃。饮邪扰胃，气逆失和，故卒呕吐；饮阻气滞，则心下痞；饮邪阻遏膈间，清阳不能上达，所以目眩，水饮凌心，乃悸。诸症总由饮聚膈间，上凌下扰，气逆失和。故用小半夏加茯苓汤蠲饮降逆，和胃止呕。对于本条饮停的部位，后世略有分歧。一是责在胸肺，如高学山；一是归于胃中，如全国医药院校试用教材二版《金匮要略》。其实，根据本条的证候，二说应当合参，方为全面。

方中用温燥的半夏温化寒饮，降逆和胃，以辛温的生姜宣阳化饮，和胃止呕；再用甘淡的茯苓利水消饮，宁心安神。三药相协，使寒饮得祛，气机调和，则诸症自愈。本方与小半夏汤皆可治饮病呕吐，但本方证还兼见心下痞、眩悸，又多一味茯苓。可见本证较小半夏汤证病情为重，其蠲饮之力胜于小半夏汤。

【用量用法】

1. 现代用量 半夏10~20g，生姜10~20g，茯苓10~30g。

2. 现代用法 用水600ml，浓煎取200ml，早晚饭后半小时各服100ml。

3. 注意事项 胃热呕吐宜加减使用。半夏宜久煎浓煮。

【临床应用】

1. 古代应用

（1）半夏加茯苓（即本方）治三焦不顺，心下痞满，膈间有水，目眩悸动。(《圣济总录》)

（2）茯苓半夏汤（即本方）治停痰留饮，心下痞满，胸膈满闷，咳嗽呕吐，气短恶心，以致饮食不下。(《太平惠民和剂局方》)

（3）治水结胸证，心下松满，无大热，头汗出。(《直指方》)

（4）大半夏汤（即本方）治痰饮，脾胃不和，咳喧呕吐，饮食不入。（《妇人良方》）

（5）治痰饮汗多，小便不利。（《张氏医通》）

（6）恶阻不能受药者，可用本方，若仍不受，可用伏龙肝一两煮水，再煎本方，无不受者。不但治恶阻呕吐，用于诸病呕逆，诸医所束手者，皆得奇验。（《医事小言》）

（7）治前方（谓小半夏汤）证兼停饮而渴者，又停饮呕吐不良，心下痞硬，或头眩者，皆有效。饮食不进者，或疟疾经日食不进者，此方倍加生姜，能奏效。（《方函口诀》）

2. 现代应用

（1）治疗多种原因引起的呕吐。陈氏以本方治疗妊娠呕吐66例。处方：姜制半夏20g，生姜15g，茯苓20g。适宜于痰湿阻滞所致者。结果：治愈42例，显效12例，有效7例，无效5例，总有效率为92.4%。[陈慧珍. 小半夏加茯苓汤治疗妊娠剧吐66例. 广西中医药，1992（2）：16]

据报道，本方加陈皮、炒麦芽、炒稻芽、伏龙肝可用于肾炎尿毒症，以解决其酸中毒、呕吐。（陈宝田. 经方的临床应用. 广州：广东科技出版社，1985：361）

（2）治口中涌清涎：有报道治一口涌清涎患者，与小半夏加茯苓与服，服下即愈。（吕志杰. 金匮杂病论治全书. 北京：中医古籍出版社，1995：266）

（3）治胃脘痛：王氏介绍用本方治疗1例胃脘痛。小半夏加茯苓汤：半夏40g（先煎半小时），茯苓30g，生姜30g，愈。[王子德. 小半夏加茯苓汤治疗病毒性心肌炎. 上海中医药杂志，1983（9）：26]

（4）治病毒性心肌炎：刘氏报道，用小半夏加茯苓汤治疗病毒性心肌炎11例，基本方：半夏18g，生姜24g，茯苓12g。结果：临床症状均消失，10例心电图恢复正常。[刘景祺. 小半夏加茯苓汤治疗病毒性心肌炎. 上海中医药杂志，1983（9）：26]

（5）治高血压病：刘渡舟曾用本方加味治愈高血压病属风湿痰浊上扰者。[陈恳. 刘渡舟教授治疗高血压病的经验. 北京中医学院学报，1984（3）：22]

五苓散

【歌括】 猪术茯苓十八株，泽宜一两六铢符，

桂枝半两磨调服，暖水频吞汗出苏。

【药物组成】 猪苓十八铢，去皮 泽泻一两六铢 白术十八铢 茯苓十八铢 桂枝半两，去皮

上五味，捣为末，以白饮和服方寸匕，日三服，多饮暖水，汗出愈。

【白话解】 五苓散由猪苓、白术、茯苓各十八铢、泽泻一两六铢、桂枝半两配伍而成。诸药相合，捣磨为散，以白饮调服。用于表邪不解，随经入腑而致蓄水证，药后频频畅用暖水，以助药力发挥，使汗出表解，膀胱气化水行，而邪除体苏。

【功效】 运中利水，兼以解表。

【适应证候】

1. 假令瘦人脐下有悸，吐涎沫而癫眩，此水也，五苓散主之。(31)

2. 太阳病，发汗后，大汗出，胃中干，烦躁不得眠，欲得饮水者，少少与饮之，令胃气和则愈；若脉浮，小便利，微热消渴者，五苓散主之。(《伤寒论》)

3. 发汗已，脉浮数，烦渴者。(《伤寒论》)

4. 伤寒，汗出而渴者，五苓散主之。(《伤寒论》)

5. 中风发热，六七日不解而烦，有表里证，渴欲饮水，水入则吐者，名曰水逆，五苓散主之。(《伤寒论》)

6. 本以下之，故心下痞，与泻心汤，痞不解。其人渴而口燥烦，小便不利者。(《伤寒论》)

7. 霍乱，头痛发热，身疼痛，热多欲饮水者。(《伤寒论》)

【方药分析】 膀胱为水府，乃水液都会之处，气化则水液运行而排出，若膀胱气化不行，水不下输，停聚于内，则小便不利，少腹满。水饮与邪热互结，津液不能蒸布于上，则烦渴，或"消渴"。若水气上逆，停聚于胃，胃失和降则渴欲饮水，但水入即吐，成为"水逆"证。若水气凌心则有心下悸动，若水停于下，逆阻中焦，升降失常，则见"心下痞"，又有小便不利，口燥而渴者。其痞之成，因水而为。故称"水痞"，皆宜用五苓散治疗。

方中以猪苓、茯苓、泽泻淡渗利水以利小便。猪苓甘淡，主利水道，能化决渎之气，《本草汇言》说：猪苓"淡利走散，升而能降，降而能升，

故善开腠理，分理表阳里阴之气而利小便。"茯苓甘淡，利小便化水气，是利水除湿之要药。

按： 白术甘温，补脾燥湿利水，助脾气以转输，使水精四布；泽泻甘寒，停水曰泽，决水曰泻。泽泻利水渗湿泄热，最善泄水道，专能通行小便，透达三焦蓄热停水，为利水第一佳品。上四味俱属渗湿利水之品，相配伍有协同作用，猪苓与泽泻相伍，猪苓利水，能分泄表间之邪；泽泻利水，能直通内脏之湿。二苓合泽泻，导水下行，通利小便。桂枝辛温通阳，化气以利水，增强膀胱气化作用，又可解散表邪，配茯苓等可加强通阳化气而利水，五味药缺一不可，是通阳利水之主要方剂。

【用量用法】

1. **现代用量** 猪苓9g，泽泻12g，白术9g，茯苓9g，桂枝6g。

2. **现代用法** 原书为散剂，现多采用汤剂。水煎2次，分服。药后多饮温开水，出汗为宜。

【临床应用】

1. **古代应用**

（1）五苓散治伏暑饮热，暑气流入经络，壅溢发衄，或冒气虚，血渗入胃，停留不散，吐出一二升许。（《三因极一病证方论》）

（2）伤寒脉浮缓，手足自温者，系在太阳，小便不利者，必发黄，五苓散加茵陈主之。以茵陈浓煎汤，调五苓散二钱服之，日三四，黄从小便下，以小便利，小便清为度。（《伤寒总病论》）

（3）治伤寒温热病，表里未解，头痛发热，口燥咽干，烦渴饮水，或水入即吐，或小便不利，及汗出表解烦渴不止者，宜服之。又治瘀热在里，身发黄疸，浓煎茵陈蒿汤调下，食前服之。（《太平惠民和剂局方》）

（4）治酒毒，小便赤涩，宜五苓散。（《此事难知》）

（5）加味五苓汤，治伏暑热二气及暑湿泄泻注下，或烦，或渴，或小便不利，即本方加车前子。（《济生方》）

（6）本方去桂名四苓散；加茵陈名茵陈五苓散；加辰砂名辰砂五苓散。一方加大黄，治初痢，如治积聚食黄，并酒疸。（《寿世保元》）

（7）春泽汤治伤暑泻后仍渴，即本方加人参。（《证治要诀》）

（8）五苓散治湿生于内，水泻，小便不利。（《济阴纲目》）

2. **现代应用** 五苓散常用于治疗急慢性肾炎、传染性肝炎、肝硬化腹水、急慢性肠炎、泌尿系感染、心脏病浮肿等有效，但必具备本方证特征。

（1）肾炎：见水肿尿少者，本方加大腹皮、车前子、黄芪、山药、金银花等。

（2）膀胱炎：见尿急、尿频、尿痛者，本方加木通、车前子、竹叶、甘草、生地等。

（3）神经性尿频：见小便频数，尿急，甚则伴有遗尿，但无明显尿痛，亦无明显阳性体征，尿常规阴性，本方加覆盆子。若阴寒为重，本方宜加附子。

（4）膀胱炎：见尿急、尿频、尿痛者，本方加木通、车前子、竹叶、炙甘草、生地等。

（5）水疝：肾囊水肿，甚则肿势通明，本方加薏苡仁、橘核、川楝子。

（6）尿崩症：见多饮多尿，属气化不利，水津不布者，宜用本方。（聂惠民. 伤寒论与临证. 广州：广东科技出版社，1993：109–110）

（7）心包积液：骆氏报道，用五苓散合麻黄附子细辛汤加椒目、石菖蒲、牛膝治疗一例心包积液，服药月余。心包积液消失，诸症缓解。[骆昌兰. 五苓散临床治验举要，江西中医药，1986（5）：51–56]

（8）慢性充血性心力衰竭：邢氏报道，用葶苈生脉五苓散，治疗25例慢性充血性心力衰竭，治疗效果：显效者12例，好转者11例，疗效满意。[邢月明. 葶苈生脉五苓散治疗慢性充血性心力衰竭. 中西医结合杂志，1983（3）：158]

（9）结核性渗出性胸膜炎：孙氏报道，用本方加商陆、党参、赤芍与抗结核药同用，治疗6例结核性渗出性胸膜炎，可使胸水迅速消失，病程平均缩短7天。[孙洪盛. 加味五苓散治疗结核性胸水的疗效观察. 上海中医药杂志，1983（11）：19]

（10）产后癃闭：林氏报道，用五苓散加减治疗产后尿潴留10例，疗效满意。[林同鑫. 五苓散加减治疗产后癃闭. 浙江中医杂志，1966（9）：31]

附　方

《外台》茯苓饮

【歌括】　中虚不运聚成痰，枳二参苓术各三。

　　　　　姜四橘皮二两半，补虚消满此中探。

【**药物组成**】 茯苓　人参　白术各三两　枳实二两　橘皮二两半　生姜四两

上六味，水六升，煮取一升八合，分温下服，如人行八九里进之。

【**白话解**】 中气不足，运化失职，湿聚成痰，可用外台茯苓饮治疗，方中茯苓、人参、白术各三两，枳实二两，橘皮二两半，生姜四两。补中益气，除湿消满可于此方中探求。

【**功效**】 补中益气，消饮除痰，下气宽中。

【**适应证候**】 胸脘痞闷，中虚食少，痰饮停积。

【**方药分析**】《外台》茯苓饮治饮病吐后气满不能食之证，为消补兼施、饮病调理之剂。饮停心（胃）胸，胃失和降，故呕吐；上焦受气于中焦，吐后脾胃更虚，故云心胸间虚；脾虚不能运化，胃弱不能纳谷，所以气满不能食。本方用人参、茯苓、白术补中健脾，橘皮、枳实、生姜理气化痰，共奏"消痰气，令能食"之功，亦补充了痰饮病的调理方法。

按：此方提出饮在心胸，吐后的证治。本方虽冠以《外台》，但据《外台秘要·卷八·痰饮食不消及呕逆不食门》载"延年茯苓饮"方后注云："仲景《伤寒论》同"。可见，该方实为仲景方。"心胸有停痰宿水"概括了本证的病机是痰饮停聚心胸，此处"心"字实指胃的部位。停痰宿饮在胸胃，必然妨碍胃气的和降，饮随气逆，故呕吐。然而呕吐虽可以去饮，却不能使饮邪去尽，呕吐之后又必然会损伤胃气。脾主运，胃主纳，脾胃气虚，纳运失常，所以脘腹满闷不能食。总之，本证属于痰饮阻滞，脾胃气虚之证。故治宜消痰理气，益气健脾，用《外台》茯苓饮。俾痰化饮消，脾胃健运，自然病愈能食。

方中用人参、茯苓、白术益气健脾，橘皮、枳实理气化痰，茯苓配生姜还能消饮，橘皮协生姜又可和胃降逆。诸药合用消补兼施，不失为一首治疗痰饮病虚多邪少，脾胃气虚，饮邪未尽的调理方。方后注云"分温三服，如人行八九里进之"，寓示每次服药间隔时间不宜太长，约一小时为宜。

【**用量用法**】

1. **现代用量**　茯苓10～25g，人参6～15g，白术6～15g，枳实6～10g，橘皮10～15g，生姜10～15g。

2. **现代用法**　用水800ml，浓煎取200ml，早晚饭后半小时各服100ml。

3. **注意事项** 本方主治邪少虚多，水饮未尽之证，用量不宜过重，宜少量常食久服，扶正之效，非一日之功。所谓"王道无近功"。人参可以党参代之。

【临床应用】

1. 古代应用

（1）治胃中有留饮而自吐宿水，小便不利，及由咳嗽而白膜发白斑及小儿百日咳。（《眼科锦囊》）

（2）治心下痞硬而悸，小便不利，胸满而自吐宿水者。（《方极》）

2. 现代应用

治脾胃病（胃痛、痰饮、厌食等）：高氏治一胃痛患者，茯苓饮加减：枳壳10g，党参15g，白术、茯苓、半夏各12g，陈皮、旋覆花各9g，代赭石20g，生姜9g。数剂病愈。[高正星.茯苓饮治疗脾胃病举隅.湖北中医杂志，1995（3）：51]

桂苓五味甘草汤

【歌括】 青龙①却碍②肾元亏，上逆下流③又冒④时。

味用半升苓桂四，甘三扶土镇冲宜。

【药物组成】 茯苓四两 桂枝四两（去皮） 甘草三两（炙） 五味子半升

上四味，以水八升，煮取三升，去滓，分温三服。

【注释】 ①青龙：本义指东方之神。此处指误服青龙汤，据上文之意当为小青龙汤。

②碍：此处作因为。

③上逆下流：胸腹中邪气上冲咽喉，面热口干，下流阴股，小便不利，故云上流下逆。

④冒：昏晕。

【白话解】 服小青龙汤治咳痰，却出现一系列上逆下流之热证，全是因为肾气本亏，元阳不足，青龙下咽，动下焦相火而使然。只可用桂苓五味甘草汤治疗，方用桂枝、茯苓各四两，五味子半升，炙甘草三两，煎服，即可制冲降逆。

【功效】 温阳化饮，止冲降逆。

【适应证候】 青龙汤下已，多唾口燥，寸脉沉，尺脉微。手足厥逆，

气从小腹上冲胸咽，手足痹，其面翕热如醉状，因复下流阴股，小便难，时复冒者，与茯苓桂枝五味甘草汤，治其气冲。（36）

【方药分析】 本方论述体虚的支饮咳嗽服小青龙汤后变化的相应治法。论述服小青龙汤后发生冲气的证治。咳逆倚息不得卧的支饮之证，服小青龙汤以后，痰唾多而口干燥，为寒饮将去之象。但由于其人下焦阳虚，支饮上盛，是一种下虚上实之证；所以寸脉见沉，尺脉微弱，而且四肢厥逆。这种病情，虽然寒饮在于上焦，但不能仅用温散之剂，因温散易于发越阳气，影响冲脉，滋生变端，必须兼顾下焦，始为虚实两全之策。服小青龙汤后，固然寒饮得以暂解，但虚阳亦随之上越，冲气反因而上逆，出现种种变证，如气从小腹上冲，直至胸咽，四肢麻木，其面热如醉状等。由于冲脉为病是时发时平的，所以冲气有时又能还于下焦，但冲逆则一身之气皆逆，所以下则小便困难，上则时作昏冒。当此之时，宜急予敛气平冲，用桂苓五味甘草汤，使上冲之气平，然后再议他法。方中桂枝、甘草辛甘化阳，以平冲气；配茯苓引逆气下行；用五味收敛耗散之气，使虚阳不致上浮。

按： 对本证总的病机，诸家一致认为是体虚支饮，用小青龙汤后，引发冲气上逆的变化。但有关个别症状产生的缘由，则存在不同的看法。分歧较多的一是对"多唾口燥"的认识，有的认为是饮邪未去，津液不布之征，如赵良仁、朱光被等；有的认为与冲气上逆有关，如尤怡、高学山、黄树曾等；有的认为是肺燥阴伤，如徐彬、沈明宗等；有的认为是病欲解之征，如全国中医院校《金匮要略》二版、四版、五版教材。诸说各有道理，但综合本证的病机与方药，似以赵以德等见解更妥。二是"面翕热如醉"的机制，有解作虚阳上越的，如徐彬、魏念庭、吴谦、曹颖甫等；有解作冲气上逆的，如尤怡，有的解作胃热上蒸的，如高学山等；有解作真阳夹胃热上冲的，如沈明宗。以上下文义分析，似乎宜将徐彬等观点与尤怡之说合参更为全面。三是"因复下流阴股"究竟指的什么？有的指冲气下行，如尤在泾、魏念庭；有的指饮邪下流，如高学山；有的指虚阳下复，如徐忠可、曹颖甫。诸见皆各有所据，然而从本证总的病机特点来看，似以魏、尤之说更当。方中桂枝平冲降逆，茯苓甘淡渗利，导饮下行，五味子味酸能敛气归原，炙甘草味甘，与桂枝相协辛甘化阳，以助益阳气。诸药合用，使冲气下潜，阳气得助，则标急可缓。

【用量用法】

1. **现代用量** 茯苓10~25g，桂枝10~15g，五味子10~15g，炙甘草6~12g。

2. **现代用法** 用水500ml，浓煎取200ml，早晚饭后半小时各服100ml。

3. **注意事项** 本方为肾元不足之人，又有虚阳上越面赤如醉指标证，故本方为权益治标之方，且用量不宜过大，尤其桂枝用量宜慎。

【临床应用】

现代应用

（1）治咳嗽气喘：有人报道治一例服小青龙汤及真武汤加姜、细、味不效患者，与桂苓五味甘草汤加赭石、苏子。愈。[湖南省中医研究院. 湖南省老中医医案选（第一辑）. 长沙：湖南科学技术出版社，1980：56]

（2）治冲气上逆。[刘金琪. 苓桂五甘汤的一方多用. 上海中医杂志，1984（6）：31]

（3）治低血压。[张云，等. 苓桂五味甘草汤治疗低血压42例. 河北中医，1990（2）：9]

桂苓五味甘草去桂加姜辛汤

【歌括】 冲气①低时咳满频，前方去桂益姜辛。

    姜辛三两依原法②，原法通微③便出新。

【药物组成】 茯苓四两　甘草三两　干姜三两　细辛三两　五味半升

上五味，以水八升，煮取三升，去滓，温服半升，日三。

【注释】 ①冲气：邪气上冲胸咽，见咽干胸闷面赤等症。

②原法：指服用苓桂五味甘草汤前所用方法，小青龙法。

③通微：探索清楚病机细微之处。

【白话解】 肾气亏虚之人误服小青龙汤，导致冲气上逆，又服了苓桂五味甘草汤，虽冲气得降，仍有咳喘胸满之证，则用本方治疗。方用前方去桂枝，加生姜、细辛各三两即可。即桂苓五味甘草汤之前所用之小青龙治咳喘之法。故云原方通微，此方出新。

【功效】 止咳化痰，温肺散寒。

【适应证候】 冲气即低，而反更咳、胸满者。（37）

【方药分析】 本方承上方，继续论述冲气已平，支饮复作的治法。服前方后，冲气即见下降，但咳嗽、胸满之证又复发作，这是冲逆虽平，而支饮又发，宜再除饮治咳，用苓甘五味姜辛汤。因冲逆已平，故不需桂枝，但咳满又加，故用干姜、细辛以散寒泄满，合五味以蠲饮止咳。

此承上方，论冲气已平而支饮复动的证治。前述支饮兼冲气上逆的变证，服桂苓五味甘草汤后，冲气得以平逆，然胸膈中的寒饮尚未去，饮邪内动，胸阳被遏，肺失清肃，所以出现咳嗽、胸满。此时无需平冲降逆，而应温肺散寒，调饮止咳，故用桂苓五味甘草汤去桂加干姜、细辛治疗。

因本证冲气已平，故于桂苓五味甘草汤中去掉平冲降逆的桂枝，加以功擅温肺散寒，化饮止咳的干姜、细辛，仍用茯苓渗利，以祛邪下出，并取酸收的五味子与辛开的干姜、细辛相伍，一开一合，有利于肺气的宣降，甘草与茯苓为伍，又可培土制饮。诸药同用，使寒饮得调，胸阳舒展，肺气宣降复常，则咳、满可除。对于原方去桂的理由，注家众说不一。徐彬认为是桂不能驱脏内沉匿之寒，魏荔彤认为是桂辛而升举，尤怡认为是桂辛而导气，吴谦认为是桂偏于走表，丹波元简认为"冲气即低，乃桂之功著矣，故去之"。综合36条与本方的原文似丹波元简的看法更切合原意。

【用量用法】

1. 现代用量 茯苓10～25g，甘草6～15g，干姜10～15g，细辛6～12g，五味子10～15g。

2. 现代用法 用水800ml，浓煎取200ml，早晚饭后半小时各服100ml。

3. 注意事项 如无外感发热，只是慢性咳喘，用量宜轻。古云："细辛不过钱"，应慎重其量。

【临床应用】

现代应用

治咳嗽：赵氏介绍，本方可用于治疗慢性支气管炎、肺气肿辨属湿性、痰饮性咳嗽者，症见浮肿，贫血，手足易冷，小便自利，而无发热恶寒、头痛肢酸等表证。（中医研究院西苑医院. 赵锡武医疗经验. 北京：人民卫生出版社，1980：52）

苓甘五味姜辛半夏汤

【歌括】 咳满平[1]时渴又加，旋而不渴饮余邪。

冒[2]而必[3]呕半升夏，增入前方效可夸。

【药物组成】 茯苓四两　甘草二两　细辛二两　干姜二两　五味

子　半夏各半升

上六味，以水八升，煮取三升，去滓，温服半升，日三。

【注释】　①平：病愈。此处之咳嗽胸满减轻。

②冒：上冲，眩晕。此指服热药后，阳气鼓动上冲之证。

③必：定。此处作不定动词"若"讲。

【白话解】　服前苓桂五味姜辛汤后，咳喘胸满已见好，但又见口渴，热气上冲头面之证。口渴有时又减轻，显然是饮邪停肺未清。若上冲口渴又见恶心呕吐之证，可增加半夏半升，疗效会更好。

【功效】　温肺化饮，降胃止呕。

【适应证候】　咳满即止，而更复渴，冲气复发者……支饮者法当冒，冒者必呕。（38）

【方药分析】　本方承上方论述冲气与饮气上逆治疗的鉴别，及饮气上逆的治法。服前方后而咳满即止者，是姜、辛的功效已著，病情缓解，为好转现象。但亦有服药后见口渴，冲气复发者，是因姜、辛温热，转从燥化，动其冲气所致，此种变化自当酌用苓桂味甘汤以治之。另一种变化为口渴反止。如其为热药之变，当口渴不止，今反止者，是饮邪内盛，水气有余，这种冲气，是由于饮邪上逆，而非下焦冲气。冲气与支饮均有上逆眩冒之变，应如何加以鉴别？前者气冲而不呕，后者则上逆必见呕吐。现在服热药而不渴，反加上逆呕吐，是前药尚未能控制其发作之势，仍为饮邪无疑，可用原方加半夏以去水止呕。

按：此承上方服苓甘五味姜辛汤后的两种转归及支饮冒呕的治疗。服苓甘五味姜辛汤后，寒饮得以温散，未再犯逆射肺，故咳满解除。此时，病情可有两种转归，一种是出现口渴，并见冲气复发。这是由于苓甘五味姜辛汤属辛温之剂，尤其是方中干姜、细辛为温热之品，若服用过多，则易于化燥伤津致渴，辛热太过又可能耗散阳气，引动冲气复发。一种是口不渴。这是支饮未愈的缘故。既然饮邪仍在，就会妨碍阴阳的升降，若清阳不升，则昏蒙冒眩；浊阴上逆，则必呕。总由胸膈支饮扰及于胃所致。对此，应于前方中加半夏以祛除饮邪。

本方是由苓甘五味姜辛汤加减组成。方中减轻了甘草、干姜、细辛的用量，减甘草，是防其甘缓滞中，于呕吐不利；减干姜、细辛是防其过于辛热化燥。然而，本方温化寒饮之力并不逊于苓甘五味姜辛汤。因为方中还加了一味辛温的半夏，该药既能降逆止呕，又可增强全方温化寒饮的作用。

【用量用法】

1. **现代用量** 茯苓10～15g，甘草6～10g，细辛6～10g，五味子10～15g，半夏10～15g，干姜10～15g。

2. **现代用法** 用水1000ml，浓煎取200ml，早晚饭后半小时各服100ml。

3. **注意事项** 本方治寒饮咳喘，有热象者宜加减化裁。细辛用量不宜过大。

【临床应用】

现代应用

（1）治痰饮咳嗽：陈氏治咳嗽一例，方用苓甘五味姜辛半夏汤：茯苓12g，炙甘草3g，五味子3g，生姜9g，细辛1.5g，制半夏6g，愈。［陈瑞春.《金匮》苓甘五味姜辛半夏汤的探讨. 江西医药杂志，1964（6）：267］

（2）治寒喘：欧阳氏介绍，若饮邪偏盛，无伤寒表证，而仅有眩冒，喘悸，或呕恶、面目浮肿等症，宜苓甘五味姜辛半夏汤。［欧阳琦. 介绍欧履钦先生的学术经验. 中医杂志，1964（5）：1］

（3）治疗肺心病。［张北泉. 苓甘五味姜辛半夏汤治疗肺心病. 四川中医，1985（12）：24］

苓甘五味姜辛半夏杏仁汤

【歌括】 咳轻呕止肿新增，面肿须知肺气凝[①]。

　　　　　　前剂杏加半升煮，可知一味亦规绳[②]。

【药物组成】 茯苓四两 甘草三两 五味半升 干姜三两 细辛三两 半夏半升 杏仁半升（去皮尖）

上七味，以水一斗，煮取三升，去滓，温服半升，日三。

【注释】 ①凝：阻滞不通。

②规绳：规矩准绳。

【白话解】 服前方苓甘五味姜辛半夏汤后，喘咳呕吐均见好转，但患者又加面部或肢体浮肿，则只需于方中加半升杏仁即可。虽只加一味药，却足以指示治肿之准绳法则了。

【功效】 温肺散寒，化痰止咳，温阳行水。

【适应证候】 水去呕止，其人形肿者。(39)

【方药分析】 本方承上方论述水去形肿的治法。服药后水去呕吐止是里气转和，但表气未宣，故其人尚见形肿，可于前方中加杏仁一味，继续清除余邪，兼以宣利肺气，气化则饮消，形肿亦可随减。从形肿一证而论，本可应用麻黄发汗消肿，但由于其人本有尺脉微、手足痹等虚证，故不能用。若违反病情，误用麻黄，则更耗伤其阳，必有厥逆之变。

按： 此承上论支饮体虚兼形肿的治疗。服苓甘五味姜辛半夏汤后，胃中寒饮得以温化，故呕吐停止。然而胸膈间的支饮尚未尽去，肺气不利，卫气郁滞，饮邪泛滥于外，故出现形体浮肿。此证治宜宣肺散水，俾肺气宣通，水道通调，泛溢之饮邪即可消散，形肿遂除。若论本证水饮泛溢，肺卫气滞的机制，本应该用麻黄宣肺散水，但是本例患者已有气血俱虚，手足麻痹的现象，所以不能用麻黄。若不顾其气血两虚的病情使用麻黄，必然会因麻黄的峻猛升泄发散，更伤气血，导致厥逆。

对于本证"形肿"的机制，后世注家有的偏责肺气虚滞，如徐忠可，有的重在饮溢于表，气郁不利，如赵良仁。从本证的用药特点来看，二说均有道理，应当合参，方为全面。

本方是在苓甘五味姜辛半夏汤的基础上加杏仁组成的。因本证属寒饮在胸肺，肺卫不利，故除新增一味杏仁宣肺利气外，还将方中干姜、细辛的用量又各增至三两。意在加强本方温宣散的力量。诸药合奏温化寒饮，宣利肺气的功效。主治支饮形肿者。

【用量用法】

1. **现代用量** 茯苓10～15g，甘草6～10g，细辛6～10g，五味子10～15g，半夏10～15g，干姜10～15g。

2. **现代用法** 用水1000ml，浓煎取200ml，早晚饭后半小时各服100ml。

3. **注意事项** 本方治寒喘，热象重者宜加减化裁。细辛用量不宜过大。

【临床应用】

1. 古代应用

（1）治前方证（苓甘姜辛夏汤）而微浮肿者。(《方极》)

（2）痰饮家平日咳嗽者，此方以瓜蒌实代半夏，白蜜为膏，用之甚效。(《类聚方广义》)

2. 现代应用

（1）治慢性支气管炎、支气管哮喘、肺气肿、肺心病等咳喘：杜氏介绍，曾治一咳喘患者。宗苓甘五味姜辛夏杏汤化裁。处方：茯苓15g，炙甘草6g，五味子9g，生姜3片，清半夏13g，杏仁10g，旋覆花9g，川贝母9g，款冬花10g，鱼腥草30g，知母9g。诸证消失而愈。（杜雨茂，等.金匮要略阐释.西安：陕西科学技术出版社，1989：345）

（2）治腹水、胸水：陈氏介绍，本方合五苓散可用于肝源性腹水或心源性腹水，以舌质淡、蛙状腹、脉弦急有力为用药指征。也可治疗胸膜炎有大量胸水者。（陈宝田.经方的临床应用.广州：广东科技出版社，1985：361）

苓甘五味姜辛夏杏大黄汤

【歌括】　面热如醉火邪殃[①]，前剂仍增三两黄。

驱饮辛温药一派，别能攻热制阳光[②]。

【药物组成】　茯苓四两　甘草三两　五味半升　干姜三两　细辛三两　半夏半升　杏仁半升大黄三两

上八味，以水一斗，煮取三升，去滓，温服半升，日三。

【注释】　①殃：灾害。此处指火邪为患。

②阳光：此处指胃热上冲，面红发热之证。

【白话解】　服上方后，觉面红发热是因为胃热上冲，于前方中加入大黄三两，在一派温药之中加入一味寒凉大黄，可以泻胃热，治疗热邪上冲等证。

【功效】　温肺散寒，止咳化痰，通腑泄热。

【适应证候】　若面热如醉，此为胃热上冲熏其面。（40）

【方药分析】　本方承上方，病属于胃热上冲，饮邪夹热，故于温化蠲饮方中，加大黄一味，以苦寒泄热。

按：本方的病机为寒饮未去，兼胃热上冲。治宜温散寒饮为主兼以清泄胃热，故于苓甘五味姜辛半杏汤中加入一味大黄。

【用量用法】

1. 现代用量　茯苓10～15g，甘草6～10g，细辛6～10g，杏仁10～15g，五味子10～15g，半夏10～15g，干姜10～15g，大黄10～15g。

2. 现代用法　用水1000ml，浓煎取200ml，早晚饭后半小时各服100ml。

3. 注意事项 本治寒喘之方，有热象者宜加减化裁。细辛用量不宜过大。

【临床应用】

1. 古代应用

（1）治前方证（苓甘五味姜辛夏仁汤）而大便不通者。（《方机》）

（2）治前方证（苓甘五味姜辛夏仁汤）而腹中微结者。（《方极》）

2. 现代应用

治慢性气管炎：刘氏介绍用本方治疗一慢性支气管炎患者。以苓甘五味加姜辛半杏大黄汤泄热消饮治之。药用：茯苓15g，甘草3g，五味子9g，干姜9g，细辛3g，半夏9g，杏仁12g，大黄12g（泡开水送服），加全瓜蒌18g。[刘五新. 学习《金匮》用小青龙汤及其变方治喘咳的体会. 成都中医学院学报，1982（2）：39–40]

消渴小便不利淋病方

肾气丸

【歌括】 见妇人杂病。

按： 肾气丸，具有滋补肾阴，温补肾阳，阴阳双补，以复肾气的功能。所以，既主虚劳腰痛，少腹拘急，小便不利；又主男子消渴，小便反多，以饮一斗，小便一斗。现代临床用肾气丸治疗糖尿病合并神经病变者，皆有较好效果。

五苓散

【歌括】 见痰饮病。

按：《伤寒论》中，仲景以此方治太阳表证未罢，部分邪气循经入腑，膀胱气化不行之太阳蓄水证。在痰饮篇中治下焦停饮上逆头目眩晕。在"消渴篇"中治外邪未能尽解，里有蓄水，其"脉浮，小便不利，微热消渴者，宜利小便发汗，五苓散主之"，若下焦蓄水过多，进而上犯于胃腑，胃失和降，以致饮入之水为内蓄之水所格拒，而其"水入则吐"之水逆证，以五苓散求本之治，化气利水，膀胱气化得行，表里之气得通，清气上承，口渴自止，浊阴下泄，蓄水得消，胃气和顺，水逆自解。

文蛤散

【歌括】 水渍①原踰汗法门，肉中粟起②更增烦，

意中思水还无渴③，文蛤磨调药不繁。

【药物组成】 文蛤五两

上一味，杵为散，以沸汤五合，和服方寸匕。

【注释】 ①水渍：渍，音sùn，喷水：水，即用水喷淋，是古代的一种治疗方法。

②肉中粟起：指皮肤起粒，如粟米样（俗称鸡皮疙瘩）。

③意中思水还无渴：本歌诀系根据《伤寒论》145 条："病在阳，应以汗解之，反以冷水之，若灌之，其热被劫，不得去，弥更益烦，肉上粟起，意欲饮水，反不渴者，服文蛤散"所编。

【白话解】 病在表，以汗解之，方是正治，反用冷水之，是与汗法相违背的，寒凝肌肤，表热被阻，不能发越，故肉上粟起，弥更益烦，意欲饮水而反不渴。此表邪不解，阳郁于里，有渐欲化热之势，当以文蛤汤清热解表。

【功效】 滋阴清热，生津止渴，除湿利尿。

【适应证候】 渴欲饮水不止者。（6）

【方药分析】 文蛤咸凉，有滋阴清热，生津止渴，益水行水之功。故治上消渴饮之证。

按：文蛤，注家有争议。一为海蛤，又名花蛤，生于东海，表有纹者，出自《神农本草经》。一为五倍子，异名文蛤。如《开宝本草》云："五倍子形似文蛤，且异名文蛤。"故清代《医宗金鉴》认为"文蛤即今吴人所食花蛤，性寒味咸，利水胜热，然屡试而不效。尝考五倍子亦名文蛤，按法治之名百药煎，大能生津止渴，故尝用之，屡试屡验也"。然亦有认为文蛤一味为散，仅有止泻清热利小便的作用，无解表功能，且清热之力甚微，用于本证，不甚切合，主张以《金匮》文蛤汤为是。

【用量用法】

1. 现代用量 文蛤15g。

2. 现代用法 研细末，每次3~5g，以沸汤50ml冲化，每日3次。

【临床应用】

现代应用

消渴：王氏用于渴饮水不止之消渴症，病属肺胃有热而渴者。（王占

玺. 张仲景药法研究. 北京：科学技术文献出版社，1984：460）

栝蒌瞿麦丸

【歌括】 小便不利渴斯成，水气留中液不生，

三两薯苓瞿一两，一枚附子二蒌行。

【药物组成】 薯蓣　茯苓各三两　栝蒌根二两　附子一枚，炮　瞿麦一两

上五味末之，炼蜜丸如梧子大。饮服三丸，日三服，不知，增至七八丸。以小便利，腹中温为知。

【白话解】 肾阳衰微，温化失常，水气内停，阳虚不化，水道不利，故小便量少，涩滞不利；下元虚衰，阳不化气，无以蒸津上润，故上焦燥热，口干而渴；小便不利，浊阴不得外泄，内聚而为水，可见下肢浮肿，腹部胀满，饮停于内，阳气不复，津液不得布达承润，故下寒饮邪不除，则上燥津亏难解。故仲景立栝蒌瞿麦丸主治。

【功效】 温阳化水，生津止渴。

【适应证候】 小便不利者，有水气，其人若渴。（10）

【方药分析】 方中附子补下焦之火，振奋肾气，化气有权，既可通利水道，又可蒸津上承，茯苓、山药补中土以利其水，栝蒌根清上焦之燥以生津止渴，瞿麦一味专通水道，清其源并治其流。诸药相伍，攻补兼施，阴阳同调，寒热杂投，并行不悖。以蜜丸，量由小渐大，可见治疗此种寒热虚实错杂之证，不能急于求成，法治之巧，足资后人仿效。

按：本证属上燥下寒而有饮停于内证。单纯温阳，则上焦燥热更甚，单纯滋阴润燥，则又碍于肾阳之虚，然上浮之焰，非滋不熄，下积寒水，非温不消，故治以下温肾气以消水，上滋其燥以生津。从方后注"以小便利，腹中温为知"可以看出，炮附子一味当是方中之君。

【用量用法】

1. **现代用量**　天花粉6g，茯苓9g，山药9g，制附子9g，瞿麦3g。

2. **现代用法**　上5味，共研细末，炼蜜为丸，大如梧桐子，日服3次，每次6~9g，米饮或温开水送服。

【临床应用】

1. **古代应用**

（1）治心下悸，小便不利，恶寒而渴者。（《方极》）

（2）治小便不利，有水气，口渴，腹中冷。(《张氏医通》)

2. 现代应用

（1）泌尿系统疾病：刘氏报道用本方加味治疗尿路感染186例，疗效较为满意。药用栝蒌根20g，茯苓、山药各30g，制附子6~15g，瞿麦15~30g。痊愈149例，显效18例，好转9例，无效10例，总有效率为94.6%。[刘贵仁. 瓜蒌瞿麦加味治疗尿路感染186例. 浙江中医杂志，1986（9）：395]

（2）程氏使用本方时，改丸作汤剂，并视其阴阳寒热之轻重而加用不同药物，用于治疗消渴、石淋、浮肿，皆取得了良好疗效。[程绍寰. 谈《金匮》的栝蒌瞿麦丸证. 山东中医杂志，1983（2）：7]

（3）何氏将本方用外伤后小便不利。黄某，男，39岁。20天前因从高墙跌下，致使髋关节脱位，伴小便不通，多药无效，每日导尿3~4次，少腹冷痛胀满，腰部坠痛，时口渴，身无热，舌质淡红少苦，脉沉而细。药用山药、茯苓、栝蒌根各15g，瞿麦30g，附块10g。煎服3剂后，小便即利，继服3剂，诸症消失。[何易烈. 栝蒌瞿麦丸治疗外伤后小便不利. 四川中医，1983.（4）：397]

蒲灰散

【歌括】 小便不利用蒲灰，平淡无奇理备该，

半分①蒲灰三分滑，能除湿热莫疑猜。

【药物组成】 蒲灰七分　滑石三分

上二味，杵为散，饮服方寸匕，日三服。

【注释】 ①半分：《金匮》诸本作"七分"。

【白话解】 蒲灰散所治小便不利，系湿热蕴结于下焦，气阻血滞膀胱气化失司之证，临床除小便不利，可有尿短赤，或有血尿，或尿道疼痛，少腹拘急等症。药虽二味平淡无奇，但对湿热蕴结之证，立法机制可谓详备。

【功效】 泄热利湿，凉血行瘀。

【适应证候】 小便不利（湿热瘀结，膀胱气化不利）。(11)

【方药分析】 蒲灰凉血消瘀，通利小便，滑石清热利湿。对下焦湿热而致血瘀，见小便不利，尿赤涩痛或见尿血者，此方有较好疗效。

按： 蒲灰一味，历来注家看法不同。有认为是蒲黄粉；有认为是香蒲

叶烧灰；有认为是蒲席烧灰，亦有认为是菖蒲灰。考《备急千金要方》"治小便不利，茎中疼痛，小腹急痛，用蒲黄、滑石各等份，为末，酒服方寸匕，日三服"其用蒲黄可能仿效《金匮》。又《神农本草经》载蒲黄"主心腹膀胱寒热，利小便，止血散瘀血"。可见蒲灰当是蒲黄，其质地似灰，可能因此名之。

【用量用法】

1. **现代用量** 蒲灰30g，滑石15g。

2. **现代用法** 上2味，共为细末，日服3次，每次3g，开水送服。

【临床应用】

1. **古代应用**

（1）用于凉血、活血，止心腹诸痛。（《本草纲目》）

（2）治皮水小便不利而渴。（《张氏医通》）

（3）治污血，小便不利。（《济阴纲目》）

2. **现代应用**

（1）王琦用蒲灰散治疗血精症，限其止血消瘀、通利清热之效。对下焦湿热明显者可与龙胆泻肝汤合用；阴虚火旺者可与大补阴丸合用；气虚明显者可加黄芪、党参、白术。[袁曙光. 王琦应用经方治疗男科病经验. 中医杂志，1993（9）：523]

（2）急性黄疸型肝炎：于氏报道用蒲灰散治疗急性黄疸型肝炎，热偏重，加栀子、黄芩、苦参；湿邪重，加苍术、茯苓、藿香；血热甚加赤芍、丹皮、白茅根；胁痛甚加川楝子、延胡、郁金；恶心加竹茹、半夏，甚者加赭石；纳差加麦芽、鸡内金；其他如茵陈、金钱草亦可随证加入。一般服药10余剂黄疸消退，全身症状明显好转，20剂肝功能转为正常。[于世良. 蒲灰散治疗急性黄疸性肝炎. 浙江中医杂志，1989（3）：130]

滑石白鱼散

【歌括】 滑石余灰[①]与白鱼，专司血分莫踌躇，

药皆平等擂调饮，水自长流不用疏。

【药物组成】 滑石 乱发烧 白鱼各二分

上三味，杵为散，饮服方寸匕，日三服。

【注释】 ①余灰：乱发用火烧后名血余灰。

【白话解】 本方治湿热瘀阻下焦血分之小便不利。故云："专司

血分莫踌躇"。由于湿热下注，瘀阻膀胱血分，可见小便不利、涩滞灼热刺痛，尿中有血或夹小血块，伴下腹胀满急迫疼痛。用此三味等份磨末调服，小便自会清利舒畅。

【功效】 清热利尿，祛瘀止血。

【适应证候】 小便不利（属湿热血瘀者）。(11)

【方药分析】 滑石清泄湿热，利窍止痛。乱发烧灰即血余灰，消瘀血利小便并止血，白鱼行血消瘀利小便，三味相伍，散瘀止血，清热利湿。适用于下焦湿热兼瘀血之小便不利证。

按：白鱼并非鱼之白者，即衣鱼，又名蠹鱼，乃衣帛，书纸中的蠹虫，《神农本草经》载"主妇人疝瘕，小便不利"，《名医别录》"能开胃下气，利水气，疗淋堕胎"。所以孕妇应用尤当谨慎。但为药之白鱼已阙，可用蒲黄炭代之。

【用量用法】
1. **现代用量** 滑石、血余炭、白鱼各等份。
2. **现代用法** 3味药，共研细末，每日3次，每次3~6g，温开水送服。

【临床应用】
古代应用
治消渴，小便不利，小腹胀痛有瘀血者。(《张氏医通》)

茯苓戎盐汤

【歌括】 一枚弹大取戎盐，茯用半斤火自潜，
更有白术二两佐，源流不滞自濡霈。

【药物组成】 茯苓半斤 白术二两 戎盐弹丸大一枚
上三味，先将茯苓、白术煎成，入戎盐再煎，分温三服。

【白话解】 脾肾两虚，下焦湿浊郁滞，气化不利，故见小便混浊不爽，余沥不尽，小腹胀满，纳少便溏等症。治疗一需补脾，二当益肾，补中兼利，以复气机，源流方不壅滞，浊邪得泄，津液得以敷布濡润，小便自然舒畅。

【功效】 益肾清热，健脾利湿。

【适应证候】 小便不利（属脾肾两虚者）。(11)

【方药分析】 方中青盐即产于青海之大青盐，性味咸寒，疗溺血、吐血、助水脏、益精气；茯苓量重，健脾渗利湿浊，白术补脾燥湿，培土利

水。三味合用益肾清热，健脾利湿。曹颖甫认为"此方为膏淋、血淋、阻塞水道通治之方"。

【用量用法】

1. **现代用量** 茯苓30g，白术10g，大青盐2g。

2. **现代用法** 先煎前2味，去滓，冲大青盐，分3次温服。

【临床应用】

古代应用

治胞中精枯血滞，小便不利。(《张氏医通》)

白虎加人参汤

【歌括】 见痓湿暍病。

按：本方主治之"渴欲饮水"与一般热病之口渴欲饮不同，表现为口渴多饮，随饮随消，虽饮而不能止其渴，仍口干舌燥。肺为水之上源，敷布津液，通调水道，外主皮毛，润泽肌肤皮毛，内可洒陈濡养脏腑；胃为五脏六腑之大主，水谷之海，喜濡润而恶燥热。今由肺胃热炽，热灼津亦损气，津气两伤，气虚不能化津，津亏不能上承，故见饮水渴不解，仍口干舌燥。肺之气津俱伤，治节失常，津液不能正常输布，饮入之水不能气化布达，直趋下焦，故伴有小便频数量多；胃火炽盛，消谷易饥，舌红苔黄脉洪数等症。故用白虎加人参汤，既清泄肺胃之热，又益气生津止渴。

本方除适用于杂病消渴肺胃热盛之上消、中消证外，而且对外感疾病的热炽津气两伤证皆有较好疗效。现代临床用此治疗糖尿病和尿崩症。

猪苓汤

【歌括】 泽胶猪茯滑相连，咳呕心烦渴不眠[1]，

煮好去滓胶后入，育阴利水法兼全。

【药物组成】 猪苓（去皮） 茯苓 阿胶 滑石 泽泻各一两

上五味，以水四升，先煮四味，取二升，去滓；内胶烊消，温服七合，日三服。

【注释】 [1]咳呕心烦渴不眠：猪苓汤证治在《伤寒论》中有两条，其中一条与此条相同。319条"少阴病，下利六七日，咳而呕渴，心烦不得眠者，猪苓汤主之"。此歌括正是按此条所编写。

【白话解】 猪苓汤中五味药物用量相等，治水热互结阴亏之小

便不利，渴欲饮水，脉浮发热者。热病误下伤津，邪热内陷下焦，热郁水停；少阴热化，阴虚有热，水气内停，或杂病下焦湿热，日久耗阴等，皆致此证。脉浮发热，并非病邪在表，而是燥热在肺，郁蒸于皮毛，肺热上浮外达所致，故发热不兼恶寒。上源不清，则不能通调水道下输膀胱，导致水气内停，与热互结，故小便不利；水与热结，热耗阴液，气化蒸腾失司，津液无以上承，故渴欲饮水。又水热互结在里，水渗大肠则利，犯肺则咳，犯胃则呕，津不化则渴，阴虚阳亢则心烦不得眠，故用猪苓汤清热利水，滋阴润燥。

【功效】 滋阴利水。

【适应证候】 脉浮发热，渴欲饮水，小便不利者。(13)

【方药分析】 茯苓健脾渗湿，猪苓、泽泻淡渗利水，和甘寒滑石相伍利水清热，阿胶甘平，滋阴补血以育阴。五味相合，渗利与清热育阴并进，利水而不伤阴，滋阴而不恋邪，则水气去，邪热清，阴液复，诸病自解。

按：应用本方注意与五苓散鉴别。二者虽然都有茯苓、猪苓、泽泻淡渗利水，但病机性质却各有不同。五苓散配辛温之桂枝通阳化气解表；燥湿健脾以利水湿，合而为通阳化气利水邪，水气得除，气机调畅，则营卫和调，表邪得解，治膀胱气化不利之太阳蓄水证。猪苓汤则有甘寒滑石清热利水滑窍。甘咸质润的阿胶滋阴润燥，故有利水清热育阴的功能，主治水热互结，阴亏有热的水气内停证。

【用量用法】

1. 现代用量 猪苓9g，茯苓9g，泽泻9g，阿胶9g，滑石9g。

2. 现代用法 5味药，以水800ml，先煮猪苓、茯苓、泽泻、滑石4味，取400ml，去滓，再下烊化之阿胶，温服，日3次，每次140ml。

【临床应用】

1. 古代应用

（1）治湿热、黄疸、口渴、溺赤。（《医方集解》）

（2）治淋病点滴不通，阴头肿痛，少腹膨胀作痛者。（《类聚方广义》）

2. 现代应用

（1）肾积水：朱氏报道以猪苓汤为主，随证加减治疗30例肾积水，疗效满意。[朱俭，等. 猪苓汤加味治疗急性膀胱炎. 浙江中医杂志，1987（5）：10]

（2）急性膀胱炎：陈氏报道用猪苓汤治疗107例急性膀胱炎，服药1～6剂痊愈。[陈应贤，等. 猪苓汤加味治疗膀胱炎. 浙江中医杂志，1982（10）：448]

（3）尿血：乔氏报道加味猪苓汤治愈13例尿血。[乔永平. 加味猪苓汤治疗尿血的疗效观察. 内蒙古中医药，1988（3）：130]

（4）咯血：严氏用猪苓汤加味治疗咯血，效果满意。[严忠. 猪苓汤加味治咯血. 江西中医药，1984（4）：24]

（5）产后癃闭：柴氏运用猪苓汤加味治疗20例产后癃闭，均取得满意疗效。[柴有华. 猪苓汤加味治疗产后癃闭20例. 陕西中医，1991（5）：209]

水 气 病 方

越婢汤

【歌括】 一身悉肿属风多，水为风翻涌巨波[1]。

二草三姜十二枣，石膏八两六麻和。

【药物组成】 麻黄六两　石膏半斤　生姜三两　大枣十五枚　甘草二两

上五味，以水六升，先煮麻黄，去上沫，内诸药，煮取三升，分温三服。恶风者加附子一枚炮。风水加术四两。

【注释】 ①巨波：言浮肿来势凶猛，很快肌肤皆肿。

【白话解】 肢体皆肿，又有恶风脉浮，发病迅速，是因风夹水势外泛肌肤所致。可用越婢汤治疗。方用麻黄六两，石膏半斤，生姜三两，甘草二两，大枣十二枚，用水煎服。先煎麻黄，去上沫，再入诸药煎成。

【功效】 发汗散水，清宣郁热。

【适应证候】 风水恶风，一身悉肿，脉浮不渴，续自汗出，无大热。（23）

【方药分析】 本方提出风水夹热的证治。风水之病，来势急剧，是因风致水，病在于表，故有恶风表证；水为风激则泛滥四溢，故身悉肿。脉浮而口渴，是风邪已有化热之机。风性疏散，故有续自汗出之症，由于陆续汗出，故外表便无大热。但风水相搏之证，虽汗出而表证不解，外无大热而郁热仍在，故治宜越婢汤发越阳气，散水清热。方中以麻黄配生姜宣散水湿，配石膏清肺胃郁热而除口渴，配甘草、大枣以补益中气。若水湿过盛，再加白术健脾除湿，表里同治，以增强消退水肿的作用。恶风者加附子，以汗多阳伤，附子有温经、复阳、止汗之力。

按：本方提出风水夹热的证治。风水是由风邪犯表，肺气不宣，其通调水道功能失职，津液停聚泛溢于肌表而致，故见一身悉肿。风邪在表，肌膜疏松则恶寒，风邪外袭犯肺，肺主皮毛，其病在表故"脉浮"；风邪在表，里无大热，故不渴；风为阳邪，其性疏散，故"续自汗出"，即连续不断地汗自出；邪郁肌表化热，但不甚，故身无大热。诸症皆由风水搏结于表，郁而化热所致，当用越婢加术汤发汗散水，轻宣郁热。

《金匮要略心典》曰："脉浮不渴者句，或作脉浮而渴，渴者热之内炽，汗为热逼与表虚汗出不同"。尤氏认为"不渴"应易"渴"，是有里热之故，实则不必，越婢加术汤证可渴亦可不渴，因本证里热不甚。

麻黄配石膏辛凉宣泄，发散水气，解肌表郁热；配生姜解表宣散，祛肌表水湿；甘草与大枣同用补脾和中；大枣配生姜温脾暖胃，且防石膏之寒伤胃。本方具有发汗散水清其郁热之功。

方后曰："恶风者，加附子一枚"，"恶风"可理解为恶风甚，或恶寒，此乃卫阳不足之征，加附子以温其阳，助散水之功。"风水加术四两"是指水气过甚者，加术四两以助除水湿之力。

【用量用法】

1. 现代用量 麻黄 10~15g，石膏 15~30g，生姜 6~15g，甘草 6~10g，大枣 10~15g。

2. 现代用法 用水 800ml，先入麻黄，去上沫，再入诸药，煎取 200ml，每服 100ml，早晚饭后各一次。

3. 注意事项 麻黄用量不宜过大，10~15g 即可。生石膏用量应稍大。

【临床应用】

1. 古代应用

（1）治妇人脚气，若外盛者，宜作越婢汤加术四两。（《诸病源候论》）

（2）上体下体，一身悉肿，脉浮而渴，自汗出，恶风，小便不利，或喘咳者，越婢汤主之；脚气风痛，疮毒内攻等多此证。（《方舆輗》）

（3）治大青龙汤证，而不咳嗽上冲者。（《方极》）

（4）此方以发越脾气为本义，虽属麻黄剂，而与麻黄汤、大青龙汤异趣，以无大热自汗出为目的，故用于肺胀皮水等，而不用于伤寒溢饮，论中麻杏甘石汤与此方同类。(《方函口诀》)

2. 现代应用

（1）急性肾小球肾炎：王氏治急性肾小球肾炎一例，越婢汤加味，麻黄10g，生石膏20g，炙甘草6g，生姜4片，大枣4枚，杏仁10g。愈。[王明玉. 经方治疗风水. 北京中医，1988（5）：20]

（2）癃闭：吕氏治老年性前列腺炎一例，用药：麻黄、桂枝、桑皮、杏仁各10g，甘草5g，石膏50g，生姜3片，大枣2枚，煎服，3剂后小便通畅，续进3剂诸症皆愈。[吕延亭. 越婢汤临床举隅. 陕西中医，1987（12）：552]

（3）治声哑：吕氏治声哑一例，证属外感风热，痰浊内塞，治以解表清里，理肺祛痰。处方：麻黄5g，生石膏50g，杏仁、桔梗、赤芍、甘草各10g，射干15g，生姜3片，大枣2枚。愈。[吕延亭. 越婢汤临床举隅. 陕西中医，1987（12）：552]

越婢加术汤

【歌括】　里水①脉沉面目黄，水风相搏湿为殃。

　　　　　　专需越婢平风水，四两术司去湿良。

【药物组成】　越婢汤加白术四两

【注释】　①里水：《脉经·卷八》"洪肿"，即肿势较重。宜从。

【白话解】　病里水证，一身面目皆黄肿，脉沉小便不利，显然是水为热邪所郁，阳气为湿所滞，水液停积而致。专需越婢汤原方治风水浮肿，再加一味白术运中祛湿，便是兼治里水之良方了。

【功效】　清宣郁热，运中行水。

【适应证候】　里水（皮水）者，一身面目黄肿，其脉沉，小便不利。（5）

【方药分析】　本方提出了皮水的论治。皮水乃脾虚不运，肺气不宣，通调失职，水气停留于肌肤之中所致，因水气太盛则"一身面目洪肿，其脉沉"，三焦气化不利，气滞水阻则小便不利，小便不利又使水无去路，肿势增剧，则曰"故令病水"。首条曰皮水其脉亦浮。此言皮水"其脉沉"，似不一。实乃与水肿的程度有关，首条为"外证胕肿，按之没指"为病之初，证情不重，故脉浮，此条为一身面目洪肿，且小便不利，为病势重并有发展，故其脉沉。此条与第三条"寸口脉沉滑者"的机制相同，可以结合起来理解。本证病机为水气内停，郁而化热，治当发汗利水，清泄里热。根据越婢加术汤的药物组成有石膏推知本证当有里热，此热是因水湿之气郁久而得，故本证除肿外，当有里热之象如口渴、便干，舌边尖红等。

"假如小便自利，此亡津液，故令渴也"为插笔、倒装句，主要是突出运用越婢加术汤的辨证思想。其意为假如小便自利，口渴者，是因津、气两伤而致，此时为虚实夹杂证，不可单发汗行水，亦就是说越婢加术汤的适应证只能是水气内停、夹有郁热，若出现津气两伤者不可用之。

本方药物组成有麻黄、石膏、生姜、甘草、白术、大枣。方中重用麻黄、石膏，二者相伍宣散发泄水气，兼清郁热；麻黄配生姜发散解表，祛除水气；麻黄配甘草能宣畅肌表之气，表气通而小便通利，水气得去；白术补脾燥湿，麻黄配之，能除表里之水气，亦能防麻黄发汗太过之弊。诸药相配，共奏发汗利水，宣泄郁热之功。本方由越婢汤加术而成，前方主治风水，后者主治风水重证或皮水，即表里水气兼顾。

【用量用法】

1. **现代用量**　麻黄10～15g，石膏15～30g，生姜6～15g，甘草6～10g，大枣10～15g，白术10～15g。

2. **现代用法**　用水800ml，先入麻黄，去上沫，再入诸药，煎取200ml，每服100ml，早晚饭后各一次。

3. **注意事项**　麻黄宜先煎去沫。生石膏用量宜稍大。

【临床应用】

1. **古代应用**

（1）治妇人脚气，若外盛者，宜作越婢汤加术四两。（《诸病源候论》）

（2）上体下体，一身悉肿，脉浮而渴，自汗出，恶风，小便不利，或喘咳者，越婢汤主之；脚气风痛，疮毒内攻等多此证。（《方舆輗》）

（3）越婢加术汤治窝肉淡红，面目黄肿，小便不利者。（《眼科锦囊》）

2. **现代应用**

急性肾小球肾炎：王氏治急性肾小球肾炎一例，越婢汤加味，麻黄10g，生石膏20g，炙甘草6g，生姜4片，大枣4枚，杏仁10g。愈。（马有度．医方新解．上海：上海科学技术出版社，1980：78）

防己黄芪汤（见湿病）

防己茯苓汤

【歌括】 四肢聂聂[①]动无休，皮水情形以此求。

己桂芪三草二两，茯苓六两砥中流[②]。

【药物组成】 防己三两　黄芪三两　桂枝三两　茯苓六两　甘草二两

上五味，以水六升，煮取二升，分温三服。

【注释】 ①聂聂：原意为一耳对两耳，形容一人对别人附耳低声细语，比喻小。此处指细小的抖动。

②砥中流：中流砥柱，形容力挽狂澜。此处指本方健脾运中，治周身皮水湿邪，药力极大。

【白话解】 皮水湿邪在四肢皮肤之中，经络不利，故四肢不停轻微抖动。可用防己、桂枝、黄芪各二两，甘草二两，茯苓六两组成的防己茯苓汤治疗。此方健脾运中，发散皮水，足以砥柱中流。

【功效】 健脾利水，温经散湿。

【适应证候】 皮水为病，四肢肿，水气在皮肤中，四肢聂聂动者。（24）

【方药分析】 本方提出皮水的证治。脾主四肢，脾病则水潴留于四肢皮肤，故皮水病人四肢浮肿。肿则阳气被郁，邪正相争，故肌肉有轻微跳动。治用防己茯苓汤，通阳化气、表里分消。方中防己、黄芪走表祛湿，使皮水从外而解；桂枝、茯苓通阳化水，使水气从小便而去；同时，桂枝与黄芪相协，又能通阳行痹，鼓舞卫阳；甘草调和诸药，协黄芪以健脾，脾旺则可制水，并可预防肾水泛滥，以免加重水肿。

按：本条论述皮水的证治。皮水是"外证肿，按之没指，不恶风"。此言"四肢肿，水在皮肤中，四肢聂聂动"，二者是一致的，此突出防己茯苓汤证属皮水，但肿势较甚而已。正如黄树曾所曰：不兼风邪，但有水行皮间者，曰皮水，故皮水不恶风也。此证四肢聂聂动，为水在皮肤之故，脾主四肢，其阳不足，水湿泛溢，故水气在皮肤中，四肢肿盛，阳被水湿之气所遏，水气相击，故四肢聂聂动。结合临床"四肢聂聂动"不是必有之症，这里以此说明水势甚而已。本证属脾肺气虚，水湿内停，阳气被遏所致，故用防己茯苓汤通阳利水，益气消肿。

本方防己、黄芪利水除湿益气，使水从外而解；桂枝、茯苓通阳化气利水，使水从下而去；桂枝与黄芪相伍，能通阳行痹，鼓舞卫气，助肌表水湿之气消散；甘草益气调和诸药，助黄芪补脾，脾气盛则水邪易除。本方由防己黄芪汤去白术加桂、苓而成。

【用量用法】

1. **现代用量**　防己10~15g，黄芪10~20g，桂枝10~15g，茯苓15~20g，甘草6~10g。

2. **现代用法**　用水800ml，煎取200ml，每服100ml，早晚饭后各一次。

3. **注意事项**　此方茯苓用量宜比其他药量稍大。

【临床应用】

1. **古代应用**

（1）治太阳腰髀痛，审证借用此方，如鼓之应桴。（王晋之）

（2）治四肢聂聂动，水气在皮肤而上冲者。（《方极》）

（3）本方虽主皮水，而方意近防己黄芪汤，但去术加桂苓者，专行于皮肤也。（《方函口诀》）

2. **现代应用**

（1）治水肿：王氏治水肿一例，防己茯苓汤加味。防己12g，茯苓、熟地、山药各10g，黄芪、薏仁、玉米须、白茅根各20g，白术、泽泻、车前子各10g，服药20剂，浮肿全消，尿液检查正常。（王寿亭，等.临床实验录.郑州：河南科学技术出版社，1982：84）

（2）治冠心病合并心衰：徐氏治冠心病合并心衰一例，辨证为肺脾气虚，水气上犯，治以益气健脾利水，方用防己茯苓汤合茯苓杏仁甘草汤，用药：防己、党参各20g，黄芪、茯苓各30g，白术、杏仁各10g，甘草3g，愈。［徐光明，等.应用防己茯苓汤的经验体会.江西中医药，1981（4）：42］

（3）治膝关节慢性滑囊炎。［邵萍.防己茯苓汤治疗膝关节慢性滑囊炎62例.国医论坛，1992（4）：24］

甘草麻黄汤

【歌括】　里水[①]原来自内生，一身面目肿黄[②]呈。

　　　　　甘须二两麻黄四，气到因知水自行。

【药物组成】　甘草二两　麻黄四两

上二味，以水五升，先煮麻黄，去上沫，内甘草，煮取三升，温服一升，重覆汗出，不汗，再服。慎风寒。

【注释】 ①里水：此处指皮水，症状当有"皮水一身面目黄肿，脉沉，小便不利"。

②肿黄：即洪肿。形容肿势迅猛。

【白话解】 皮水肿胀，是因脾虚不运，外感风邪，风夹水势泛滥皮肤而成。若有内热，用越婢加术汤治疗；若无内热，而以外感风湿邪气为重者，则以甘草麻黄汤治疗。此二药上宣肺气，中助脾气，阳气得运，水邪自会行散。

【功效】 发表散湿，温化水邪。

【适应证候】 里水。（25）

【方药分析】 本方提出皮水的一种治法。无里热的用甘草麻黄汤治疗。以甘草和中补脾，麻黄宣肺利水。

按：本条论述皮水的不同治法。"里水"指皮水，即当有"一身面目洪肿，脉沉，小便不利"，正如本章第5条所述。皮水属夹郁热者当用越婢加术汤治之；若皮水无郁热，属风寒束表，表实无汗者当用甘草麻黄汤，发汗宣肺利水、益气补脾和中。突出了证异方异的辨证论治的思想。临证时可参考《医宗金鉴·订正仲景全书·金匮要略注·水气》所云："皮水表虚有汗者，防己茯苓汤固所宜也；若表实无汗有热者，则当用越婢加术汤。无热者，则当用甘草麻黄汤发其汗，使水外从皮去之。"

方中麻黄辛温发汗宣肺利水；甘草和中益气；二药共奏发汗利水，宣肺和中之功。这就是《金匮方歌括》所曰："二药上宣肺气，中助土气，外行水气。"

【用量用法】

1. 现代用量 麻黄10～15g，甘草10～12g。

2. 现代用法 用水500ml，先入麻黄，去上沫，再入甘草，煎取200ml，每服100ml，早晚饭后各一次。

3. 注意事项 本证为无内热型水湿症，且见到肺气不宣诸症者适用，且麻黄用量不宜过大，以防助湿生热。服药后宜汗出适度。

【临床应用】

1. 古代应用

（1）有人患气虚损，久不差，遂成水肿，如此者众，诸皮中浮水，改

面目身体，从腰以上肿，皆以此汤发汗，悉愈。（《备急千金要方》）

（2）有人患气促，积久不差，遂成水肿，服之有效，但此药发表，老人虚人不可轻用。（《济生方》）

（3）寒客皮肤，令人肤胀，麻黄甘草汤主之。（《医垒元戎》）

（4）治水肿从腰以上俱肿，以此汤发汗。（《济阴纲目》）

（5）皮水，其脉浮，外证肿，按之没指，不恶风，其腹如鼓，不渴，当发其汗，按此证，亦宜甘草麻黄汤。（《类聚方广义》）

2. 现代应用

治喘息发作：日人报道用麻黄3g，先煎去上沫，再入甘草2g，顿服之立刻轻快。（李文瑞，等. 临床应用及汉方处方解说. 北京：人民卫生出版社，1983：454）

麻黄附子汤

【歌括】 甘草麻黄二两佳，一枚附子固根荄①。

少阴得病二三日，里证全无汗岂乖②。

【药物组成】 麻黄三两　甘草二两　附子一枚炮

上三味，以水七升，先煮麻黄，去上沫。内诸药，煮取二升半，温服八分，日三服。

【注释】 ①根荄：草根。

②乖：背，指错误，违背。此处指发汗法不为错误。

【白话解】 麻黄附子汤用麻黄二两，发表散湿，一枚附子温肾固阳以助根本。少阴病得之二三日，无明显热化寒化之证，但有太阳之表热证，宜发汗但不宜大汗，因而不用细辛，只取微汗散湿退肿，治少阴病水肿微发汗法不为谬误。

【功效】 发汗散湿，温肾助阳。

【适应证候】 水之为病，其脉沉小，属少阴。（26）

【方药分析】 本方与杏子汤共同提出正水与风水的不同治法。"水之为病"，是包括正水、风水而言。水肿病，脉沉小的，与少阴肾有关，是属正水。脉浮的与肺有关，属风水。两者如其表均有水气，则皆可用发汗的方法以因势利导。"无水虚胀者为气"句，是插笔，是指腹部虽然胀满，但实际无水，此属气胀；虽与水病有相似之处，但不可用汗法。即使正水而表亦有水气者，也可像治风水那样，使用汗法，但前者脉沉细，故应照顾肾阳，宜用麻黄附子汤，温经发汗；后者脉浮，故应救其肺，宜用杏子汤，宣肺散邪。杏子汤方未见，疑为麻杏甘石汤或前条甘草麻黄汤加杏仁。前者适用于风水兼肺内有郁热之证；后者适用于风水而肺内无郁热之证。

按： 此处论述正水与风水的不同治法，水气病与虚胀的鉴别。水气病根据脉象的沉、浮可以判断其属正水或风水。若脉沉小则病属少阴肾阳不足，其蒸化功能异常，所致水肿，此属正水。若脉见浮，则为外感风邪，使肺气不利，通调失职，而致水肿，此属风水。"水发其汗已"指出风水当用汗法治之，可用杏子汤宣肺利水，故曰"浮者宜杏子汤"。正水若是水气在表者可以根据因势利导的原则亦可用汗法治之。当然发汗时要兼顾其肾阳，即发汗温阳用麻黄附子汤治之，故曰"脉沉者，宜麻黄附子汤"。"无水虚者胀为气"为插笔，说明水与虚胀的鉴别。"虚"指无水的意思，非指正虚。"胀"指周身或腹胀，引起原因非水为气，故按之无凹陷，甚者有气窜的感觉，或矢气后较舒，溲解量可。此与因水而致的胀按之有凹陷、尿少等症是有别的。故而"虚胀"是不能用汗法治之。结合临床病久气胀可转为水胀，水胀也可兼见气胀。这是因为人体是一个完整的有机体，水病可引起气病，气病也可引起水病的缘故。如何治疗气胀，仲景未言，其实此胀有虚实之分。若属脾虚夹湿气滞者可用《三因极一病证方论》中的木香化滞散（方由：木香、姜黄、青皮、砂仁、人参、槟榔、白术、白豆蔻、藿香叶、橘皮、大腹子、白茯苓、白檀香、桔梗、炙甘草组成）治之；若属气滞夹瘀者，可用《三因极一病证方论》中的导气丸（方由青皮、莪术、胡椒、三棱、槟榔、吴萸、菖蒲、赤芍、干姜、附子组成）。

对此条的看法历代医家众说纷纭：赵以德认为此条是讨论气水，他将原文读作："浮者为风无水，虚胀者为气水"，他解释道："但因其从风出于表，水不内积，故曰无水。若不因风，只是肾脉上入肺而虚胀者，则名曰气水"。尤在泾认为此条是讨论风水与气病及其治法，他将此条读作："浮者为风，无水虚胀者为气，水发其汗即已"，解释道："脉浮者为风，即风水也。其无水而虚胀者，则为气病而非水矣。气病不可发汗，水病发汗则已"。陆渊雷认为此条有衍文，他说："余意'无水虚胀者为气'是衍文，当删之"。陈修园认为此条是论石水，风水，气胀，他说："此为石水证出其方也，而并言及风水与气肿，从反面指出正旨"。黄树曾认为"借风水及气以论少阴正水之治也"。结合临床黄氏之说可从。

【用量用法】

1. **现代用量**　麻黄6～10g，甘草6～10g，附子10～15g。

2. **现代用法**　用水500ml，先入麻黄，去上沫，再入诸药，煎取200ml，每服100ml，早晚饭后各一次。

3. **注意事项**　此方主治少阴体质之人又患浮肿证，必见背微恶寒四肢不温，脉沉，又有微热无汗者方可。且量不宜过大。

【临床应用】

1. **古代应用**

用此方治病人"寒热而厥，面色不泽，冒昧，两手忽无脉，或一手无脉之证。"（《卫生宝鉴补遗》）

2. **现代应用**

（1）治全身浮肿：某研究所治一例全身浮肿病人，用麻黄附子甘草汤而痊愈出院。（湖南省中医药研究所，湖南省老中医医案选.第一辑.长沙：湖南科学技术出版社，1980：58）

（2）治太少两感证：肖氏治张某，男，感冒已一周余，仍恶寒发热，全身酸痛，鼻塞声重，舌苔薄白润质淡，脉沉细两尺尤弱，且平素易患感冒。处方用：麻黄4.5g，熟附片6g（先煎），炙甘草9g。愈。[肖德发.麻黄附子甘草汤治太少两感证的体会.江西中医药，1980（4）：27]

杏子汤

【歌括】　方缺。徐忠可，尤在泾等皆疑为麻黄杏仁甘草石膏汤。而陈修园认为即麻黄、杏仁、甘草三味组成，其云"恐石膏之凝寒，大有关于脾肾，故不可用焉。"可供参考。

蒲灰散（见消渴病）

黄芪芍药桂枝苦酒汤

【歌括】　黄汗脉沉出汗黄，水伤心火郁成殃。

　　　　　黄芪五两推方主，桂芍均三苦酒①勷②。

【药物组成】　黄芪五两　芍药三两　桂枝三两

上三味，以苦酒一升，水七升，相和，煮取三升，温服一升。当心烦，服至六七日乃解。若心烦不止者，以苦酒阻故也。

【注释】

①苦酒：此处用醋，苦酒即醋，如《金匮要略论注》曰："古人称醋为苦酒，非另有所谓苦酒也"。醋有米制、大麦制。米醋性温，大麦醋性微寒，此用大麦醋泄营中郁热为佳，且醋有除水湿之功。如《别录》曰："消痈肿，散水气"。服后心烦者是因苦酒味酸，阻滞药力之故，待数日后营卫协调，则病自除。程门雪提出此方亦可治风水卫表气虚证。

②勷（音 xiāng）：此通襄，襄助，帮助。

【白话解】 黄汗病症状有脉沉，身体肿重，发热口渴，汗出黄色像黄柏汁一样。是因为湿与热相合，湿热内蕴，蒸腾津液而成黄汗的，可以本汤治之。方用黄芪五两，芍药、桂枝各三两，再以苦酒一升煎服。原文后有服药后"当心烦"，因米醋酸敛，阻滞气机流通，但苦酒有收敛止汗的功能，故仍用之。

【功效】 通阳利水，调和营卫。

【适应证候】 黄汗之为病，身体肿，发热汗出而渴，状如风水，汗沾衣，色正黄如柏汁，脉自沉。(28)

【方药分析】 本方提出黄汗证治。黄汗与风水相似，但风水脉浮而黄汗脉沉；风水恶风而黄汗不恶风；风水汗出色正而黄汗汗出色黄如柏汁，汗沾衣为其特征。此处提出黄汗的病机与出汗时入水中浴，汗液排泄障碍有关。由于水湿侵犯经脉，阻碍营卫的运行，卫郁而不能行水，滞留于肌肤，故全身水肿；营郁而为热，湿热交蒸，故发热汗出色黄；气不化津，故口渴，治用芪芍桂酒汤调和营卫，祛散水湿。方中桂枝、芍药调和营卫，配苦酒以增强泄营中郁热的作用，黄芪实卫走表祛湿，使营卫调和，水湿得祛，气血畅通，则黄汗之证可愈。

按：本方提出黄汗病的证治。黄汗病属水气病的一类，应见"身体肿"，因水湿阻滞，营卫不和，湿郁化热故亦可见发热、汗出、口渴等症，此与风水相似，但不同于风水：黄汗脉沉，风水脉浮；黄汗肿为周身，风水肿多见头面为甚，可及遍体；黄汗不恶风，风水恶风；黄汗所出汗色如黄柏汁，风水汗色不黄；黄汗为水寒郁遏、营卫不通，郁而化热，水热互结交蒸而成，风水为风邪外袭，肺气通调失职而致津液停聚成水，风水相互搏结而成。故曰"状如风水"。黄汗所成是因汗后即浴，寒水之气从汗孔而入。对黄汗的成因不必拘泥于"以汗出入水中浴，水从汗孔入得之"一语，因只要水湿外袭，阻郁营卫化热，湿热交蒸，迫津外溢即成黄汗。正如《何氏医碥》曰："水湿遏郁汗液于肌肉，为热所蒸而成黄汗，然汗出清水，亦隅之论耳，当推广之耳。"

黄汗病以汗出如黄柏汁色为其特点，结合本章第四条所言可知本病由于病程的长短，证情的轻重有别，其临床表现亦不尽同。尤怡在《金匮要略心典》中亦作了言简意赅的简述，他说："第四条云，身肿而冷，状如周痹，此云黄汗之病，身体肿，发热汗出而渴。后文之剧则不能食，身体重，小便不利，何前之不俟也！岂新久微甚之辨欤。"当用益气固表，调和营卫，兼泄郁热之法治之，宜用芪芍桂酒汤方。

【用量用法】

1. **现代用量**　黄芪 10～25g，芍药 10～15g，桂枝 6～12g，米醋 50g。

2. **现代用法**　用水 800ml，加醋 50g，煎取 200ml，每服 100ml，早晚饭后各一次。

3. **注意事项**　醋应用酿造醋为宜，不可用勾兑醋。若心烦甚者宜减少桂枝及米醋用量。

【临床应用】

1. **古代应用**

（1）治汗如柏汁，肢体肿，发热，汗出而渴。（《张氏医通》）

（2）治身体肿，发热汗出，汗沾衣，色正黄如黄柏汁者。（《方极》）

2. **现代应用**

治黄汗：王氏治黄汗一例，芪芍桂酒汤同茯苓渗湿汤加减：生黄芪、刺五加皮各 20g，桂枝 10g，白芍 12g，北沙参、茯苓各 15g，薏仁、泽泻、茵陈各 30g，连服 18 剂，黄汗消失。［王延富. 黄汗案. 四川中医，1986（7）：17］

桂枝加黄芪汤

【歌括】　黄汗都由郁热来，历详变态[①]费心裁。

　　　　　桂枝原剂[②]芪加二，啜粥重温令郁开。

【药物组成】　桂枝三两　芍药三两　甘草二两　生姜三两　大枣十二枚　黄芪二两

上六味，以水八升，煮取三升，温服一升，须臾饮热稀粥一升余。以助药力，温服取微汗；若不汗，更服。

【注释】　①变态：言原文列举黄汗症的各种不同病症。

②桂枝原剂：指桂枝汤原方原量。

【白话解】 黄汗症的病机总是由于郁热在内，不能透达，故而变证多端，如腰以上有汗，腰髋弛痛，有物行走皮中，身重烦躁等。可用此方治疗。方中用原方桂枝汤加一味黄芪二两，服法也完全按照桂枝汤法，便可微汗而愈。

【功效】 调和营卫，温中祛湿，益气固表。

【适应证候】（黄汗）身重，汗出已辄轻者，久久必身瞤，瞤即胸中痛，又从腰以上必汗出，下无汗，腰髋弛痛，如有物在皮中状，剧者不能食，身痛重，烦躁，小便不利。(29)

【方药分析】 本方进一步提出黄汗证治。由于湿性重滞而向下，流入下肢关节后，阳气被郁，不能下达，所以黄汗病身体虽发热而两胫反冷。食后汗出，暮晚盗汗，是胃气不足，阴虚有热的征象，属虚劳的症状，与黄汗的阳郁为热而汗出者不同。因为阳郁为热之汗出，每当出汗后，发热及其他症状减轻。如果汗出后发热仍不退，可证明这是虚劳而不是黄汗。但黄汗一证，亦有汗出以后，湿热并不因此减轻，而仍然发热的，若日久不愈，必耗损营血，肌肤失其营养，可致状如甲错；若长期发热不退，必致营气不通；正气日衰，一旦外感邪毒，与瘀热相合，可溃烂肌肤而发生恶疮。身重是湿胜的缘故，但若汗出之后，湿随汗泄，身重即会消失，身体感到轻快，这是黄汗的特征。固然，湿随汗出而身重可以减轻，但汗出耗伤阳气，因而肌肉发生跳动，胸中阳气不足，故亦有痛感。这时，上焦阳虚，故腰以上汗出；下焦湿胜，则腰髋弛痛，如有物在皮中。如病势转剧，内伤于脾，则不能饮食；外伤肌肉，则身体疼痛；伤于心则心烦躁躁，伤于膀胱则小便不利。结果，水湿无法排泄，潴留于肌肉而生水肿，这就是黄汗病。用桂枝加黄芪汤治疗。以桂枝汤解肌调和营卫，啜粥出微汗，再加黄芪走表逐湿，使阳郁得伸，则热可外达。营卫调合，而病自解。

按：方中以桂枝汤调和营卫，解肌表之邪，恐其药力不逮，更啜稀粥以助其汗出，使邪从表而散；加黄芪益气固表，托邪外出，且杜绝外邪复入。本方具有调和营卫，益气固表之功。这就是张璐在《张氏医通》中所曰："以桂芍和荣散邪，即兼黄芪司开合之权，杜邪复入之路也。"

【用量用法】

1. 现代用量 桂枝10~12g，甘草6~10g，芍药10~15g，生姜10~15g，大枣10~15g，黄芪10~15g。

2. **现代用法**　用水1000ml，煎取400ml，每服200ml，早晚饭后各一次。

3. **注意事项**　本方服法，完全同桂枝汤法，需要温服，服药后要喝热粥一小碗，还要盖被安卧，微汗出遍身则愈。

【临床应用】

1. **古代应用**

（1）治风水，脉浮，其人或头汗出，表无他病，但腰以下肿及阴。（《外台秘要》）

（2）黄汗四肢弛痛，或身疼重，烦躁，小便不利者，或盗汗出者，发热恶风者。（《方机》）

（3）治桂枝汤证，而黄汗若自汗盗汗者。（《方极》）

2. **现代应用**

（1）治黄汗：秦氏治一例黄汗患者。处方：桂枝、白芍各15g，黄芪20g，甘草10g，生姜3片，大枣4枚，服7剂后肿消黄退，黄汗止。［秦书札.《金匮》黄汗治验四则. 仲景学说研究与临床，1987（2）：26］

（2）治盗汗：蔡氏治一男性盗汗患者。处方：桂枝、白芍各9g，黄芪15g，甘草4g，秦艽、防风各12g，大枣5枚，生姜3片。病情痊愈。［蔡建安. 经方验证2则. 湖北中医杂志，1984（5）：29］

（3）治营卫失调感冒：王氏治一男性感冒患者。反复感冒，连绵不断，处方：桂枝、杏仁各10g，生黄芪、杭白芍各15g，甘草6g，防风3g，大枣4枚，4剂后病愈。（王占玺. 张仲景药法研究. 北京：科学技术文献出版社，1984：618）

桂甘姜枣麻辛附子汤

【歌括】　心下如盘①边若杯②，辛甘麻二附全枚。

　　　　　　姜桂三两枣十二，气分须从气转回。

【药物组成】　桂枝三两　生姜三两　甘草二两　大枣十二枚　麻黄二两　细辛二两　附子一枚炮

上七味，以水七升，煮麻黄，去上沫，内诸药，煮取二升，分温三服，当汗出，如虫行皮中③，即愈。

【注释】　①盘：古之盘大碟小，日用之盘直径为20～40cm。

②杯：原文"边如旋杯"，旋有二义，一为倒覆，二为圆，此处为倒覆之意，摸

之光滑平坦，边缘弯曲，像杯底圆而滑。

③虫行皮中：言周身微汗出，皮肤温暖酥痒之感。

【白话解】 胃脘有痞结如盘大，摸之边缘光滑，可用本方治疗。方中细辛、甘草、麻黄各二两，附子一枚，生姜、桂枝各三两，大枣十二枚煎服，温阳行气，大气一转，结于心下的痰饮水湿自然行散。

【功效】 温阳散寒，通利气机，宣饮消结。

【适应证候】 气分，心下坚，大如盘，边如旋杯，水饮所作。（31）

【方药分析】 本方指出气分病的治法。由于阳虚阴凝，水饮不消，积留于心下。所以痞结而坚，如盘如杯，可用桂枝去芍药加麻辛附子汤以温阳散寒，通利气机。方中用桂枝去芍药汤，振奋卫阳；麻辛附子汤，温发里阳，两者相协，可以通彻表里，使阳气通行，阴凝解散，水饮自消。

按：治饮病之法，"当以温药和之"。温药以振奋阳气，通行水道，如此则水饮可去，阳气得行，五脏之气畅通，则"阴阳相得，其气乃行"，大气得转，其水寒之气乃散。原方用辛温之品，行阳化气，方中桂枝、生姜、甘草、大枣辛甘相伍，可以温经通阳化气；麻黄、细辛、附子，温阳祛寒。合而言之，本方具有温经散寒，通阳化气之功。方中未设一味利水除饮之品，但能获得利水除饮的效果，这是因为仲景应用了水得阴则凝，得阳则行的组方原则。仲景运用这个原则组方者不止此处。如桂枝附子汤是治湿病方，但方中未投一味去湿药，道理亦是如此。本条"心下坚"可以有瘀血，为何此方不用活血化瘀之品而以温阳化气为主，一是因为本证由"水饮所作"。二是因为温药可增强温煦的作用，若有瘀血，可使瘀血"温则消而去之"（《素问·调经论》）。

【用量用法】

1. 现代用量 桂枝6~12g，生姜6~10g，大枣10~15g，麻黄6~10g，细辛3~6g，附子10~12g。

2. 现代用法 用水1000ml，先入麻黄，去上沫，再入诸药，煎取400ml，每服200ml，早晚饭后半小时各一次。

3. 注意事项 本方服用后应周身出微汗，感觉皮肤温暖酥痒，如"虫行皮中"方有效验。

【临床应用】

1. 古代应用

（1）治恶寒，或身体不仁，或手足逆冷而心下坚者及痰饮之变者。（《方机》）

（2）治上冲头痛，发热喘咳，身体疼痛，恶寒甚者。又治老人于秋冬之交，每有痰饮咳嗽胸背胁腹挛痛，而恶寒者。（《类聚方广义》）

（3）本方为大气一转之处方，治疗结核、乳腺癌、舌癌有良效。（《方函口诀》）

2. 现代应用

（1）治急性肾炎：胡氏治急性肾炎一例，处方：麻黄、附子、炙甘草各6g，桂枝、生姜各10g，细辛2g，大枣3枚，木贼15g，茯苓皮30g，愈。［胡国俊. 桂枝去芍药加麻黄细辛附子汤的临床应用. 新中医，1987（4）：41］

（2）治特发性水肿：胡氏治浮肿反复发作一例，以桂枝去芍药加麻辛附子汤加减：桂枝6g，附子10g，麻黄、细辛各3g，干姜5g，党参12g，白术、茯苓皮、枳实各15g。加减治疗2月，诸症皆愈。［胡国俊. 桂枝去芍药加麻黄细辛附子汤的临床应用. 新中医，1987（4）：41］

（3）治哮喘：张氏治疗支气管哮喘并发肺心病一例。处方：桂枝、附子（先煎）各10g，甘草6g，生姜12g，大枣6枚，麻黄3g，细辛5g。［张万第. 桂枝去芍药加麻黄细辛附子汤的临床应用. 河南中医，1983（5）：31］

（4）治肝硬化腹水：扶氏治肝硬化腹水一例，从阳虚寒凝气滞水停考虑，方用桂枝、红花、枳实各10g，麻黄、生姜各6g，桃仁、郁金各12g，甘草3g，细辛4g，炮附子30g，白术15g，大枣12枚。服药10剂，腹水全消。［扶兆民. 奇方妙用——桂枝去芍药加麻黄细辛附子汤，四川中医，1983（4）：6］

（5）治风湿性关节炎：胡氏治风湿性关节炎一例，处方：桂枝、羌活、独活、生姜各10g，麻黄4g，茜草、炙甘草、鹿衔草各20g，制附子30g（先煎一小时），细辛6g，红枣6枚。连服7剂，疼痛痊愈。［胡国俊. 桂枝去芍药加麻黄细辛附子汤的临床应用. 新中医，1987（4）：41］

枳术汤

【歌括】 心下如盘大又坚，邪之结散验其边。

术宜二两枳枚七，苦泄转疗水饮愆①。

【药物组成】 枳实七枚　白术二两

上二味，以水五升，煮取三升，分温三服，腹中软即当散也。

【注释】 ①悓：（音 qiān）延误，拖延。指水饮久积，迁延遗患。

【白话解】 心下有痞物，大如盘，摸之边缘光滑，痞物不是时聚时散，因而知其为水饮所结，不似气之聚散无常。可用本汤，方中枳实七枚，白术二两，枳实苦寒通肠下气，可疗水饮痰湿久结之弊，白术温中健运，正可疗水饮所作的心下痞坚。

【功效】 行气散结，健脾利水。

【适应证候】 心下坚，大如盘，边如旋盘，水饮所作。（32）

【方药分析】 本方提出气分病的另一种治法。本证是因脾弱气滞，失于输转，致水气痞结于胃部，故心下坚，如盘如杯，可用枳术汤行气散结，健脾利水。

按： 方中枳实为君，行气散滞，佐以白术健脾化饮。二者相配，功在行气散滞，健脾化饮，消中兼补，使气行饮化，则心下痞坚得消。方中枳实量倍白术意在以消为主，除心下痞满。本方与《内外伤辨惑论》中的枳术丸药物组成全同，后者是张洁古效仿本方而制，但其白术之量倍于枳实，为君药健脾除湿，辅枳实下气行滞，消除痞满，功在健脾消滞。本方为汤剂，枳术丸以荷叶裹烧饭为丸，荷叶升清养胃，且助白术健脾胃，与枳实相配可升清降浊，调和脾胃。前者主治气滞脾弱，水饮内停，心下坚满等症；后者主治脾胃气虚，饮食停滞，纳少脘胀痞满等症。

【用量用法】

1. **现代用量** 枳实 10～15g，白术 10～15g。

2. **现代用法** 用水 500ml，煎取 200ml，每服 100ml，早晚饭后半小时各一次。

3. **注意事项** 若肠鸣胀气之症明显，则枳实用量大于白术用量；若腹胀腹痛腹泻之症较明显，则白术用量宜大于枳实用量。

【临床应用】

1. 古代应用

（1）治心下坚满，小便不利者。（《方极》）

（2）治心下痞坚，小便不利者，或心下满痛，小便不利者。（《方机》）

（3）心下盘旋，欲吐不吐，由饮癖停留不散。（《全生指迷方》）

（4）枳术丸治痞消食强胃，久服令人不也，枳实麸炒黄色去瓤一两，

白术一两黄壁土炒，上同为极细末，荷叶裹饭烧熟，捣和丸如梧桐子大，每服五十丸，白汤下无时。(《洁古家珍方》)

（5）枳术丸治痞、强胃。白术二两、枳实一两。(《济阴纲目》)

2. 现代应用

（1）治水气内停：李氏治一患者心下坚满如大盘，局部色不变，略高于四周腹壁，触之聂聂而动，脉沉滑。处方：炒枳实12g，白术12g，连服8剂病愈。[李鲤. 学用仲景方治验四则. 河南中医，1982（1）：43]

（2）治脾积（上腹部包块）：邱氏处方：枳实20g，白术15g，山楂30g。[邱德泽.《金匮》枳术汤治愈脾积. 江西中医药，1984（4）：26]

（3）治消化道疾病：王氏用本方治胆石症、胃肠功能失调、胃石症、消化不良、术后便秘腹胀及子宫脱垂等获效。(王占玺. 张仲景药法研究. 北京：科学技术文献出版社，1984：537-593)

卷　五

黄 疸 病 方

茵陈蒿汤

【歌括】　二两大黄十四栀，茵陈六两早煎宜，
　　　　　　身黄尿短腹微满，解自前阴法最奇。

【药物组成】　茵陈蒿六两　大黄二两　栀子十四枚

上三味，以水一斗，先煮茵陈，减六升，内二味，煮取三升，去滓，分温三服。小便当利，尿如皂角汁状，色正赤。一宿腹减，黄从小便去也。

【白话解】　茵陈蒿汤中有大黄二两、栀子十四枚、茵陈六两，其中茵陈要先下，使其味厚，降浊以升清，而利于通行小便，利湿退黄。如此身黄、尿短、腹微满等症状随本方通利小便而愈。

【功效】　清热利湿退黄。

【适应证候】　谷疸之为病，寒热不食，食即头眩，心胸不安，久久发黄为谷疸。（13）

【方药分析】　本条论述谷疸湿热证的证治。谷疸由脾湿胃热，湿热交蒸所致。因脾胃为营卫之源，湿热内蕴，营卫不和则生寒热，因此本条寒热与一般表证寒热病机有别。湿热内蕴于脾，若运化失司则食减，甚则不食；若升清降浊失常，强迫进食，则即可头晕；若湿热内蕴或上冲，气机不畅，则心胸不安。若湿热内蕴日久，瘀而不除，可致黄疸，故原文曰："久久发黄为谷疸"。方中茵陈苦微寒，清热利湿以退黄，栀子苦寒清三焦之湿热。大黄量仅为茵陈的三分之一，在方中为佐使之品，取其清热泻火，入气入血，既助茵陈、栀子速除湿热，以利小便，又入血行血，行散瘀热。本方服后，有一定反应，故方后注云："小便当利，尿如皂角汁状，色正赤，一宿腹减，黄从小便去也。"

【用量用法】

1. **现代用量** 茵陈18g，栀子9g，大黄6g。

2. **现代用法** 上3味，以水1000ml，先煮茵陈减600ml，再下余2味，煮取300ml，去滓，3次分服。

【临床应用】

1. **古代应用**

（1）谷疸者，食毕头眩，心怫郁不安，而发黄，由失饥火食，胃气冲熏所致，治之方，即本方。（《肘后方》）

（2）茵陈蒿汤伤寒七八日，内实瘀热结，身黄如橘，小便不利，腹微胀满，宜下之方。（《备急千金要方》）

（3）此方治发黄之圣剂也。世医于黄疸初发，辄用茵陈五苓散，非也。宜先用此方取下，后与茵陈五苓散。（《方函口诀》）

2. **现代应用**

（1）治肝脓疡：王氏介绍以本方加味治疗肝脓疡1例，证属热毒内蕴，肝经血瘀。速服本方20余剂，B超检查，肝区液平段全部消失，血象及胸透均正常。[王新昌.经方治验四则.国医论坛，1987（3）：21]

（2）治痤疮：某男，18岁，学生。颜面起粉刺反复发作近2年，近来皮疹增加，并起脓疱及囊肿，伴口渴、尿少、便秘，查颜面见群集黑头粉刺，粟米大红色丘疹，散在小脓疱，黄豆大小样囊肿，舌质红，苔黄腻，脉濡数。治以清热利湿，投茵陈蒿汤，茵陈60g，栀子9g，大黄9g，每日一剂。并用颠倒散酒调外搽，半月后复诊，皮疹消退，二便通畅，守原方去大黄，加枇杷叶9g，桑白皮9g，续服10剂。三诊时未见再起皮疹，基本痊愈，嘱患者常用茵陈泡茶内服，以资巩固其效。[周丹.茵陈蒿汤在皮肤科的应用.国医论坛，1990（6）：17]

（3）治带状疱疹：某女，56岁，工人。左臀部及大腿部出现疱疹灼痛不已10天，伴有发热，心烦口渴，纳差，尿赤，便结等症，查体温38℃，左臀及大腿后部见绿豆大或黄豆大成群水疱，基底部色红，渗出液明显，皮疹呈带状排列，舌质红，苔黄腻，脉滑数。诊断为带状疱疹，治以清热利湿止痛，投茵陈蒿汤加味：茵陈60g，栀子9g，玄参15g，丹参9g，牡蛎12g，制乳没各4g。水煎内服，并用青黛散油调外敷，连用一周，疱结痂，且无新疱疹起，疼痛消失而愈。[周丹.茵陈蒿汤在皮肤科的应用.国医论坛，1990（6）：17]

硝石矾石散

【歌括】 身黄额黑足如烘，腹胀便溏晡热丛，

等份矾硝和麦汁，女劳疸病夺天工。

【药物组成】 硝石熬黄 矾石烧，等份

上二味，为散，大麦粥汁和服方寸匕，日三服。病随大小便去，小便正黄，大便正黑，是其候也。

【白话解】 出现身黄、额黑、足下热、腹胀、便溏、日晡潮热等症，用等份的矾石和硝石制成散剂，以大麦粥送服，此方治女劳疸获奇效。

【功效】 清瘀逐湿。

【适应证候】 黄家日晡所发热，而反恶寒，此为女劳得之；膀胱急，少腹满，身尽黄，额上黑，足下热，因作黑疸，其腹胀如水状，大便必黑，时溏。（14）

【方药分析】 本条为女劳疸兼瘀血之证治。女劳疸为病，乃房劳过度，肾阴亏虚，兼有瘀血内阻之谓也，证属虚中夹实。黄疸病多由湿热内蕴郁于阳明者，故见日晡发热而不恶寒；而女劳疸者，由于肾虚有热，热蒸血瘀，其症亦见日晡发热，但此热而反恶寒。虚热熏蒸，气血不能外荣，则身尽黄，尤以额上黑为特征；阴虚不能藏阳，虚阳外浮，则足下热，五心烦热；膀胱急，少腹满，大便黑，时溏为瘀血内着之故。总之，女劳疸是因房劳过度，肾阴不足，虚阳外浮所致，其特征是额上黑，微汗，手足中热，薄暮即发，膀胱急，但小便自利，尺脉浮。发病之因为房事伤肾，故名女劳疸。方中硝石即火硝，《本经》谓："味苦寒"，能消坚散积；矾石，《本经》谓："味酸寒"，能消痰去湿，解毒。二药皆为石药，用之伤胃，故方中加大麦粥汁和服，以护胃气，三药合奏消坚化瘀，祛湿之功。本方为女劳疸而设，但要注意，此为治标之方，临证时应辨证论治，若肾阴不足者配入六味地黄丸或左归丸、左归饮；若肾阳不足者当配入肾气丸、右归丸或右归饮。

【用量用法】

1. **现代用量** 硝石、矾石各等份。

2. **现代用法** 上2味，为细末，每服3g，米汤送服，每日2次。

【临床应用】

1. **古代应用**

（1）女劳疸者，身目皆黄，发热恶寒，小腹满急，小便难，由大劳大

热，交接后入水所致，治之方（即本方）；治交换劳复，阴卵肿，或缩入腹，腹中绞痛，或便绝。（《肘后方》）

（2）泻肾散，主男女诸虚不足，肾气乏方。（《千金翼方》）

（3）黄胖病腹满有块，胸膈跳动，短气不能起步者。宜此方加铁粉，为丸亦良。（《类聚方广义》）

2. 现代应用

（1）治疗肝炎：据报道，用硝石3份，矾石10份，以山药代大麦，炼蜜为丸，每丸重1.5g，每日服3次，饭后服。曾治疗200例急性传染性肝炎患者，结果90%的患者3天至一周内主要症状消失，3周内所有患者症状消失。［襄汾县医院．加减硝石矾石散治疗急性传染性肝炎．山西医药杂志，1978（4）：47］

（2）治囊虫病：陈氏将本方改为片剂治疗囊虫病2750例，虽疗效慢，但有效率达94.6%，并且对皮下肌肉囊虫和脑囊虫均有效，长期临床观察无毒副作用。［陈治水．硝石矾石散治疗囊虫病2750例临床观察．中医杂志，1994，（3）：422］

栀子大黄汤

【歌括】　酒疸懊侬郁热蒸，大黄二两豉一升，
　　　　　栀子十四枳枚五，上下分消要顺承。

【药物组成】　栀子十四枚　大黄三两　枳实五枚　豉一升

上四味，以水六升，煮取二升，分温服之。

【白话解】　酒疸病每见心中懊侬或热痛，此时方以大黄二两、豆豉一升、栀子十四枚、枳实五枚组成的栀子大黄汤，使上焦之虚热，中下二焦之实热，得上下分消而解。

【功效】　泄热祛湿，开郁除烦。

【适应证候】　酒黄疸，心中懊侬或热痛。（15）

【方药分析】　本方为湿热蕴结之酒疸证治。酒疸为病，乃饮酒过度，其性湿热，嗜酒伤中，内蕴湿热，郁蒸而发黄，其主症为身热发黄，心中懊侬而热，不能食，时时欲吐。即所谓"心中懊侬而热，不能食，时欲吐，名曰酒疸"是也。湿热蕴于中焦，上蒸于心，则懊侬不宁，湿热阻气，气机不利，不通则痛，故心中热痛；湿热内阻，清浊相干，浊气上逆，故不能食，且时欲吐；湿热浊气下流，则小便短赤。方中栀子清热除烦而利小

便；大黄泻热开郁。大黄与栀子相伍更能导热下行，使湿热郁结从二便分消。配枳实破气行结，使浊气下行；豆豉轻清，升散宣郁而止懊恼。诸味相伍，以奏湿热得下，壅郁得开，则酒疸得愈。

【用量用法】

1. 现代用量　栀子15g，大黄3g，枳实10g，豆豉15g。

2. 现代用法　上4味，以水600ml，煮取200ml，分3次温服。

【临床应用】

1. 古代应用

（1）治伤寒饮酒，食少饮多，痰结发黄，酒疸心中懊恼而不甚热，或干呕。（《备急千金要方》）

（2）酒疸者，心中懊痛，足胫满，小便黄，饮酒发赤斑黄黑，由大醉当风入水所致，治之方即本方。（《肘后方》）

（3）治黄疸，热甚脉实者。（《医醇賸义》）

2. 现代应用

（1）治湿热黄疸重症：杨氏治患者饮酒过度，致壮热不退，面、目、身黄如橘者，口渴思饮，大便秘，小便不通，日渐卧床不起，仿仲景栀子大黄汤加茵陈蒿，煎汤连进2剂后，二便通，黄始退，见效后守原方加苡仁去大黄煎汤，再服6剂后病愈。（杨百.金匮集解.武汉：湖北科学技术出版社，1984：15）

（2）治传染性肝炎：俞氏用本方治疗传染性肝炎获效，若气滞热结者加川朴、柴胡、枳实，兼呕吐者加半夏、陈皮，兼夹瘀血者，加丹皮、鳖甲，正虚邪弱者加玄参、当归等治疗。［俞尉南.三例黄疸的疗效介绍.新中医，1988（4）：15］

桂枝加黄芪汤

【歌括】　见水气病。

【适应证候】　诸病黄家，但利其小便；假令脉浮，当以汗解之。（16）

【按语】　桂枝加黄芪汤治黄疸初起表虚证。"黄家所得，从湿得之"，黄疸病皆与湿浊内郁有关，故古人有"无湿不作黄"之说。小便是体内湿浊外泄的主要途径之一。小便不利既是形成黄疸的主要条件之一，也是黄疸病的主症之一。盖小便不利，里湿无由外泄，则内郁而易形成黄疸，正如张仲景在《伤寒论》中多次强调的"小便不利，身必发黄"。相反，小便通畅，里湿由下而泄，黄疸亦会随之消退，张仲景亦有"黄从小便去也"之论。所以利小便是治疗黄疸病的根本大法。然而在应用时还要结合具体病情，湿热黄疸当清热利小便，寒湿黄疸又当温阳散寒利小便等，当据证而施。因势利导，就近祛邪是临床决定治法的重要原则。利小便退黄法主要针对湿盛于里而言，并非固定不变。如黄疸病之初起，见身目发黄而伴恶风寒发热，自汗脉浮者，是邪偏于表而尚未入里，则当予以发汗散邪，祛湿退黄，可用桂枝加黄芪汤。方中桂枝汤解肌发汗，调和营卫，黄芪走表祛湿，助正托邪，共奏解肌发汗，祛湿退黄之效。原文中"假令脉浮，当以汗解之，宜桂枝加黄芪汤"属举例而言，桂枝加黄芪汤只宜于黄疸初期表虚而无里热者；若表实无汗而湿热内盛者，可予麻黄连翘赤小豆汤以发表散邪，清利湿热。

猪膏发煎

【歌括】 诸黄腹鼓大便坚，古有猪膏八两传，

乱发三枚鸡子大，发消药熟始停煎。

【药物组成】 猪膏半斤　乱发如鸡子大，三枚

上二味，和膏中煎之，发消药成，分再服。病从小便出。

【白话解】 黄疸病出现腹大如鼓、大便坚硬等症状时，方用猪膏八两和如鸡蛋大小的乱发三枚组成的古方猪膏发煎。以猪脂熔乱发，乱发消尽，说明汤液已成，此时停止煎药。

【功效】 补虚润燥，化瘀通便。

【适应证候】 诸黄（胃肠燥结之萎黄）。（17）

【方药分析】 本方治胃肠燥结，津枯血瘀之萎黄证。久病津枯血瘀，胃肠燥结，肌肤失养，而致此证。临床见肌肤萎黄不泽而干燥，大便秘涩难解，腹部胀满急结，小便不利，饮食不消，形体羸瘦等。方中猪膏即猪油，补虚润燥，滑肠通便；乱发即血余，入油中煎溶，能消瘀活血、利小便。合用具有润燥消瘀，通利二便之效，故方后曰：病从小便出。本方润燥消瘀，通利二便，只适宜于津枯血瘀，胃肠燥结之萎黄证，湿热发黄、寒湿发黄则不宜用。《金匮》尚用本方治妇人胃肠燥结之阴吹病。

【用量用法】

1. **现代用量**　猪膏50g，血余10g。

2. 现代用法 将猪膏煎化，入血余，待血余焦化即成，分二次温服之。如制为栓剂，待药冷凝成块，取如枣大，纳入肛门中，日1~3次，每次1枚。

【临床应用】

1. 古代应用

（1）疗黄疸者，一身面目悉黄如橘柚，暴得热，外以冷迫之热因留胃中生黄衣，热熏上所致方。猪脂一斤煎成者，温令热尽服之，日三，燥屎当下，则稍愈止。（《肘后方》）

（2）治黄疸耳目悉黄，食饮不消，胃中胀热，此肠间有燥粪，宜服此方，煎炼猪脂五两，每服抄大半四匙，以葱白汤频服之，以通利为度。（《太平圣惠方》）

（3）有服对证药不能效，耳目皆黄，食不消者，是胃中有干粪也。宜饮熬猪脂，量人令裹，或一杯，或半杯，日三次，以燥粪下为度，即愈。（《沈氏尊生书》）

（4）《近效》疗男子女人黄疸病，医疗不愈，身目皆黄，食饮不消，胃中胀热，生黄衣，在胃有干屎使病尔，方以成煎猪脂一小升，温服，顿尽服之，日三，燥屎下去乃愈。（《外台秘要》）

2. 现代应用

阴吹病：某女，38岁。嗜食辛辣厚味，大便经常干结，阴户时有出气作声，无臭气，但脘腹胀满，口干舌燥，小便短赤，舌苔腻燥。拟用猪膏半斤，乱发鸡子大三撮，洗净油垢，共发熬至溶化，分2次口服。3剂后，大便通顺，阴吹亦止。（蒋经纬．阴吹论治举例．浙江中医杂志，1982，10：451）

茵陈五苓散

【歌括】 疸病传来两解方，茵陈末入五苓尝，

五苓五分专行水，十分茵陈却退黄。

【药物组成】 茵陈十分　五苓散五分

上二味和，先食饮服方寸匕，日三服。

【白话解】 治湿重于热之黄疸病，可用单味茵陈和五苓散。方中五苓散为五分，功专化气行水；茵陈末为十分，清热利湿退黄。

【功效】 利水祛湿，清热除黄。

【适应证候】 治黄疸病（湿重于热）。(18)

【方药分析】 本方为湿重于热黄疸之证治。本方证乃湿热郁蒸，波及脾胃和肝胆，脾之运化，肝胆疏泄均已失调，湿热入于肝经血分，肝郁胆滞而发黄。湿遏热伏，胆汁外溢而身目俱黄；湿重于热，湿为阴邪，故其色不如热重者鲜明；湿浊困阻脾胃，纳运失常，升降失司，故见食欲不振，恶心呕吐，便溏等；湿邪不化，兼有热象，故见苔微黄而腻，脉弦滑或濡数。方中茵陈倍于五苓散，重在分利湿热而退黄；五苓散发汗利小便以除湿。二者相协，利湿之功重于清热。制散剂，药力较缓，可知本方治黄疸之轻证。

【用量用法】

1. 现代用量 茵陈30g，泽泻15g，茯苓9g，猪苓9g，白术9g，桂枝6g。

2. 现代用法 上6味，以水1000ml，煎取300ml，分3次温服；或为散剂，每服6g，白开水送下，日3次；亦可用茵陈煎汤，送服五苓散。

【临床应用】

1. 古代应用

（1）五苓散治伏暑郁发黄，小便不利，烦渴用茵陈煎汤调下。(《三因极一病证方论》)

（2）加减五苓散（五苓去桂加茵陈）治饮食伏暑郁发黄，烦渴，小便不利。(《严氏济生方》)

（3）治伤寒温热病感冒后，发为黄疸，小便黑赤，烦渴发热，不得安宁，用生料五苓散一两，加入茵陈半两，车前子一钱，木通、柴胡各一钱半，酒后得证加干葛二钱，灯心五十茎，水一碗，煎八分，连进数服，小便清利为愈。(《证治准绳》)

2. 现代应用

（1）治传染性肝炎：周氏用本方加郁金、银花治疗传染性肝炎患者10例，服药后临床症状消失，肝功能改善。[周鸣岐. 加减茵陈五苓散治疗10例传染性肝炎的初步观察. 江西中医药，1959，(7)：21]

（2）治梗阻性黄疸：王氏治疗梗阻性黄疸1例，中医辨证属于湿热发黄，湿邪偏盛者，用茵陈五苓散合小陷胸汤加味，服药30剂，病即痊愈。[王占玺. 梗阻性黄疸一案. 陕西中医，1981，(3)：4]

大黄硝石汤

【歌括】 自汗屎难腹满时,表和里实贵随宜,

硝黄四两柏同数,十五枚栀任指麾。

【药物组成】 大黄 黄柏 硝石各四两 栀子十五枚

上四味,以水六升,煮取二升,去滓,内硝更煮,取一升,顿服。

【白话解】 黄疸病出现自汗、小便不利、腹满等症状,其中自汗出是阳明热壅外见之候,而非太阳表虚。此时用硝石、大黄、黄柏各四两,栀子十五枚组成的大黄硝石汤,使内外之湿热一并荡下而解。

【功效】 泻热通腑,兼以利尿。

【适应证候】 治黄疸腹满,小便不利而赤,自汗出,此为表和里实,当下之。(19)

【方药分析】 本条论述湿热黄疸属热盛里实者的证治。黄疸此指湿热黄疸,腹满者为邪热入里,里热结实之故,小便不利而赤,此谓小便量少,色深黄,甚者如茶汁,是湿热下注膀胱,气化不利而致,自汗出谓里热熏蒸引起,临证时或许不一定有汗出,仲景以此阐明本证病位不在于表而在于里,故曰:"此为表和里实"。此证之病机为湿热内蕴,里实热结,治当攻下,通腑泻热。方中大黄泄胆胃之瘀热而除中焦之滞;黄柏、栀子清上下焦之热邪;硝石寓于苦寒泄热诸味中,以逐瘀消坚。诸味相协,使三焦之邪热从大便而出,为泄下之重剂。

【用量用法】

1. **现代用量** 大黄12g,黄柏12g,硝石12g,栀子15g。

2. **现代用法** 上4味,以水600ml,煮取200ml,去滓,再下硝石,更煮取100ml,顿服。

【临床应用】

1. **古代应用**

(1)治黄病腹胀满,小便涩而赤少,于本方中加冬葵子。(《太平圣惠方》)

(2)治发黄,腹中有结块者。(《方极》)

(3)此方为荡涤瘀热之剂,治疸诸方,无有峻于此者。又云:此本治黄疸之药,余假以治血淋脉数者,常加甘草,或去芒硝。(《方舆輗》)

（4）治发黄色，腹满，小便不利者，身热心烦，大便不通者。（《方机》）

2. 现代应用

治疗肝炎：某男，48 岁。口渴欲饮，腹满拒按，大便四日未解，一身面目俱黄，小便短少，黄如栀子汁，脉滑数有力，病属瘀热内结，湿热熏蒸，热甚于湿之阳黄，用大黄硝石汤加味治之。服药13 剂后，诸症即愈。［李哲夫. 黄疸湿热辨. 湖北中医杂志，1981，（6）：27］

小半夏汤

【歌括】 见痰饮病。

【适应证候】 黄疸病，小便色不变，欲自利，腹满而喘。不可除热，热除必哕。哕者小半夏汤主之。（20）

【按语】 本方治寒湿黄疸误治哕逆证。按寒热性质，仲景将黄疸病区分为湿热发黄、寒湿发黄两大类型，前述茵陈蒿汤、栀子大黄汤、茵陈五苓散、大黄硝石汤皆为湿热黄疸而设，临床可随证选用。若因素体脾虚，寒湿内生；或脾虚之人外受寒湿，内外相合；或湿热发黄，过用苦寒清热，伤败脾阳等，皆致寒湿内盛，湿郁脾土而发为寒湿黄疸。由于寒湿俱为阴邪，其性沉滞，故其身目虽发黄，而其色晦滞不泽，小便颜色亦不甚黄；寒湿内壅，气机不畅，则脘腹胀满，或纳呆不食，或喘而短气，不足以息；寒湿下趋于肠，故欲自利，大便多稀溏而不成形；并伴口淡不渴，无热畏寒，舌淡苔白滑，脉濡缓等。假若寒湿发黄证误用茵陈蒿汤、栀子大黄汤类苦寒清热利湿退黄剂，则中阳更伤，寒湿更盛，浊阴上逆，以致发生呃逆或呕吐变证。针对呕呃，可用小半夏汤温中和胃，降逆止呕。小半夏汤在此是针对寒湿黄疸误治出现呕呃的暂时处理措施，属治标之法，非黄疸正治方。呕呃愈后，仍当辨证施治；亦可将小半夏汤合入辨证施治方药中应用。在《金匮要略》和《伤寒论》中，张仲景虽已论及寒湿发黄的证候、病机和治法，但无具体方药。后世主张用理中汤或四逆汤、真武汤类方加茵陈即可。

小柴胡汤

【歌括】 见呕吐病。

【适应证候】 诸黄，腹痛而呕者。（21）

【按语】 本方治黄疸之胆胃不和证。"诸黄"指谷疸、酒疸之属湿热者而言，不包括寒湿发黄，亦并非一切黄疸。湿热内蕴于中焦，熏蒸于肝胆，则身目发黄；土壅木郁，影响及胆，少阳枢机不利，乘脾则腹中疼痛，犯胃则喜呕。此外，还可伴见往来寒热，口苦，胸胁苦满，表情沉默抑郁，不欲饮食，心烦，尿黄，舌苔白或黄腻，脉弦细数等症，治以小柴胡汤和解少阳。小柴胡汤具有疏肝解郁，清热和胃，健脾益气之功效，是《伤寒论》中少阳病的主方。现代用于治疗黄疸型肝炎、乙型肝炎、胆囊炎、胆石症等肝胆系统疾病，有较好疗效。另外，原文中仅言"宜柴胡汤"，并未明确说明是大柴胡汤，还是小柴胡汤。临床可据证选用，若黄疸见少阳不和者，可用小柴胡汤；若黄疸见少阳不和兼阳明里实者，可用大柴胡汤。

小建中汤

【歌括】 见血痹虚劳病。

【适应证候】 男子黄，小便自利。（22）

【按语】 本方治虚劳气血两虚萎黄证。"男子黄"谓此病与房室劳倦伤损有关，并非男子专有之病，也并非小建中汤专治男子病。本病多发生于劳倦伤损、久病之后，或因月经过多、崩漏产后，或外伤大失血之后，气血不足所致。气虚不能荣色，血虚失于充养，日久则见全身肌肤萎黄不泽；但内无湿壅，亦无热蒸，所以小便通畅而色淡不黄，这也是本病与黄疸病的鉴别之处。气血两虚，脏腑及全身皆失其养，故多伴见头昏眼花，少气懒言，心悸气短，纳少体倦，舌淡脉虚诸症。治宜小建中汤，以建立中气，补养气血。盖中焦脾胃是水谷之海，后天之本，气血生化之源。小建中汤健脾益胃，培植化源，使血充气旺，全身得养，气血外荣，则萎黄诸症可愈。据此，现代临床用小建中汤治疗慢性脾胃病变和慢性营养不良、贫血等疾病。

附 方

瓜蒂散

【歌括】 见宿食病。

【适应证候】 治诸黄。

【按语】 考《金匮》原本皆为"瓜蒂汤见暍病中",陈氏改为"瓜蒂散"。瓜蒂散和瓜蒂汤皆是仲景方,以瓜蒂为主药。古今资料均记载瓜蒂可疗黄疸。现代临床有单味瓜蒂内服或研末嚏鼻以治疗急性黄疸性肝炎者;亦有用瓜蒂散内服,配合其他方治疗黄疸者。然瓜蒂有毒,须注意其用量,内服煎汤宜控制在5g以下,散剂在1g左右。

《千金》麻黄醇酒汤

【歌括】 黄疸病由郁热成,驱邪解表仗雄兵,
五升酒煮麻三两,春换水兮去酒烹。

【药物组成】 麻黄三两

上一味,以美酒五升,煮取二升半,顿服尽。冬月用酒,春月用水煮之。

【白话解】 黄疸病虽由湿郁于热而成,但如属寒湿表实证时,则应驱邪解表。若是冬季,用五升美酒煮取三两麻黄;若时值春季,则应用水煎煮。

【功效】 发汗解表,去湿退黄。

【适应证候】 治黄疸。

【方药分析】 本方以发汗法治黄疸。本方证为表实黄疸,故见症除身黄外,尚有恶寒发热,无汗,脉浮紧。方中麻黄发汗解表,美酒行血燥湿。至于冬月用酒,春日用水煮者,后者防止助热,以防他变是也。

【用量用法】

1. 现代用量 麻黄9g。

2. 现代用法 上1味,以酒500ml,煮取200ml,一次服完,冬月用酒,夏日用水煮之。

【临床应用】

1. 古代应用

(1)伤寒热出表,可味也。(《备急千金要方》)

(2)治伤寒热不解,郁发于表为黄疸,其脉浮紧者,以汗解之。(《三因极一病证方论》)

2. 现代应用

治黄疸:某男,62岁。时值隆冬,因劳动后汗出当风,复又淋雨,当

晚恶寒体痛，小便点滴，伴有咳嗽，次日全身黄如橘色，舌苔黄腻，脉浮而紧，投本方加味煎汤 2 剂后黄疸消失。［陈华．麻黄汤验案二则．国医论坛，1986，（2）：24］

惊悸吐衄下血胸满瘀血方

桂枝去芍药加蜀漆牡蛎龙骨救逆汤

【歌括】 桂枝去芍已名汤，蜀漆还加龙牡藏。

五牡四龙三两漆，能疗火劫病惊狂。

【药物组成】 桂枝三两，去皮　甘草二两，炙　生姜三两　牡蛎五两，熬　龙骨四两　大枣十二枚　蜀漆三两，洗去腥

上为末，以水一斗二升，先煮蜀漆，减二升，内诸药，煮取三升，去滓，温服一升。

【白话解】 桂枝救逆汤是桂枝汤去芍药，加蜀漆和龙骨、牡蛎而成。桂枝汤原方剂量不变，去芍药，加五两牡蛎，四两龙骨，三两蜀漆，治疗因火邪所劫导致的惊狂证。

【功效】 温通心阳，镇惊安神。

【适应证候】 火邪者，桂枝去芍药加蜀漆牡蛎龙骨救逆汤主之。（12）

【方药分析】 本证因火劫发汗损伤心阳，神气浮越，心不守舍，表现为心悸，惊狂，坐立不安等症。方用桂枝去芍药阴柔之品以助心阳，加龙骨、牡蛎固摄重镇安神；蜀漆涤痰驱邪止惊狂。诸药合用有通阳，镇惊，安神之效。

【用量用法】

1. 现代用量　桂枝9g，炙甘草6g，生姜9g，牡蛎15g，龙骨12g，大枣12 枚，蜀漆9g。

2. 现代用法　以水1000ml，先煮蜀漆减200ml，放入诸药，煮取300ml，去滓，温服100ml。

【临床应用】

1. 古代应用

（1）本方治桂枝去芍药汤而胸腹剧动者。（《类聚方广义》）

（2）不寐之人，彻底不得瞑目，及五六夜，必发狂，可恐也，当亟服

此方。(《方舆輗》)

2. 现代应用

（1）抽动秽语综合征：张某，男，12岁。患儿坐立不安，惊惧焦虑，心慌阵发嗯嗯声，双手频频颤动，四肢抽搐，哭啼咒骂淫秽之语。曾服用平肝化痰、安神类中药无效。见肌肤消瘦，面色苍白，肢冷，心惊气短，舌淡嫩少苔。辨乃是阳气不足，神失所养，神气浮越所致。治以壮阳敛正，镇惊安神。以桂枝救逆汤化裁。11剂后诸症消失，取上方制成丸，续服2月余，巩固疗效，随访未复发。[丁德正.桂枝救逆汤在精神病临床上的运用.河南中医，1985，6：16~17]

（2）强迫性神经症：某女，26岁，强迫追想，强迫恐怖7年余。神情憔悴，恐怖而躁急不安，欲自杀，不能自制，形瘦面惨白，困乏无力，汗出肢冷，脉微细，舌淡嫩，便时溏。辨心阳不足，神无温煦，神枯失持。以本方化裁。38剂后症状逐渐解除，制成散剂续服。[丁德正.桂枝救逆汤在精神病临床上的运用.河南中医，1985，6：16~17]

半夏麻黄丸

【歌括】　心悸都缘饮气维，夏麻等份蜜丸医。

　　　　　一升一降存其意，神化原来不可知。

【药物组成】　半夏麻黄等份

上二味，末之，炼蜜和丸小豆大，饮服三丸，日三服。

【白话解】　由水饮导致的心悸用半夏麻黄丸医治。半夏、麻黄等份，与蜂蜜和丸。其中麻黄宣发阳气而泄水；半夏燥湿降逆抑冲气，升降兼得，效如神化，不可不知。

【功效】　宣通阳气，降逆除饮。

【适应证候】　心下悸者，半夏麻黄丸主之。（13）

【方药分析】　水饮内停，上凌于心，心阳被遏，出现心下悸动，以麻黄宣发太阳之气而泄水，半夏蠲饮而降逆，以达宣通阳气，除饮降逆之功效。但阳气不能过发，停水不易速消，故以丸剂小量服用，缓缓图之。

【用量用法】

1. 现代用量　麻黄、法半夏各等份。

2. 现代用法　为细末，与蜂蜜炼为丸，1丸3g，1次1丸，1日3次。

或研末，装入胶囊吞服。

【临床应用】

1. 古代应用

治寒饮停蓄作悸，脉浮紧者。(《张氏医通》)

2. 现代应用

心悸：何氏用姜半夏、生麻黄各30g，主治痰湿水饮内郁所致的心悸。用法如下：将上述两药研末和匀，装入胶囊，每日3次，每次2丸，服后心下悸即愈。(何任. 金匮撷记. 上海中医药杂志，1984，12：21)

柏叶汤

【歌括】　吐血频频不肯休，马通升许溯源流。

干姜三两艾三把，柏叶行阴三两求。

【药物组成】　柏叶三两　　干姜三两　　艾三把

上三味，以水五升，取马通汁[①]一升，合煮取一升，分温再服[②]。

【注释】　①马通汁：马屎汁也。临证时多以童便代之。

②再服：分二次服。

【白话解】　吐血频频不止，病源于中气虚寒，血不归经，用柏叶汤治其本。方中马通汁一升左右，干姜三两，艾叶三把，柏叶善走阴分用三两。

【功效】　温中止血。

【适应证候】　吐血不止者，柏叶汤主之。(14)

【方药分析】　本方证的病机是中气虚寒，失于统摄，血不归经。用柏叶汤温中止血。方中柏叶收敛止血，并清降上逆之势；干姜温中散寒，艾叶温经止血，两药相合可振奋阳气，温阳守中而止血；马通汁性微温，止血并以能引血下行，四味合用，共奏温中止血之效。

按：马通汁，古时常用来止血。现代多以童便代之。临床应用本方时，将柏叶、艾叶炒炭，止血效果加强；干姜宜用炮姜，则温而不散，对于虚寒性的血证疗效颇佳。但阴虚火旺，迫血妄行的出血证，本方不宜使用。

【用量用法】

1. 现代用量　柏叶9g，干姜9g，艾叶9g。

2. 现代用法　水煎取汁，兑入童便60ml，分2次温服。

【临床应用】

1. 古代应用

（1）治咯血干呕，烦热腹痛，脉微无力者，又能止衄血。(《类聚方广义》)

（2）治吐血内崩，面色如土方，即本方。又治上焦热，膈伤吐血，衄血或下血，连日不止欲死，于本方去柏叶用竹茹，阿胶。(《备急千金要方》)

2. 现代应用

（1）支气管扩张咯血：徐某，60 岁，咳喘反复发作 20 余年。近半月由外感诱发咳嗽咯血，经某医院确诊为支气管扩张咯血、肺结核、肺不张。久服中西药无效。病者神疲、面色白，形体虚浮，短气，痰中带血，每日量为 100～300ml，舌淡而胖嫩。宜柏叶汤加减。柏叶 20g，炮姜 15g，艾叶 20g，西洋参 25g，水煎顿服。童便 100ml，每次服药前先服 5～10ml。服药次日咳血渐止未尽，服至 6 剂咳血全止。(白长川. 李寿山运用经方治疗急重病的体会. 新中医，1983，7：57)

（2）胃溃疡出血：蒲辅周以柏叶汤为主，治疗胃溃疡出血患者，收到迅速止血效果。处方：侧柏叶 9g，炮干姜 6g，艾叶 6g，浓煎取汁，兑童便 60ml，频频用之，待次日早晨吐血即止。(李克光. 高等中医院校教学参考丛书. 金匮要略. 北京：人民卫生出版社，1989：470)

黄土汤

【歌括】 远血[①]先便血续来，半斤黄土莫徘徊。

术胶附地芩甘草，三两同行血证该。

【药物组成】 甘草一两 干地黄三两 白术三两 阿胶三两 附子炮，三两 黄芩三两 灶中黄土半斤

上七味，以水八升，煮取三升，分温二服。

【注释】 ①远血：指先大便，后下血，出血部位较肛门和直肠之上。

【白话解】 远血即大便在先，便后出血。重用灶中黄土半斤，不要犹豫。白术、阿胶、附子、干地黄、黄芩、甘草各三两，七味相合，组成黄土汤治疗此血证。

【功效】 温脾摄血。

【适应证候】 下血，先便后血，此远血也，黄土汤主之。(15)

【方药分析】 远血，多由中焦脾气虚寒，不能统血，血随大便渗下。治以温脾摄血。方中灶中黄土，又名伏龙肝，有温中涩肠止血的作用；白术、甘草补中健脾；阿胶、干地黄滋阴养血止血；炮附子温阳散寒，配黄芩苦寒反佐，防止温燥太过，损伤阴血，并有抑肝扶脾之功。

【用量用法】

1. 现代用量 甘草9g，干地黄9g，白术9g，阿胶9g，烊化炮附子9g，黄芩9g，灶中黄土30g。

2. 现代用法 先将灶心土水煎去滓取汤，以汤代水煎余药，再去滓，加入阿胶烊化后温服。

【临床应用】

1. 古代应用

（1）治吐血下血，久久不止，心下痞，身热恶寒，面青，体瘦，脉弱，舌色刷白；或腹痛不利，或微肿者。又治脏毒痔疮，脓血不止，腹痛濡泻，小便不利；面色萎黄，日渐瘦消，或微肿者。（《类聚方广义》）

（2）妇人血崩不止，男子下血久久不愈。面萎黄，掌中烦热，爪甲干色，脉数胸动，或见微肿者，得效。（《用方经验》）

2. 现代应用

（1）上消化道出血：陈氏报道应用黄土汤治疗上消化道出血。观察113例病例，全部止血，大便潜血转阴性平均5.3天。（陈妙峰. 应用黄土汤治疗上消化道出血体会——附113例临床观察. 辽宁中医杂志，1987，2：20）

（2）十二指肠球部溃疡：黄土汤加味治疗十二指肠球部溃疡出血患者36例，痊愈24例，显效6例，有效5例，总有效率97%。大便潜血转阴平均7.1天。（旦乏蓉. 黄土汤治疗十二指肠球部溃疡36例. 黑龙江中医药，1996，3：16）

（3）更年期功能失调性子宫出血：一中年女性患者阴道出血42天，量少色淡，兼有面部虚浮，面色萎黄，掌心烦热，腹痛喜温，恶寒体倦，舌淡少苔，脉沉弱。西医诊为更年期功能失调性子宫出血病。中医辨属脾阳虚衰，阴虚火旺，冲任不固。治以黄土汤，3剂后血止，上方减生地、黄芩的用量，续服9剂，追访半年，月经正常。［洵美. 黄土汤治疗更年期功血病. 山西中医，1994，10（6）：30］

（4）吐涎：李某，女，52岁。1年来口中涎水不断，经中西医治疗效微。就诊时见：体瘦，面萎黄，舌淡苔白，舌面水津满布，口淡无味，吐涎清稀，纳呆乏力，六脉细沉，重按无力。辨证属脾阳不振，中州虚寒，水湿不化。治当温中健脾。以黄土汤加减。进3剂后，口涎减少，食纳健，原方继进5剂，病去身安，随访未再发。[李永清．黄土汤临证验案举隅．国医论坛，1994，9（1）：15]

（5）久泻不止：王某，男，45岁。泄泻一年余。西医诊为功能性腹泻，慢性结肠炎。刻下：形寒肢冷，面色土黄，肢倦绵绵，大便时溏时泻，舌淡苔薄白，脉细弱。辨证为脾胃虚寒，运化失司。治以温中健脾，固气止泻。以黄土汤加减。4剂后泄止，继用3剂，诸症悉平。[李永清．黄土汤临证验案举隅．国医论坛，1994，9（1）：15]

（6）经行腹痛：王某，女，26岁，已婚。近5个月来每逢经后小腹疼痛，持续5~7天不等。就诊时正值经后，少腹隐痛喜按，温熨后痛减，面色无华，纳少便溏，月经色淡质薄量少，舌淡脉细无力。证属脾肾阳虚，气血乏源，不荣而痛。治当温补脾肾，调经止痛。以黄土汤加减。2剂后，痛大减。继用3剂腹痛告愈。[李永清．黄土汤临证验案举隅．国医论坛，1994，9（1）：15]

赤小豆当归散（见狐惑）

泻心汤

【歌括】　火热上攻心气伤，清浊二道[1]血洋洋。
　　　　　大黄二两芩连一，釜下抽薪请细详。

【药物组成】　大黄二两　黄连一两　黄芩一两
上三味，以水三升，煮取一升，顿服之。

【注释】

①清浊二道：指火热之邪迫血妄行，从口出即走浊道则吐血；从鼻出即走清道则衄血。

【白话解】　以火亢盛，在内耗伤心气，扰乱心神，迫血妄行于上，血从口鼻而出，用泻心汤，大黄二两，黄芩、黄连各一两，以直折其热，釜底抽薪。

【功效】　清热泻火，凉血止血。

【适应证候】　心气不足，吐血，衄血。（17）

【方药分析】 本方证为热盛吐衄的血证。心火亢盛，壮火食气则心气不足，扰乱心神于内则心神不定，迫血妄行于上，则出现吐血、衄血。法治以泻心汤清热泻火，凉血止血。方中黄连专攻心火，黄芩善清上焦热，大黄则引火下行，止血而不留瘀，三味均为苦寒之品，能直折其热，泄火热而血自止。

【用量用法】

1. 现代用量 大黄6g，黄连3g，黄芩3g。

2. 现代用法 以水300ml，煮取100ml，一次服完。也可制成丸剂或片剂。

【临床应用】

1. 古代应用

（1）凡吐血成盆碗者，服大黄黄连泻心汤最效。（《临证指南》）

（2）治麻疹赤白痢，里急后重，身黄者。（《保赤全书》）

（3）本方兼治牙龈烂，牙根烂，非胃火也。因肾水不足，大肠膀胱二火横行，而与心火合炽者，须泻心汤加减治之。（《慎斋遗书》）

2. 现代应用

（1）急性上消化道出血：陈氏将泻心汤改换剂型，制成"血宁冲剂"，共治疗上消化道出血40例，总有效率达97.5%，较常规西药对比组疗效更佳。（陈健. 血宁冲剂治疗上消化道出血40例临床观察. 中国中医急症，1993，3：110）

（2）胃炎：以本方为基本方加减，治疗胃幽门螺杆菌相关性胃病68例。结果16例痊愈，37例好转，5例无效，总有效率91.38%。［姜志昂. 大黄黄连泻心汤加减治疗HP相关性胃病68例. 浙江中医杂志，1998，33（3）：107］

（3）急性脑出血：万氏用泻心汤加天麻、莪术、全蝎等水煎取汁鼻饲或保留灌肠，治疗脑血管意外急性期162例，痊愈146例，好转14例，无效2例，总有效率达98.77%。（万远程. 泻心通腑法治疗中风病162例疗效观察. 湖北中医杂志，1993，11：676）

（4）高血压：屈氏用泻心汤提取物每日1.5～2.5g，治疗高血压77例，症状均明显改善。（屈松柏. 实用中医心血管病学. 北京：科学出版社，1994：585）

（5）急性肺出血：高氏用泻心汤治疗急性肺出血105例。结果：显效

53例，有效44例，无效8例。（高凤才．泻心汤治疗急性肺出血105例．浙江中医杂志，1987，3：105）

（6）神经分裂症：有报道用本方加黄柏、石膏加减制成1、2、3号方，治疗精神分裂症500例，痊愈401例，总有效率98.8%。（乔玉川．中药代号方治疗精神分裂症500例．上海中医药杂志，1984，10：12）

（7）局部急性炎症：胡氏报道，将本方水煎液，浸透敷料或毛巾，贴敷病灶局部。共治疗手术切口周围炎、局限性静脉炎、乳腺炎和其他炎症共212例，痊愈118例，显效72例，无效22例，总有效率达89.6%。（胡必文．三黄液外敷治疗局部急性炎症212例．湖北中医杂志，1985，1：38）

呕吐哕下利方

吴茱萸汤

【歌括】 升许吴萸三两参，生姜六两救寒侵。

枣投十二中宫①主，吐利头痛烦躁寻。

【药物组成】 吴茱萸一升　人参三两　生姜六两　大枣十二枚

上四味，以水五升，煮取三升，温服七合，日三服。

【注释】 ①中宫：脾胃。

【白话解】 干呕吐涎沫，头痛烦躁之证，是因肝胃不和，寒邪于胃，胃气上逆，上犯清阳所致。可用本方治疗。方用吴茱萸一升，人参三两，生姜六两，大枣十二枚，温胃散寒，中宫得宁，自然肝胃气和，诸证可愈。

【功效】 温胃散寒，降逆止呕。

【适应证候】

（1）呕而胸满者。（8）

（2）干呕，吐涎沫，头痛者。（9）

【方药分析】 本方提出胃虚寒凝呕吐治法。从原文所出方药来看，呕而胸满是因胃阳虚乏。寒饮内停，以致胃气上逆而呕吐，阴寒上乘，胸阳不展而胸满，故治以吴茱萸汤散寒降逆，温中补虚。方中吴茱萸、生姜温胃散寒，降逆止呃，人参、大枣补益中气。

【用量用法】

1. 现代用量 吴茱萸10~18g，生姜10~18g，人参6~12g，大枣10g。

2. 现代用法 用水800ml，煮取200ml，分两次，早晚饭后半小时各服100ml。

3. 注意事项 恶心呕吐患者不宜一次大量饮水饮药，故本方宜浓煎少饮。人参可以党参代之，量宜少用，呕吐之后，方可加量。

【临床应用】

古代应用

（1）治人食毕噎醋，及醋心。(《肘后方》)

（2）治厥阴头痛，或吐痰沫，厥冷，其脉浮缓。(《兰室秘藏》)

（3）治气呕胸满不纳食，呕吐涎沫，头疼。(《三因极一病证方论》)

半夏泻心汤

【歌括】 三两姜参炙草芩，一连痞证呕多寻。

半升半夏枣十二，去滓重煎守古箴[①]。

【药物组成】 半夏半升（洗） 黄芩三两 干姜三两 人参三两 黄连一两 大枣十二枚 甘草三两（炙）

上七味，以水一斗，煮取六升，去滓，再煮取三升，温服一升，日三服。

【注释】 ①古箴：古人之箴言。箴：劝告，规劝。

【白话解】 患心下痞满，呕而肠鸣，可用半夏泻心汤。方用干姜、人参、炙甘草、黄芩各三两，黄连一两，大枣十二枚，煎服方法宜用水一斗，先煎取六升，去滓浓煎三升，日三服。这种煎法是古人之规矩。

【功效】 辛开苦降，和胃降逆，开痞消结。

【适应证候】 呕而肠鸣，心下痞者。（10）

【方药分析】 本方提出呕吐属于寒热错杂的治疗。其症状是上有呕吐，下有肠鸣，中有痞阻，立方是苦辛并用，因此可知本证病机是病邪乘虚内陷，寒热互结中焦，中焦痞阻，升降失常所致。胃气上逆则呕，脾不健运则肠鸣、泄泻，因其病变在中焦，故"心下痞"为其主要特征。其治疗正如《心典》所云："不必治其上下，而但治其中"，故方用半夏泻心汤开结除痞，和胃降逆。方中干姜、半夏散寒降逆；芩、连苦降清热。参、草、大枣补益中气，诸药合用，共具苦降辛开，调和肠胃的作用。

按：本方在临床运用范围较广。凡呕而肠鸣，或呕而下利，伴有心下痞闷者，用之多效。如心下痞，按之痛，舌苔黄腻者，可与小陷胸汤合用。不惟如此，其对后世医家的影响也较大。如叶天士、吴瑭、薛生白、王孟英等后世医家，皆宗本方化裁出苦辛宣泄，苦降辛开，苦降辛通等法。

中气为上下之枢，故本证虽三焦俱病却不治上下而治其中。方中黄芩、黄连苦以折之，干姜、半夏辛以开之，苦辛同用，降逆开痞；参、草、枣养中气、复胃阳，诸药合用，使中州枢机通利，升降有权，上下交通，则痞结开散，呕逆肠鸣亦相应而痊愈。此即《金匮要略心典》所谓"不必治其上下，而但治其中"之意。

【用量用法】

1. **现代用量** 姜半夏10~12g，黄芩10~12g，干姜10~12g，人参6~10g，黄芩10~15g。

2. **现代用法** 用水1000ml，煮取400ml，去滓，再浓煎至200ml，分两次，早晚饭后半小时各服100ml。

3. **注意事项** 恶心呕吐之人，不宜一次大量饮水饮药，故本方宜浓煎少饮。人参可以党参代之，量宜少用，呕吐之后，方可加量。半夏宜用姜半夏。

【临床应用】

1. **古代应用**

（1）伤寒五六日，呕而发热者，柴胡汤证具，而以他药下之，柴胡证仍在者，复与柴胡汤，此虽已下之，不为逆，必蒸蒸而振，却发热汗出而解。若心下痞而硬痛者，此为结胸也，大陷胸汤主之。但满而不痛者，此为痞，柴胡不中与之，宜半夏泻心汤。（《伤寒论》）

（2）治老小下利，水谷不化，肠中雷鸣，心下痞满，干呕不安。（《备急千金要方》）

（3）痢疾腹痛，呕而心下痞硬，或便脓血者，及饮食汤药下腹部每漉漉有声而转泄者。癥瘕、积聚，痛浸心胸，心下痞硬，恶心，呕吐，肠鸣，下利者。（《类聚方广义》）

（4）治心实热，心下痞满，身黄发热，干呕不安，溺溲不利，水吞不消，欲吐不出，烦闷喘息。（《三因极一病证方论》）

2. 现代应用

治顽固腹胀一例。[岳美中，等．顽固腹胀治验案．浙江中医杂志，1965（8）：28]

黄芩加半夏生姜汤

【歌括】 枣枚十二守成箴，二两芍甘三两芩。

利用本方呕加味，姜三夏取半升斟。

【药物组成】 黄芩三两　甘草二两（炙）　芍药二两　半夏半升　生姜三两　大枣十二枚

上六味，以水一斗，煮取三升，去滓，温服一升，日再夜一服。

【白话解】 本方用大枣十二枚，芍药、甘草各二两，黄芩、生姜各三两，半夏半升组成。这完全是治疗太阳少阳合病的古法，只因呕吐较重，故在黄芩汤中加半夏、生姜两味。

【功效】 和胃降逆止呕，清热止利。

【适应证候】

1. 干呕而利者。（11）

2. 太少合病，不下利而呕者。（《伤寒论》）

【方药分析】 本方提出干呕与下利并见的证治。干呕而利，是胃肠俱病，由邪热内犯胃肠所致，热迫于肠则下利，热扰于胃则干呕，因其病变重点在肠，故以下利为主症，临床上并具有腹痛，利下热臭或垢积等见症。治用黄芩加半夏生姜汤，以黄芩汤清热止利为主，辅以半夏、生姜和胃降逆。凡干呕而暴注下迫的热泄，或干呕而下利脓血的热痢，均可用本方治疗，如不呕可去生姜、半夏。

按：本证以利为主，病变重点在肠。黄芩加半夏生姜汤清热止利，和胃降逆，以黄芩汤清肠热，佐以半夏生姜和胃降逆，主治肠兼治胃，上下兼顾，胃肠俱安。本方与前方半夏泻心汤证同属胃肠病变，都有呕而下利之症，但本方为湿热互蕴，内扰于肠，重点在肠，以利为主，故以黄芩加半夏生姜汤主治肠而兼和胃；前方是寒热互结中焦，脾胃升降失司，重点在胃，以心下痞为主，故以半夏泻心汤主治胃而兼顾肠。

【用量用法】

1. **现代用量** 黄芩6～12g，白芍6～12g，炙甘草6～10g，大枣6～10g，姜半夏10～12g，生姜6～10g。

2. **现代用法**　用水1000ml，煮取200ml，分两次，早晚饭后半小时各服100ml。

3. **注意事项**　恶心呕吐之人，不宜一次大量饮水饮药，故本方宜浓煎少饮。半夏宜用姜半夏。

【临床应用】

1. **古代应用**

（1）凡下利、头痛、胁满、口干，或寒热胁痛，不时呕吐，其脉浮大而弦者，皆治之；亦治胆府发哕，呕者水如胆汁。（薛立斋）

（2）治体虚伏热之霍乱。（王孟英）

（3）治伏气发温，内夹痰饮，痞满咳嗽。（《张氏医通》）

2. **现代应用**

治肠炎一例：应用黄芩加半夏生姜汤加减：黄芩18g，白芍12g，甘草9g，大枣6个，半夏9g，生姜9g，白头翁30g，水煎服。服3剂诸症消失而愈。（孙博泉．伤寒论医案集．西安：陕西科学技术出版社，1986：156）

小半夏汤（见痰饮篇）

猪苓散

【歌括】　呕余思水与之佳，过与须防饮气乖。

　　　　　　猪术茯苓等份捣，饮调寸匕自和谐。

【药物组成】　猪苓　茯苓　白术各等份

上三味，杵为散，饮服方寸匕，日三服。

【白话解】　病在膈上，呕吐后渴欲饮水，当与之饮，但不宜过量，需防饮邪又积。渴欲饮水时当与猪苓汤治疗。方中猪苓、茯苓、白术等份，研细为末，每次服三钱，诸病自愈。

【功效】　健脾利水。

【适应证候】　呕吐而病在膈上……思水者。（13）

【方药分析】　本方提出停饮致呕的调治方法。呕吐而病在膈上，并非因呕吐后导致膈上疾病，而是膈上有病出现呕吐。究其原由，是因胃中停饮上逆于胸膈而引起呕吐；呕吐后思水，是饮去阳复，所以说："思水者解"。停饮从呕吐去，胃阳复，思水润其燥，故云："急与之"。这正如

《伤寒论·太阳篇》71条说："少少与饮之，令胃气和则愈"之意。如思水时，尽量饮水，因胃弱不能消水，势必旧饮尚未尽除，而新饮必然复增，故用猪苓散健脾利水。方中二苓淡渗利水，白术健脾以运湿。配制散剂，是取"散者散也"之意，使水饮得散，中阳复运，气化水行，则思水呕吐自除。

【用量用法】

1. 现代用量 猪苓 10～15g，茯苓 10～15g，白术 10～15g。

2. 现代用法

（1）三药等份，用水 600ml，煮取 200ml，分两次，早晚饭后半小时各服 100ml。

（2）做散剂，三药等份研细末，装胶囊，每粒 0.5g，每日三餐后各服 4 粒。

3. 注意事项 恶心呕吐之人，不宜一次大量饮水饮药，故本方宜浓煎少饮。

【临床应用】

1. 古代应用

（1）治呕而膈上寒。（《备急千金要方》）

（2）时气病，若得病无热，但狂言烦躁不安，精神言语与人不相当者，勿以火迫，但以猪苓散一方寸匕以上饮之，以一升若升半水，可至二升益佳，当以新汲井水强令饮之；以指刺喉中吐之，随手愈。（《外台秘要》）

（3）黄疸病及狐惑病，并猪苓散主之。（《本草图经》）

（4）治泻而心下悸，小便不利者。（《方极》）

2. 现代应用

刘氏等介绍用猪苓散加半枝莲治疗小儿单纯性消化不良，疗效满意。（刘渡舟，等．金匮要略诠解．天津：天津科学技术出版社，1984：188）

四逆汤

【歌括】 生附一枚两半姜，草须二两少阴方。

建功姜附如良将，将将[①]从容藉草匡[②]。

【药物组成】 附子（生用）一枚 干姜一两半 甘草二两（炙）

上三味，以水三升，煮取一升二合，去滓，分温再服。强人可大附子一枚，干姜三两。

【注释】 ①将将：第一个将作动词讲，意为协调，调和。第二个将作为名词用，意为治病之主力，指干姜、附子。

②藉草匡：藉，凭借。匡，匡扶。意思为全凭甘草来协调诸药之功。

【白话解】 四逆汤用生附子一枚，一两半干姜，二两炙甘草，这是治少阴四逆之主方。起主要治疗作用的良将是干姜、附子，而甘草甘缓调和，使全方回阳救逆，功效和缓从容，全凭着甘草的调和之功了。

【功效】 回阳救逆。

【适应证候】

（1）呕而脉弱，小便复利，身有微热，见厥者。（14）

（2）少阴厥逆，下利清谷，恶寒，脉沉而微者。（《伤寒论》）

【方药分析】 本方提出虚寒呕吐而阴盛格阳的证治。呕吐而症见脉弱，小便自利，身微热而四肢冷，病属阴盛格阳。因阴寒上逆，阳气虚弱，故呕而脉弱。阴盛于下，肾气不固，故小便自利；阴盛于内，格阳于外，故身微热而四肢冷。病见此候，大有阳气欲脱之势，故曰"难治"。治用四逆汤，主要在于温阳救逆。

按：（1）本方以何味为君有不同见解：成无己认为，本方应以甘草为君，干姜为臣，附子为使；许宏认为，此方既为温里剂，则应以附子为君，干姜为臣，甘草为佐使；根据《伤寒论》"温里宜四逆汤"，"当温之宜服四逆辈"，"急温之，宜四逆汤"等条文分析以及临证实践经验，本方为救逆回阳之温里剂，附子当为主药。

（2）关于附子生用、熟用和用量问题：根据临证实践经验，附子运用，不必拘泥于生者。虽然生熟药力有所不同。若将熟附子用量加大 2～3 倍，则药效并不次于生附子。实践得之，生附子毒性大，古人认为口舌身麻，眩晕欲醉，或知觉丧失，此乃药效之显示。而现代医家，要充分认识到，这些表现是中毒，故临证应用附子不可不慎，即使用熟附子，若用量过大，煎熬不得法，亦每有中毒者。当然，有的医家在临证中已有独道经验者，而将附子用量超过 30g 以上者。从临证经验观之，熟附子一般用 9～15g，即可获得药效，亦不会中毒。

（3）本方证因有寒盛于内，而见面色赤，烦躁等真寒假热症状者，恐热汤格拒不纳，故应遵经旨"治寒以热，凉而行之"将本汤冷服为宜。

【用量用法】

1. 现代用量　附子6~12g，干姜6~12g，炙甘草6~12g。

2. 现代用法　用水500ml，煮取200ml，分两次，早晚饭后半小时各服100ml。

3. 注意事项　附子宜炮用，生用有毒；附子用量宜从小渐大，逐渐加量，不宜孟浪。此方乃回阳救急之方，若长食久服，应适当配伍，以免辛热激起下焦相火。

【临床应用】

1. 古代应用

（1）病人面青腹满，他人按之不满，此属阴证，切不可攻，攻之必死，宜四逆汤温之。（《伤寒临证》）

（2）干姜附子汤（即本方）治伤寒阴证，唇青面黑，身背弦痛，四肢厥逆及诸虚沉寒。（《医林集要》）

（3）四逆汤治太阴汗利不渴，阴证脉沉身痛，方：附子三钱，甘草、干姜各一钱半，姜八分，煎服。（《医宗必读》）

（4）世医所谓中寒中湿及伤寒阴证、霍乱等诸证，厥冷恶寒，下利腹痛者，皆可用四逆汤，又虽一年二年下利清谷不止，亦可用。（《古方便览》）

2. 现代应用

（1）心肌梗死：天津南开医院在治疗急性心肌梗死105例的临床报告中指出，四逆汤注射剂有强心升压作用，特别对改善微循环有明显的效果。［天津南开医院. 中西医结合治疗急性心肌梗死105例疗效报告. 天津医药，1973，（1）：1］

（2）抗休克：李氏报道采用中西医结合治疗心肌梗死合并休克1例，中药急用回阳救急法，取四逆汤加味（加肉桂）煎服，药后四肢渐温，冷汗消，面色已复常态，口语已利，脉复有神，治疗一个月痊愈。（李文瑞. 伤寒论汤证论治. 北京：人民军医出版社，1989：384）

（3）急性胃肠炎：赵氏报道用本方治疗急性胃肠炎合并失水，血压下降一例，服药1剂，血压恢复正常，继服2剂而愈。［赵橡华. 四逆汤化裁浅析. 广西中医药，1982（4）：17］

（4）腹泻：汪氏报道，用四逆汤加黄连治疗小儿腹泻70例，痊愈58例，好转8例，无效4例。汪氏经验，本方适用范围是由于热滞泄泻不愈，进而损及脾肾之阳，导致脾肾虚寒，而热仍留胃肠者。一般证见大便稀薄，伴有肢冷、神倦、微有发热、脉微弱、苔薄白等。[汪万顷. 四逆汤加黄连治疗小儿腹泻70例. 浙江中医杂志，1964，（8）：14]

小柴胡汤

【歌括】 柴胡八两少阳凭，枣十二枚夏半升。

　　　　　　三两姜参芩与草，去渣重煎有奇能。

加减歌曰： 胸烦不呕除夏参，蒌实一枚应加煮。若渴除夏加人参，合前四两五钱与，蒌根清热且生津，再加四两功更巨。腹中痛者除黄芩，芍加三两对君语。胁下痞硬大枣除，牡蛎四两应生杵。心下若悸尿不长，除芩加茯四两侣。外有微热除人参，加桂三两汗休阻。咳除参枣并生姜，加入干麦二两许，五味半升法宜加，温肺散寒力莫御。

【药物组成】 柴胡半斤　黄芩三两　人参三两　半夏半升　甘草炙　生姜各三两　大枣十二枚

上七味，以水一斗二升，煮取六升，去滓，再煎取三升，温服一升，日三服。若胸中烦而不呕者，去半夏、人参，加栝蒌实一枚；若渴，去半夏，加人参合前成四两半、栝蒌根四两；若腹中痛者，去黄芩，加芍药三两；若胁下痞硬，去大枣，加牡蛎四两；若心下悸、小便不利者，去黄芩，加茯苓四两；若不渴，外有微热者，去人参，加桂枝三两，温覆微汗愈；若咳者，去人参、大枣、生姜，加五味子半升，干姜二两。

【白话解】 用柴胡八两为君药的小柴胡汤是少阳证的主方，再用大枣十二枚，半夏半升，生姜、人参、黄芩、甘草各二两，煎煮时要去渣浓煎服用，疗效奇特。加减法曰：若胸中烦而不呕者，去半夏、人参，加栝蒌实一枚；若渴者，去半夏加大人参的用量至四两半，并加入栝蒌根四两以清热生津；若腹中痛者，去黄芩，加入芍药三两；若胁下痞硬者，去大枣，加牡蛎四两；若心下悸，小便不利者，去黄芩，加茯苓四两；若渴，外有微热者，去人参，加桂枝三两，并温覆取微汗；若咳者，去人参、大枣、生姜，加五味子半升，干姜二两，以温肺散寒。

【功效】 和解少阳。

【适应证候】

（1）呕而发热者。（15）

（2）伤寒中风，邪入少阳，枢机不利，往来寒热，胸胁苦满，默默不欲饮食，心烦喜呕，或胸中烦而不呕，或渴，或腹中痛，或胁下痞硬，或心下悸，小便不利，或不渴，身有微热，或咳者等症。（《伤寒论》）

【方药分析】 小柴胡汤是《伤寒论》治疗少阳病的主方，病入少阳，邪气居于半表半里，致使少阳枢机不利，正邪分争，进退于表里之间，邪胜则恶寒，正胜则发热。由于正邪相争，各有进退，故寒来而热往，热来而寒去，寒热交替而作，谓之往来寒热。少阳之脉下胸中而贯膈，络肝属胆，循胸胁，邪郁少阳，经气不利，故胸胁苦满。肝胆气郁，疏泄不利，故神情默默而寡言。肝木郁滞，影响脾胃之受纳运化，故不欲饮食。少阳胆木内寄相火，气滞则火郁，郁火扰心则烦。少阳不和，胆热犯胃，胃失和降，以致频频作呕。以上皆少阳病之主证，其病机总由少阳受邪，枢机不利所致，故以和解为治。本方药物可分为三组：一是柴胡配黄芩。柴胡味苦微寒，气质轻清，以疏少阳经中之邪热；黄芩苦寒，气味较重，可清少阳胆腑之郁火。二药相会，经腑同治，清疏并行，使气郁得达，火郁得发，枢机通利，胆腑清和，半表之邪从外而解，半里之热从里而彻。二是半夏配生姜。一则调理胃气降逆止呕，一则佐柴芩以逐邪，一则行甘枣之腻滞。三是人参、炙甘草、大枣相配，其用有三。一者，扶正祛邪。由于病入少阳，正气有衰，故以此以益中气，和营卫，助正抗邪；二者，防邪内入。因少阳为阴阳之枢，正虚之时，外邪易入三阴。故遵"见肝之病，知肝传脾，当先实脾"的原则，预为固护，使邪气不得内传。三者，抑制柴、芩之苦寒，以防伤害脾胃之气。本方药虽七味，但配合巧妙，既有柴芩之苦寒清降，又有姜夏之辛开散邪，复有参枣草之甘补调中，七药相辅相成，寒热并用，既能疏利少阳之枢，又能条达气机升降，更使内外宣通，气血条达，是和解之良剂，故后世称其为"和剂之祖"。

【用量用法】

1. 现代用量 柴胡10～15g，黄芩10～12g，人参6～10g，姜半夏10～12g，甘草6～10g，生姜6～10g，大枣6～12g。

2. 现代用法 用水2000ml，煮取1000ml，去渣，再浓煎300ml，分两次，早晚饭后半小时各服150ml。

3. 注意事项 恶心呕吐之人，不宜一次大量饮水饮药，故本方宜浓煎少饮。人参以党参代之。

【临床应用】

1. 古代应用

（1）本方为脾家虚热，四时疟疾之圣药。（《伤寒来苏集》）

（2）妇人在褥得风，盖四肢苦烦热，皆自发露所为，若头不痛，但烦热，与三物黄芩汤；头痛与小柴胡汤；又黄龙汤，治伤寒差后，更头痛壮热烦闷方，仲景名小柴胡汤。（《备急千金要方》）

（3）本方，伤寒论虽主数十证，大要其间有五证，最的当，服之必愈。一者，身热心中逆，或呕吐者，可服，若因渴饮水而呕者，不可服，身体不温热者，不可服；二者，寒热往来者，可取；三者，发潮热者可服；四者，心烦胁下满，或渴或不渴，皆可服；五者，伤寒已差后，更发热者，可服。此五证，但得有一证，更勿疑，便可服；若有三两证以上，更的当也。世人但知小柴胡汤治伤寒，不问何证，便服之，不徒无效，兼有所害，缘此药差寒故也。（《苏沈良方》）

2. 现代应用

（1）疟疾：刘氏报道用本方治疗疟疾14例，均服至1~2剂而愈，其经验表明，采用小柴胡汤原方加常山、槟榔等治疗间日疟、三日疟，其优点是对于一般抗疟药失败，以及新发或复发的疟疾，均有确实疗效且不易复发。[刘光汉. 小柴胡汤治疗间日疟、三日疟经验介绍. 中医杂志，1959（4）：41]

（2）肝炎、肝硬化：吴氏用本方治各型肝炎（包括肝硬化）78例，均证明对肝功能异常引起的发热、肝大或疼痛，以及两胁部的痞硬重压感等症状均有较好的治疗作用。[吴德钊. 治疗各型肝炎（包括肝硬化）78例疗效分析. 江苏中医，1962，（2）：13]

（3）登革热：丁氏报道治疗37例，总有效率为91.7%。（高钦颖. 名方研究应用精选. 西安：西北大学出版社，1993：67）

（4）结核性胸膜炎：田氏报道用小柴胡汤治疗急性胸膜炎28例，治疗时间病程长者10天，短者5天，一般服药1~3天胸痛止，胸膜摩擦音消失，咳嗽发热也随之缓解。（田德仁. 小柴胡汤治疗急性胸膜炎28例. 山东医刊，1957，3：22）

（5）支气管炎：钱氏报道用本方加减治疗急性支气管炎、肺炎疗效甚佳。（钱起瑞. 小柴胡汤加减治疗支气管炎、肺炎. 江西医药资料，1975，临床应用时多加入清热宣肺止咳之药，如杏仁、百部、金银花、桑叶、桑白皮等。

（6）支气管哮喘：日人吾乡氏报道用本方合半夏厚朴汤治疗支气管哮喘33例，有效率为64%。崎山氏报道治疗15例，有效11例。（高钦颖．名方研究应用精选．西安：西北大学出版社，1993：67）

临床应用时可酌加杏仁、苏子、当归、厚朴、白芥子、麻黄等药。

（7）胰腺炎：李氏报道用本方加减治疗急性水肿性胰腺炎50例，平均用药6.8剂，治疗6.8天，均获治愈，尿淀粉酶平均2.9天恢复正常。（李兴华．小柴胡汤加减治疗急性胰腺炎．中医杂志，1984，9：40）

临床应用此方治疗该病时可加入元胡、川楝、大黄、丹皮、丹参、郁金、枳实等药。

（8）乳腺炎：刘氏用本方加牡蛎、蒲公英等治疗急性乳腺炎2例，均获治愈。（刘文赋．小柴胡汤加味治愈乳痈二例．四川中医，1983，4：封四）

（9）前庭神经炎：张氏报道用本方治疗前庭神经炎23例，用药平均时间为一周，全部治愈。（张福荣．小柴胡汤加味治疗前庭神经炎23例．浙江中医杂志，1981，11：523）

大半夏汤

【歌括】 从来胃反责冲乘①，半夏二升蜜一升。

　　　　　三两人参劳水②煮，纳冲养液有奇能。

【药物组成】 半夏二升（洗完用）　人参三两　白蜜一升

上三味，以水一斗二升，和蜜扬之二百四十遍，煮取二升半，温服一升，余分再服。

【注释】 ①冲乘：冲有二义：一指冲脉，一指三焦之逆气上冲。乘，此处作逆上讲。

②劳水：陈修园注云："水扬二百四十遍名劳水，又名甘澜水。"此处指煎药之水和蜜共搅扬二百四十遍。

【白话解】 从来食入即吐之胃反证多责之肝胃逆气上冲，可用大半夏汤治疗，方中有半夏二升，蜂蜜一升，人参三两，用劳水煎煮，其功效降逆止呕，和胃养阴，功效神奇。

【功效】 降逆止呕，养阴和胃。

【适应证候】 胃反呕吐者。（16）

【方药分析】 本方是为三、四、五条虚寒胃反补出治法。如前所述，胃反呕吐的主要症状是朝食暮吐，暮食朝吐，宿谷不化；其病机为中焦虚寒，脾胃功能失职，不能腐熟运化食物，故食谷不下而呕吐，病情严重的可见心下痞硬，大便燥结如羊屎状等。所以用大半夏汤作为胃反呕吐的主治方，方中重用半夏开结降逆，人参、白蜜补虚润燥，共奏补脾和胃，降逆止呕之效。

按： 方中人参益气养胃而生津，半夏功专降逆开痞而止呕吐，白蜜入水扬之二百四十遍，使甘味散入水中，水与蜜合为一体。以润大肠而通腑气，腑气通则胃气降，胃气降则水谷得以转输，饮食正化，病可望愈。

【用量用法】

1. **现代用量** 姜半夏10～15g，人参10～12g，白蜜50g。

2. **现代用法** 用水800ml，加入蜜，共扬数十遍，再入诸药，煮取200ml，分两次，早晚饭后半小时各服100ml。

3. **注意事项** 恶心呕吐之人，不宜一次大量饮水饮药，故本方宜浓煎少饮。人参以党参代之。

【临床应用】

1. **古代应用**

（1）治膈间痰饮。（肘后附方）

（2）治胃反不受食，食已即呕吐方，于本方加白术一升，生姜二两。（《备急千金要方》）

（3）治反胃支饮，即本方，水用泉水。（《外台秘要》）

（4）治心气不行，郁生痰涎，聚结不散，心下痞硬，肠中沥沥有声。（《三因极一病证方论》）

（5）治霍乱逆满，心下痞塞。（《圣济总录》）

2. **现代应用**

（1）治顽固性贲门失弛缓症：用大半夏汤治愈一例经X线钡餐检查为顽固性"贲门失弛缓症"患者。［胡遵达．胃反治验．北京中医学院学报，1986（3）：封三］

（2）治胃反一例：半夏15g，高丽参15g，白蜜30g，嘱以蜜水1000ml，扬 300 余遍，加半夏、高丽参煎为 300ml，频频呷服，先后服用本方 13 剂而愈，8 年后随访未再复发。（谭日强．金匮要略浅述．北京：人民卫生出版社，1981：325）

大黄甘草汤

【歌括】　食方未久吐相随，两热①冲来自不支。

四两大黄二两草，上从下取②法神奇。

【药物组成】　大黄四两　甘草一两

上二味，以水三升，煮取一升，分温再服。

【注释】　①两热：本胃有积热，又加热食入胃，故曰两热。

②上从下取：指通肠泻热之法治胃气上逆。

【白话解】　食入即吐之胃反证，属胃肠积热，若又有热食入胃，胃热上冲，可用四两大黄，二两甘草煎汤服下，宽肠下气，泻热通便，真是上病下取，治法神奇。

【功效】　和胃止呕，清热通便。

【适应证候】　食已即吐者。（17）

【方药分析】　本方提出胃肠实热呕吐的证治。"食已即吐"，是食入于胃，旋即尽吐而出。病因实热壅阻胃肠，腑气不通，以致在下则肠失传导而便秘，在上则胃不能纳谷以降；且火性急迫上冲。故食已即吐。治用大黄甘草汤泻热去实，使实热去，大便通，胃气和，则呕吐自止。方中大黄荡涤肠胃实热；甘草缓急和胃，使攻下而不伤正。

按：食已即吐，即食入即吐，此因腑气不通，肠中有实热积滞停留，使胃气不得通降，反逆而上行所致，故当还有便秘、腹满、腹胀等症、舌红苔黄、脉数有力。病机为胃肠实热，腑气不通，浊气上冲，胃失和降，因病本在肠，故治以通腑泻实之法，俾肠腑实热一去，大便得通，则胃气和降，呕吐自平。本方与前大半夏汤均有呕吐，大便秘结或不畅之症，但本条病证呕吐是由肠腑实热，腑气不通，逆而上冲所致，故多先有腹满腹痛，大便不通或干结不爽，胃脘饱胀，不欲饮食，或有呕吐，口臭口苦；大半夏汤证呕吐由中焦虚寒，不能腐熟所致，呕吐以朝食暮吐，暮食朝吐，宿谷不化为特点，病程较长，后期出现大便干结。

【用量用法】

1. **现代用量**　大黄12g，甘草3g。

2. **现代用法**　上2味，以水300ml，煮取100ml，分2次温服。

3. **注意事项**　呕吐，大便不秘结者禁之。

【临床应用】

1. **古代应用**

（1）治人胃反不受食，食毕辄出。（《肘后方》）

（2）主脾气实，其人口中淡甘。卧愦愦，痛无常处。（《千金翼方》）

（3）疗胃反吐水及口吐食。（《外台秘要》）

（4）治水黄状，面目青，狂言妄语，声不出者。（《圣济总录》）

（5）治大便秘闭急迫者。（《方极》）

2. **现代应用**

（1）治急重呕吐：治各种病证所致的呕吐共86例。用大黄6～30g，甘草6～20g，佩兰6～15g及辨证加减。结果：药后24小时内呕止者56例，药后48小时内呕止者23例，48小时后仍呕吐不止，改用他法者7例。（王廷富. 金匮要略指难. 成都：四川科学技术出版社，1986：392）

（2）治食已即吐一例。［王尧. 大黄甘草汤治疗急重呕吐86例. 辽宁中医杂志，1991（5）：28］

茯苓泽泻汤

【歌括】　吐方未已渴频加，苓八生姜四两夸。

　　　　　　二两桂甘三两术，泽须四两后煎嘉。

【药物组成】　茯苓半斤　泽泻四两　甘草二两　桂枝二两　白术三两　生姜四两

上六味，以水一斗，煮取三升，内泽泻，再煮取二升半，温服八合，日三服。

【白话解】　胃反呕吐患者，又口渴欲饮水，宜用茯苓泽泻汤治之。方用茯苓八两，生姜四两，桂枝二两，甘草二两，白术三两，泽泻四两，煎煮时后入泽泻，则疗效更好。

【功效】　健脾渗湿，温阳化饮，降逆止呕。

【适应证候】　胃反，吐而渴欲饮水者。（18）

【方药分析】　本方提出饮阻气道而呕渴并见的证治。原文首冠"胃反"

二字，乃反复呕吐之谓，与虚寒胃反呕吐是名同而实异。本证因胃有停饮，失其和降，则上逆而吐；饮停不化，脾失输津不上承，故口渴欲饮。由于水饮上泛，故呕吐频作，因渴复饮，更助饮邪，如此，愈吐愈饮，愈饮愈渴。致成呕吐不止的胃反现象，故以茯苓泽泻汤治之。以方测证，当兼有头眩，心下悸之症。茯苓泽泻汤功能利水化饮。方中茯苓、泽泻淡渗利水为君，协以桂枝通阳。生姜和胃，佐以白术、甘草健脾补中，诸药合用，使气化水行，则呕渴可止。

【用量用法】

1. **现代用量**　茯苓10~15g，泽泻（后下10~12g），甘草6~10g，桂枝6~10g，白术10~15g，生姜10~15g。

2. **现代用法**　用水1500ml，煮取500ml，后入泽泻，煎取200ml，分两次，早晚饭后半小时各服100ml。

3. **注意事项**　恶心呕吐之人，不宜一次大量饮水饮药，故本方宜浓煎少饮。胃反为重症，胃阴大伤者慎用。

【临床应用】

1. **古代应用**

（1）治消渴胃反，而吐食者，加小麦三升。（《备急千金要方》）

（2）主胃反吐而渴者。（《千金翼方》）

（3）治霍乱吐利后，烦渴欲饮水。（《三因极一病证方论》）

（4）治心下悸，小便不利，上冲及呕吐，渴欲饮水者。（《方极》）

（5）治蓄水之吐，内泽泻再煮，似先煮五味，后煮泽泻。（《兰台轨范》）

2. **现代应用**

（1）治胃反。（王廷富. 金匮要略指难. 成都：四川科学技术出版社，1986：392）

（2）治幽门水肿一例。[徐景藩. 试析仲景治疗呕吐的学术思想. 吉林中医药，1983（6）：7]

（3）治慢性原发性低血压：王氏用本方加味治疗慢性原发性低血压54例。结果：显效28例，有效24例，无效2例。[王守杰. 茯苓泽泻汤加味治疗慢性原发性低血压54例临床观察. 山西中医，1989，5（2）：23]

（4）赵氏用以治疗慢性肾炎而小便不利者。（赵凌云. 简明金匮要略校

释及临床应用. 北京：中国科学技术出版社，1991：356）

文蛤汤

【歌括】　吐而贪饮证宜详，文蛤①石膏五两量。

　　　　　　十二枣枚杏五十，麻甘三两等生姜。

【药物组成】　文蛤五两　麻黄三两　甘草三两　生姜三两　石膏五两　杏仁五十枚　大枣十二枚

上七味，以水六升；煮取二升，温服一升，汗出即愈。

【注释】　①文蛤：即花蛤，又名海蛤。文通纹。

【白话解】　呕吐后口渴欲大量饮水，又兼微风脉紧头痛，可用文蛤散治疗。方用文蛤、石膏各五两，麻黄、甘草、生姜各三两，杏仁五十个，大枣十二枚，内外皆清，诸证可愈。

【功效】　清热止渴，宣散风水，调中和胃。

【适应证候】　吐后，渴欲得水而贪饮者。兼主微风、脉紧、头痛。（19）

【方药分析】　本方提出吐后贪饮的证治。"吐后，渴欲得水"，本属正常之象，因吐则伤津，故欲饮水以救燥；但如"贪饮"，即渴而饮水不止，属病理变化。观第二条"先渴后呕"之文，即知饮而复吐，多是停饮之患；吐而贪饮，并不复吐，为有里热之故。其病之初，为上焦水热互结，吐后水去热留，热则消水，故而贪饮；多饮必致水湿内积，加之余热未清，难免不变生他证。故治用文蛤汤发散祛邪，清热止渴；如兼微风、脉紧、头痛，本方亦适宜。所以方后云："发汗则愈"。

按：方中用文蛤咸寒生津止渴，配石膏以清热于内；麻杏石甘透表于外，生姜大枣调营卫而和中，诸药合用，使表邪透，里热清，津伤复。

对方中文蛤有两种看法：一种看法认为是指海蛤壳；一种认为是指五倍子。任应秋（金匮要略语译. 上海：上海科学技术出版社，1959：169）指出文蛤即花蛤壳，又叫海蛤。《三因极一病证方论》谓文蛤即五倍子，按法治之名百药煎，大能生津止渴（有报道用五倍子500g、龙骨62g、云苓124g制成玉锁丹，治糖尿病5例，有效率为87%），临床上固可参考应用，但五倍子为汉以后药（首载于唐代《开宝本草》，异名文蛤），仲景所用之文蛤仍以花蛤为是。

【用量用法】

1. 现代用量　文蛤20～30g，石膏15～30g，麻黄6～10g，甘草6～10g，生姜6～10g，杏仁10～15g，大枣10～12g。

2. 现代用法　用水2000ml，煮取400ml，分两次，早晚饭后半小时各服200ml，温服取汗则愈。

3. 注意事项　表虚有汗口渴者忌用此方。石膏宜生用。服药后汗出周体，则止后服。

【临床应用】

1. 古代应用

治烦喘而喘咳急者。(《方极》)

2. 现代应用

金氏用本方加减治疗糖尿病7例，效果颇佳。方用文蛤20g，生石膏60g，麻黄3g，熟地20g，山萸肉15g，山药20g，菟丝子10g，龟甲30g。（金学仁. 文蛤汤加减治疗糖尿病. 河南中医，1982，2：34）

半夏干姜散

【歌括】　吐而干呕沫涎多，胃腑虚寒气不和。

姜夏等磨浆水煮，数方相类颇分科。

【药物组成】　半夏　干姜等份

上二味，杵为散，取方寸匕，浆水一升半，煮取七合，顿服之。

【白话解】　干呕恶心，呕吐物多为涎沫，是因为胃寒胃气上逆而致，可用半夏、干姜等份研末，用酸浆水煮服，每次6～9g，此方看似小半夏汤，又似生姜半夏汤。但此方用干姜，而小半夏汤是用半夏一升，生姜半斤；生姜半夏汤用生姜汁一升，半夏半升，此三方虽相类似，但主治实有差异，宜详审之。

【功效】　温化寒饮，降胃止呕。

【适应证候】　干呕，吐逆，吐涎沫者。(20)

【方药分析】　本方提出中阳不足，寒饮内盛的呕吐证治。干呕吐逆，吐涎沫可以同时发生，也可单独出现，在病机上都属于中阳不足，寒饮内盛、胃气上逆所致。如中阳不足，胃寒气逆，则干呕、吐逆："上焦有寒，其口流涎"，寒饮不化，聚为痰涎，随胃气上逆而出，则口吐涎沫。治用半夏干姜散，温中散寒，降逆止呕。方以浆水煮服，取其甘酸能调中止呕，

"顿服之"，刚在使药力集中而取效捷速。

按：本方与本章吴茱萸汤证皆有干呕、吐涎沫之症，但本方证是中阳不足，寒饮在胃；而吴茱萸汤证是胃寒停饮时夹肝气上逆。本方证以干呕、吐逆、吐涎沫、胃脘冷痛等胃部症状为特征；而吴茱萸汤证则是以干呕、吐涎沫、胸满不舒、巅顶头痛等（肝）胃症状并见为特点。故本方证专治在胃，侧重化饮降逆；而吴茱萸汤证则是肝胃同治，偏于散寒补虚。关于浆水之运用，成都中医学院金匮教研室编《金匮要略讲稿》认为：一是用于赤小豆当归散治狐惑病之热毒瘀结于肛门，已成脓之证，用"生浆水服方寸匕，日三服"。而半夏干姜散之治虚寒呕逆证，服法用"浆水一升半，煮取七合，顿服之"。同是浆水，一用生浆水之酸凉，以助赤小豆当归散清热解毒而和胃，一用熟浆水之甘酸，以助半夏干姜散而安中。

【用量用法】

1. **现代用量** 半夏 10 ~ 15g，干姜 10 ~ 15g。

2. **现代用法** 上两药等份研粉，每服10g，浓煎服用，每日两次。

3. **注意事项** 恶心呕吐之人，不宜一次大量饮水饮药，故本方宜浓煎少饮。

【临床应用】

1. **古代应用**

（1）哕不止，半夏洗干末之，服一匕则立止。（《肘后方》）

（2）治悬雍垂下，暴肿食方。（《千金翼方》）

（3）治悬雍壅热，卒暴肿大。半夏干姜洗去滑，等份，为细末，以少许着舌上，咽津。（《三因极一病证方论》）

（4）治冷痰饮胸膈气满，吐逆不思饮食方。半夏二两，干姜、丁香各一两，为末，以生姜粥，饮调下一钱。（《太平圣惠方》）

2. **现代应用**

治高血压：秦氏曾用本方加味治愈一例高血压病患者。法半夏、淡干姜、云茯苓各9g，3剂病愈。[吴大真. 秦伯未经方验案举隅. 国医论坛，1986（2）：20]

生姜半夏汤

【歌括】 呕哕都非喘又非，彻心[1]愦愦[2]莫从违[3]。

一升姜汁半升夏，分煮同煎妙入微。

【药物组成】 半夏半升　生姜汁一升

上二味，以水三升，煮半夏，取二升，内生姜汁，煮取一升半，小冷，分四服，日三夜一服。止，停后服。

【注释】 ①彻心：从胃脘至心胸部位。

②愦愦：烦闷痞塞，呕之不出，辗转不适。

③莫从违：违，离开，摆脱。莫从，无由。无法摆脱。

【白话解】 心胸至胃脘痞塞烦闷，似呕不呕，似哕不哕，似喘不喘，辗转不适。可用生姜半夏汤治疗。半夏半升，生姜汁一升，先煮半夏，后纳生姜汁，浓煎取一升半，分四次，日三服，夜一服。这种分煮同煎之法，充分发挥了生姜之止呕，半夏祛痰之妙，真是细致入微。

【功效】 温中化痰，降胃止呕。

【适应证候】 病人胸中似喘不喘，似呕不呕，似哕不哕，彻心中愦愦然无奈者。（21）

【方药分析】 本方提出寒饮搏结胸中的证治。胸为气海，是清气出入升降之道路，且内居心肺，下邻脾胃，若寒饮搏结于胸中，闭郁胸阳，阻碍气之升降出入，则可导致似喘不喘；似呕不呕，似哕不哕，心胸中极度烦闷不适的病证。虽然原文述证是些病人的自觉症状，但却客观地反映出由于寒饮搏结，气机受阻，而病及肺胃，凌迫于心的病变特点。故仲景治用生姜半夏汤，辛散寒饮，以舒展胸中之阳气。

按： 小半夏汤、半夏干姜散、生姜半夏汤三方都由姜、夏二味组成，都主治寒饮停胃（胸）的病证。不同的是，小半夏汤中姜用"走而不守"的生姜，且重用半夏，降逆化饮，可知其病证是以饮为主，偏于标实；半夏干姜散中姜用"能走能守"的干姜，且干姜用量与半夏相匹，温中散寒，化饮降逆，标本同顾，可知其病证中焦阳虚亦较突出；生姜半夏汤中姜用生姜汁，且用量又倍于半夏，乃为取其通散之力，故知气机阻滞当是该病证主要矛盾。

【用量用法】

1. **现代用量**　半夏10~15g，生姜汁10~15g。

2. **现代用法**　用水500ml，先煮半夏，取200ml，入生姜汁，再煮取150ml，分3次，饭后半小时各服50ml。

3. **注意事项**　呕吐之人不宜一次大量进水进药，故仲景已标明"一升半，分四服，日三夜一"，提倡小量多次服用。

【临床应用】

1. 古代应用

（1）治风痰上攻，头旋眼花，痰壅作嗽，面目浮肿。（《扁鹊心书》）

（2）治胎惊涎盛不乳，以本方为丸。（《幼幼新书》）

（3）治风湿脚气，痰壅头痛。（《圣济总录》）

（4）见诸病痰饮卒迫，咽喉闭塞不得息，汤药不下咽者，非此方则不能开通，当先以此方解其急，而后从宜处方；又治哕逆。（《类聚方广义》）

2. 现代应用

治眉棱骨痛：邓氏报道用本方治眉棱骨痛两例，均收显效。方药组成：生半夏30g，生姜20g，用沸水泡之，当茶频服，一般1~3剂即愈。认为凡顽痰用生半夏为佳，若用生姜沸水泡服，则能减轻或消除毒性。[邓朝纲. 生姜半夏汤新用. 四川中医，1985（11）：2]

橘皮汤

【歌括】 哕而干呕厥①相随，气逆于胸阻②四肢。

初病气虚一服验，生姜八两四陈皮。

【药物组成】 橘皮四两　生姜半斤

上二味，以水七升，煮取三升，温服一升，下咽即愈。

【注释】 ①厥：四肢冰凉。

②阻：阳气闭阻于胸脘，不达四肢。阻，挡。

【白话解】 干呕呃逆，四肢厥逆，是因为阳气闭阻于胸脘，不能宣达于四肢而致。若是刚得之新病，此方一服可验。只用橘皮适量，生姜半斤，煮汤温服，下咽即愈。

【功效】 温中祛寒，降逆止呕。

【适应证候】 干呕哕，若手足厥者。（22）

【方药分析】 本方提出胃寒气逆而干呕、哕的证治。干呕与呃逆在病机上也是胃气失和，其气上逆。且辨证亦有寒热虚实之分，惟在临床表现上不像胃反呕吐那样急迫。无论干呕、呃逆是合并发生，还是单独出现，如兼见手足厥冷的，俱属胃寒气逆。病因寒邪袭胃，胃阳被遏，其气不达于四末，则手足厥冷；胃气因寒邪所阻，则失其和降而上逆，故干呕哕；

但本证手足厥冷与阴盛阳微的四逆汤证，在程度上有明显的差别，仅表现为轻度的寒冷感，故治疗用橘皮汤通阳和胃。方中橘皮理气和胃，生姜散寒止呕，合而用之，使阳通寒去，胃气和降，则干呕、哕与厥冷自愈，故方后云"下咽即愈"。

按： 哕病者，有寒、热、虚、实之分。本方证为寒气滞于膈间，胸阳不能伸展，寒气上逆则作呕；寒气闭阻于胃，中阳受阻，阳气不能达于四末，故手足厥。此之厥非阴盛阳微之四肢厥逆，乃胃阳不能伸展，为暂时性轻度之厥，且无恶寒之象。

寒实中阻，胃气上逆，呃声沉缓，得热则减，得寒则剧。治宜散寒降逆。方中橘皮理气和胃；生姜散寒降逆，使寒邪解散，胃阳宣通，则呃逆可止矣。橘皮、生姜合用则阳气振奋，阳气一宣通，则寒邪外散，干呕，呃逆证除，厥冷自愈，则"下咽即愈"矣，即所谓"然干呕非反胃，厥非无阳，故下咽气行则愈"。（程云来）

【用量用法】

1. **现代用量** 橘皮12g，生姜25g。

2. **现代用法** 上2味，以水700ml，煮取300ml，温服100ml。

【临床应用】

1. **古代应用**

（1）治卒呕哕又厥逆方。（《肘后方》）

（2）治男女伤寒，并一切杂病吐哕，手足厥冷者。（《本草纲目》）

（3）治胸中痹，呕哕者。（《方极》）

2. **现代应用**

治呃逆一例：橘皮汤加味：陈皮12g，姜半夏15g，生姜12g，茯苓12g，甘草3g。经随访未复发。（金寿山．金匮诠释．上海：上海中医学院出版社，1986）

橘皮竹茹汤

【歌括】 哕逆因虚①热气乘②，一参五草八姜胜。

枣枚三十二斤橘，生竹青皮刮两升。

【药物组成】 橘皮二升 竹茹二升 大枣三十枚 人参一两 生姜半斤 甘草五两

上六味，以水一斗，煮取三升，温服一升，日三服。

【注释】 ①虚：中气虚寒。

②热气乘：热气，胃气虚弱，邪热乘之。

【白话解】 因胃气虚弱，邪气乘之，胃气上逆而致呃逆发哕，可用橘皮竹茹汤治疗。方用橘皮二斤，竹茹二升，人参一两，甘草五两，生姜半斤，水煎服。

【功效】 温中补气，和胃降逆，轻散郁热。

【适应证候】 哕逆者。(23)

【方药分析】 本方提出胃虚有热而呃逆的治法。原文叙证较简，但以药测证，可知本条所治之呃逆，是因胃中虚热，气逆上冲所致，其证当伴有虚烦不安，少气，口干，手足心热，脉虚数等见症。故治用橘皮竹茹汤补虚清热，和胃降逆，方中橘皮、生姜理气和胃降逆，竹茹清热安中，人参、草、枣补虚，如此，虚热可除，胃气得降，则哕逆自愈。

按：本方证为胃有虚热，气逆不降，故治宜清补降逆为法，但以降逆为主，使气顺热清，胃得和降，则呃逆自止。方中橘皮理气健胃，和中止呕；竹茹清热和胃止呃逆，二味相合，既降逆止呕，又清泄胃热；生姜止呕，但偏辛温，故配具有清热止呕之竹茹，一可增强和胃降逆之力，二则体现清泄胃热之功，以解胃热气逆；人参补脾和胃，与橘皮合之，一开一合，增强理气补虚之力；甘草、大枣益气和胃，奠中安土，而哕逆自平；甘草甘缓，以和气逆。

【用量用法】

1. **现代用量** 橘皮10～15g，竹茹6～12g，大枣10～15g，生姜6～12g，甘草6～12g，人参6～10g。

2. **现代用法** 用水1500ml，煮取300ml，分3次，每日三餐饭后各服100ml。

3. **注意事项** 以浓煎少量多次复用为宜。

【临床应用】

1. 古代应用

（1）治动气在下，不可发汗，发之反无汗，心中大烦，骨节疼痛，目运恶寒，食则反呕，谷不得入，宜服橘皮汤。即本方。（《活人书》）

（2）治吐利后，胃虚膈热，哕逆。亦治久病虚羸，呃逆不止。（《医林纂要》）

（3）治中暑痰逆恶寒。（《活人事证方后集》）

（4）治咳逆呕哕，胃中虚冷，每一哕八九声相连，收气不回，至于惊人者。（《三因极一病证方论》）

（5）治胸中痹，哕逆者。（《方极》）

2. 现代应用

（1）治呕逆一例：以橘皮竹茹汤加味治之：党参15g，竹茹9g，白术12g，茯苓12g，橘皮9g，生姜3片，大枣4枚，麦芽9g，甘草2g。[张万邦. 橘皮竹茹汤治疗顽固性呃逆. 新中医，1981（12）：4]

（2）治妊娠呕吐：共治51例。结果：痊愈42例，好转6例，无效3例，总有效率94.1%。[罗善佑. 人参橘皮竹茹汤加减治疗妊娠呕吐51例. 广西中医药，1992，15（6）：6]

（3）赵氏认为本方不仅治呃逆，尚可治疗急慢性胃炎、胃神经官能症、心悸、小便不利等病证。（赵凌云. 简明金匮要略校释及临床应用. 北京：中国科学技术出版社，1991：360）

四逆汤（见上）

桂枝汤（见妇人妊娠病）

大承气汤（见痉病）

小承气汤

【歌括】　朴二枳三四两黄，小乘微结好商量。

　　　　　长沙下法分轻重，妙在同煎切勿忘。

【药物组成】　大黄四两　厚朴二两（炙）　枳实大者三枚（炙）

上三味，以水四升，煮取一升二合，去滓，分温二服，得利则止。

【白话解】　小承气汤由大黄、枳实和厚朴三物组成，厚朴二两，枳实三枚，大黄四两。本方治疗阳明胃肠虽为热实之邪所结，但其结聚程度较为轻微。张仲景所用下法有轻重之设，大承气汤泻下之力猛，小承气汤泻下之力缓。小承气汤泻下之力其所以较为缓和者，固然与药物多寡及其用量有关，但也妙在三物同煎，不似大承气汤后下大黄。

【功效】 泻热通便，消滞除满。

【适应证候】

（1）下利谵语者，有燥屎也。（41）

（2）阳明腑实证，谵语，潮热，脉滑而急者。（《伤寒论》）

【方药分析】 下利谵语，有虚有实。《伤寒论》以"实则谵语，虚为郑声"为区分。本条下利谵语。属于胃肠实热，因燥屎内结而热结旁流，故除下利谵语外，还须有潮热，汗出，腹满拒按，粪便黏秽，舌苔黄燥，脉象滑等症。治宜小承气汤攻下。

按： 小承气汤与大承气汤相对命名。张仲景制承气汤是为了攻下热结，大承气汤泻下之力猛，小承气汤泻下之力缓，分别体现着缓下和急下的方法。热结极重者用大承气汤，热结轻微者用小承气汤。二方泻下之力的区别有三，其一，药物组成：大承气汤用芒硝三合，小承气汤无芒硝。芒硝软坚泻下通便，与大黄有协同作用。其二，药物用量：小承气汤方由大黄、枳实和厚朴三物组成，与大承气汤相比，枳实和厚朴的用量较小，大承气汤枳实用五枚，厚朴用半斤，而小承气汤只分别用三枚和二两。大黄二方用量一样，都是四两，枳实和厚朴行气，能够促进大黄的泻下作用，如果没有枳实和厚朴，大黄的泻下作用即见明显减弱，如果枳实和厚朴用量较小，大黄的泻下作用仍然减弱。所以近代医家冉雪峰说，大承气汤和小承气汤的大、小区别主要是由枳实和厚朴的用量大小决定的。其三，煎煮方法：小承气汤煎煮方法与大承气汤也不一样，大承气汤先煮枳实和厚朴，后下大黄，而小承气汤是三物同煮。如前所述，大黄少煮则泻下之力强，多煮则泻下之力缓。小承气汤三物同下，大黄煮时较长，故其泻下之力转缓。

【用量用法】

1. **现代用量** 大黄10～12g，厚朴6～10g，枳实6～10g。

2. **现代用法** 用水800ml，煮取300ml，分两次，早晚饭后半小时各服150ml。

3. **注意事项** 本方药力峻猛，不宜常服，大便通利后便可停药，再服调理脾胃药。

【临床应用】

1. **古代应用**

（1）顺气散（即本方）治中热，胃反能食，小便赤黄，微利至大，欲

食为效，不可多利。(《保命集》)

（2）痞、实、满可服，腹中无转矢。(《此事难知》)

（3）治痢初发，精气甚盛，腹痛难忍，或腹闷，里急后重，数至圊而不能通，窘迫甚者。(《入门良方》)

（4）少阴病手足厥冷，大便秘，小便赤，脉沉而滑者。(《伤寒绪论》)

（5）治痘，饮凉伤食，腹痛甚者。(《小青囊》)

（6）治腹满大便不通者，汗多，大便硬，谵语者，发潮热，大便初头硬后必溏者，微烦，小便数，大便硬者，下利谵语者，大便不通，哕而谵语者。(《方机》)

（7）有人病伤寒八九日，身热无汗，时时谵语，时因下利，大便不通三日矣，非烦非躁，非寒非痛，终夜不得卧，但心中无晓会处，或时发一声，如叹息之状，医者不晓是何证？予诊之曰：此懊憹怫郁，二证俱作也，胃中有燥屎，宜小承气汤，下燥屎二十余枚，得利而解。(《普济本事方》)

2. 现代应用

（1）病毒性肝炎：有经验用本方加甘草3g为基本方治疗病毒性肝炎。共治疗40例，治愈39例，仅1例乙型肝炎无效，经1年随访，均无复发者。[张昆，等. 小承气汤治疗病毒性肝炎. 云南医药，1982（2）：102]

（2）胆系感染：汪氏等报告用本方加金钱草、茵陈、白芍等治疗胆系感染11例，取得了较好的疗效。[汪朋梅，等. 三承气汤治疗胆系感染性疾患的临床观察. 江苏中医杂志，1985（8）：6]

（3）慢性胃炎：有报道用本方治疗慢性胃炎55例，显效40例，有效13例，无效2例，总有效率96.36%。其方用大黄的指征：①胃中灼热，灼痛。或嘈杂；②口干，咽燥，喜饮；③大便干结或秘结不畅；④伴有胃热上冲所致之牙痛；⑤胃脘胀满疼痛，经用和胃理气药未效；⑥伴胁肋胀满疼痛，经用和胃理气药未效。大黄用量6~12g。[陈泽民，等. 小承气汤加味治疗慢性胃炎55例. 湖北中医杂志，1988，（6）：8]

桃花汤

【歌括】 一升粳米一斤脂^①，脂半研磨法亦奇。

一两干姜同煮服，少阴脓血是良规。

【药物组成】 赤石脂一斤（一半，一半筛末） 干姜一两 粳米
一升

上三味，以水七升，煮米令熟，去滓，温服七合。内赤石脂末
方寸匕，日三服；若一服愈，勿服。

【注释】 ①脂：赤石脂。

【白话解】 桃花汤中有一升粳米，一斤赤石脂，赤石脂一半筛
末冲服的用法很奇巧，一升粳米，半斤赤石脂与一两干姜同煮服
用，是治少阴病便脓血的基础良方。

【功效】 温阳止利。

【适应证候】

（1）下利便脓血者。（42）

（2）少阴病，下利，便脓血者。（《伤寒论》）

【方药分析】 桃花汤是治疗肾阳虚衰，下焦不固，而便脓血的方子。
由于少阴肾阳虚衰，火不暖土，而下利。下利日久，肾气愈伤，导致肾
阳不足，关门不固，大肠滑脱不禁，而下利不止。阳虚气陷，不摄气血，
阴寒浊气凝聚。于肠中，腐败为脓，则大便下脓血。其脓血便为阳败阴
浊，故其色晦暗，其气腥冷不臭，无里急后重和肛门灼热感。同时伴见腹
痛，喜暖喜按。下利日久，损伤津液，故小便不利而少。方中赤石脂性温
而涩，入下焦血分，收涩固脱，一半筛末冲服，直接作用于肠中而收涩气
血，固肠止利。干姜守而不走，温中焦，散里寒，粳米益气调中，补久利
之虚。本方是治疗阳气虚衰，大肠滑脱不禁而纯虚无邪，下利便脓血的基
础方。

【用量用法】

1. 现代用量 赤石脂20~30g，干姜10~15g，粳米30g。

2. 现代用法 以水2000ml，将诸药煮至半熟汤成，去滓，取300ml，
分两次，每次早晚饭后半小时用150ml药汁冲服9g赤石脂末。

3. 注意事项 粳米易使药汤黏稠，煮药时随时调理水量，勿使焦化。

【临床应用】

1. 古代应用

（1）天行毒病，若下脓血不止者。（《肘后方》）

（2）崔氏疗伤寒后赤白滞下无度。（《外台秘要》）

（3）治冷痢腹痛，下白冻如鱼脑，赤石脂煅，干姜炮，等份为末，蒸

饼和丸，量大小服，日三服。(《太平惠民和剂局方》)

（4）治小儿疳泻，赤石脂末米饮调服半钱，立瘥。(《斗门方》)

（5）治脓血痢久不止者，便脓血，痛在小腹者。(《方舆輗》)

（6）治天行毒病，若下脓血不止者方。(《肘后方》)

（7）崔氏疗伤寒后赤白滞下无度，阮氏桃花汤，赤石脂八两，冷多白滞者加干姜四两，粳米一升。上三味，以水一斗，煮米熟汤成，去滓，服一升，不瘥复作。(《外台秘要》)

（8）桃花丸治冷痢腹痛，下白冻如鱼脑，赤石脂煅，干姜炮，等份为末，蒸饼和丸，量大小服，日三服。(《太平惠民和剂局方》)

（9）治小儿疳积，赤石脂末米饮调服半钱立瘥。(《斗门方》)

2. 现代应用

（1）阿米巴痢疾：李氏采用《伤寒论》桃花汤原方，将方中粳米改用淮山药，加龙骨、牡蛎、生地榆、秦皮4味，治疗慢性阿米巴痢疾，取得满意效果。[李健颐. 桃花汤治疗阿米巴痢疾的初步体会. 广东中医，1959（4）：163]

（2）急、慢性痢疾：李氏治一患者，女，37岁，患痢疾45天，经用多种中西药无效。仍腹痛，里急后重，下痢频频，便如鼻涕，略带血丝，四肢冷，哕逆，呻吟不止，脉细微无力，投桃花汤合左金丸后病情缓解。(浙医大第一期西学中班. 伤寒论方古今临床. 杭州：浙江科技出版社，1983：197)

（3）胃、十二指肠溃疡：吴某，男，32岁。胃脘痛已延3年，时作时止，近又发作，泛吐酸水，嗳气，喜热饮，大便色黑，潜血（++），钡剂摄片诊为"胃、十二指肠球部浅表性溃疡"。舌苔白，脉弦细。以桃花汤加减治疗，8天后胃脘痛消失，大便潜血转阴。(王琦，等. 经方应用. 银川：宁夏人民出版社，1981：404)

（4）带下：卢某，女，42岁，患宫颈糜烂。先按湿热论治，后又按气血两亏投药，均未效。查患者面色萎黄，脉微弱，尤以尺脉为甚，舌白滑无苔，诊为脾肾两虚，以肾虚为主，治以温经散寒，补肾固脱。以桃花汤加味治疗，连服2剂，精神转佳，带下大减；再取3剂，带下腹胀消失，足跗浮肿消退，脉缓有力。(王琦，等. 经方应用. 银川：宁夏人民出版社，1981：404)

（5）治痢疾：桃花汤加附子、阿胶、干姜各9g，两服血止。(金寿

山. 金匮诠释. 上海：上海中医学院出版社，1986）

白头翁汤

【歌括】 三两黄连柏与秦，白头二两妙通神。

病缘[1]热利时思水，下重[2]难通此药珍。

【药物组成】 白头翁二两　黄连　黄柏　秦皮各三两

上四味，以水七升，煮取二升，去滓，温服一升；不愈，更服。

【注释】 ①缘：由，因，因为。

②下重：里急后重。腹痛急于便，却便不出物。

【白话解】 白头翁汤由黄连、黄柏、秦皮各三两，白头翁二两组成。凡见有热性下利，伴有口渴，里急后重之症，用本方治疗最为适宜，妙用通神。

【功效】 清热解毒，燥湿止利，凉血清肝。

【适应证候】

（1）热利下重者。（43）

（2）热利，里急后重，便脓血，渴欲饮水。（《伤寒论》）

【方药分析】 本方提出热利证治。热利，是指因热而利之病机而言，自然也包含某些热性症状，诸如发热、口渴、舌红、苔黄、脉数等。本证病机是湿热胶结于肠，腐灼肠道脉络，恶秽之物欲出不得。故有滞下不爽，下利秽恶脓血腥臭，里急后重较突出的现象，治以白头翁汤清热燥湿，凉血止利。方中白头翁清热凉血为主，辅以秦皮泻热而涩大肠，黄连、黄柏清热燥湿，坚阴厚肠以止痢。诸药配合得宜，故疗效显著。

按：热利即指湿热下利；下重指里急后重，滞下不爽。证之临床，本病尚应有痢下脓血，鲜紫相杂，腐臭较著，腹痛剧烈，肛门灼痛、下坠，口渴，壮热，烦躁不安，甚则昏迷痉厥，舌质红，苔黄腻，脉数等症。其病由湿热阻滞，肠腑传导失司，通降不利，气血壅滞，肠道脂膜血络俱受损伤所致。沿用清热除湿，凉血解毒之法，方用白头翁汤。方中白头翁、秦皮清热凉血，黄连、黄柏苦寒燥湿，清热解毒，诸药合用，使湿热去，热毒解，气机条达，后重自除，热利可愈。后世刘河间的"行血则便脓自愈，调气则后重自除"及唐容川的从肝肺着手，从气血论治痢疾的方法均可看出受此方启发而来。

【用量用法】

1. 现代用量　白头翁10~15g，黄柏6~10g，黄连6~10g，秦皮6~10g。

2. 现代用法　用水1500ml，煮取400ml，分两次，早晚饭后半小时各服200ml。

3. 注意事项　本方苦寒，久服败胃。宜病止即停。

【临床应用】

1. 古代应用

（1）下利欲饮水者，以有热故也，白头翁汤主之。（《伤寒论》）

（2）治热痢滞下下血，连月不差。（《三因极一病证方论》）

（3）热利下重，即后世所谓痢疾也。此方用于痢之热炽而渴甚者，白头翁以解痢热著。（《方舆輗》）

（4）热利下重，渴欲饮水，心悸腹痛者，此方之主治也。（《类聚方广义》）

（5）用白头翁汤治热痢滞下下血，连月不差。（《三因极一病证方论》）

（6）热痢下重，渴欲饮水，心悸，腹痛者，白头翁治也，又治眼目郁热赤肿，疼痛，风泪不止者，又为洗煎剂也效。（《类聚方广义》）

（7）米右，高年七十有八，而体气壮实、热利下重，两脉大，苔黄，夜不安寐，宜白头翁汤为主方。白头翁、秦皮、黄柏、生军（后下）、桃仁泥各三钱，川连五分，枳实一钱，芒硝二钱（另冲）。（《经方实验录》）

（8）内人，夹热自利，脐下必热，大便赤白色，及下肠间津液垢腻，名曰利肠，宜白头翁汤。（《证治要诀》）

（9）陈氏，温邪不解，发热自利，神识有时不清，此邪伏厥阴。治宜白头翁、黄连、黄芩、秦皮、黄柏、生芍药。（《临证指南医案》）

2. 现代应用

（1）治痢疾：周氏用本方治疗痢疾216例，临床治愈177例，好转26例，无效13例。［周平安，等. 中医药治疗湿热痢216例临床观察. 中国医药学报，1986（2）：17］

（2）非特异性溃疡性结肠炎：乔氏报道，用中药治疗1363例非特异性溃疡性结肠炎，总有效率达94.7%，其中属于湿热壅滞者以白头翁汤加减治疗收到良效。［乔丽华，等. 国内1363例非特异性溃疡性结肠炎临床分

析．中西医结合杂志，1987（5）：308]

栀子豉汤

【歌括】　山栀香豉治何为，烦恼难眠胸窒[①]宜。

　　　　　十四枚栀四合豉，先栀后豉法煎奇。

【药物组成】　栀子十四枚　香豉四合（绵裹）

上二味，以水四升，先煮栀子，得二升半，内豉，煮取一升半，去滓，分二服，温进一服，得吐则止。

【注释】　①胸窒：胸中烦闷，痞塞不通。

【白话解】　由栀子、香豉组成的栀子豉汤主治的病证是什么呢？本方所治病证的主要症状是心烦、胸中懊恼、不能入睡、胸中窒塞。全方由十四枚栀子与四合香豉组成，其煎法为先煮栀子，后入豆豉，此煎法也有奇妙之处。

【功效】　轻宣郁热，顺气除烦。

【适应证候】

（1）下利后更烦，按之心下濡者，为虚烦也。（44）

（2）伤寒发汗后，虚烦不眠，反复颠倒，胸中懊恼者。（《伤寒论》）

【方药分析】　本方提出下利虚烦的证治。下利如因实热所致，其症本有心烦，如下利后，实邪已去，则心烦可除，但今下利后，不但心烦未除，反而有甚于初，故曰"更烦"，此乃余邪郁于胸膈，扰及心神所致。病因实邪已去，则心下按之濡软不坚，乃无形邪热内扰，非有形实邪内结，故仲景谓之"虚烦"。治以栀子豉汤透邪泄热，解郁除烦，方中栀子清心除烦，豆豉宣泄胸中郁热，二药配合，余热得除，虚烦可解。

按：懊恼之状，刘河间在《伤寒直格》中比喻为像服用巴豆或草乌之后那样的心中不适，此足见懊恼之痛苦已非一般。本证除上述之主症外，还因其病位之深浅、火郁之轻重，而见有其他的症状。如热郁气分，影响胸中气机不畅，可见"烦热、胸中窒塞"；如由气及血，可见"身热不去、心中结痛"。除此之外，由于无形热邪郁于胸膈，还可见外有热、手足温、饥不能食、但头汗出、舌苔薄白或微黄等。栀子豉汤中，栀子苦寒，体轻上浮，既可清宣胸膈郁热，又可导热下行；豆豉气味轻薄，既能解表宣热，又可和降胃气。二者相伍，清中有宣，宣中有降，是清宣胸膈郁热，解郁除烦之良方。使用本方，须先煎栀子取其味，后纳豆豉取其气，才能发挥栀、豉一清一宣的治疗作用，临证时务须注意。

【用量用法】

1. 现代用量　栀子6~12g，甘草6~10g，豆豉10~15g。

2. 现代用法　用水1000ml，先入栀子、甘草，煎取300ml，再加豆豉，稍加煎煮，取200ml，分两次，每日早晚饭后半小时各服100ml。

3. 注意事项　有少数患者服药后有恶心呕吐症状，故宜浓煎，每次少量服用。原有腹泻患者不宜用此方。另栀子生用易恶心，而炒用则无，固宜炒用。

【临床应用】

1. 古代应用

（1）治霍乱吐下后心腹胀满。（《补辑肘后方》）

（2）治蛤蟆黄，舌上起青筋，昼夜不眠。（《圣济总录》）

（3）治小儿蓄热在中，身热狂躁，昏迷不食，大栀子仁七个，槌破，豆豉半两，用水三盏，煎至二盏，看多少服之，无时，或吐或不吐，立效。（《小儿药证直诀》）

（4）水痘烦躁者。东垣云：火入于心则烦，水入于肾则躁，皆心火为之。盖火旺则金燥水亏，故心肾合而为烦躁也，宜栀子豉汤。

暑热霍乱者。王孟英谓此方治身热霍乱，兼解暑证，误服桂附而致殆者。又云为宣解秽恶毒气之圣药。

卒然发呃者。周凤岐曰：卒然发呃不止，用栀子豉汤一剂即安，如呃而兼呕者，加生姜立效。（以上三条出自《伤寒论类方汇参》）

（5）懊恼烦心，反复颠倒不得眠者，烦热怫郁于内而气不直通也，或胸满结痛，或烦、微汗出、虚烦者，栀子豉汤主之。（《伤寒标本心法类萃》）

（6）此阳明半表里涌泄之和剂也。少阳之半表是寒，半里是热，而阳明之热自内达外，有热无寒，故其外症身热汗出，不恶寒反恶热，身重，或目痛鼻干不得眠；其内症咽燥口苦，烦躁，渴欲饮水，心中懊恼，腹满而喘。此热半在表半在里也。脉虽浮紧，不得为太阳病，非汗剂所宜。又病在胸腹而未入胃府，则不当下，法当涌泄以散其邪。（《伤寒论翼》）

（7）《伤寒论》言懊恼，唯太阳阳明发汗吐下后有此症，则知是三阳经阳邪内陷，郁结心胸，而为半表半里之症，非三阴证。故仲景虽立大陷胸汤、人参白虎汤、猪苓汤等，然于懊恼条归于栀子豉汤。今余分各经见症施治，如太阳表邪，用羌活汤合栀子豉汤；阳明表证，用葛根汤合栀子豆豉汤；少阳见症，以小柴胡汤合栀子豆豉汤。不见表证，而有邪热内结，则有清里药合栀子豆豉汤。若食滞中焦，栀子豆豉汤加陈枳实；兼有痰凝，小陷胸汤合栀子豆豉汤。此余推广之法也。(《伤寒大白》)

（8）主治热病或发汗，或吐，或与下剂，已下之后，胸中空虚，心神不宁，烦而不眠，严重时，辗转反侧无所依，咽喉堵塞者，或胸痛，或胃痛者，或手足温，胸中苦，腹空不能食者。(《古方药囊》)

2. 现代应用

治上消化道出血：权氏认为本方可治血热妄行之上消化道吐血证。症见吐血量多，色鲜红，伴有胸中烦热，脉数，用本方可清热止血。(权依经. 古方新用. 兰州：甘肃人民出版社，1981：56)

通脉四逆汤

【歌括】 一枚生附草姜三，招纳①亡阳此指南。

外热里寒面赤厥，脉微通脉法中探。

【药物组成】 附子大者一枚（生用） 干姜三两（强人可四两） 甘草二两（炙）

上三味，以水三升，煮取一升二合，去滓，分温再服。

【注释】 ①招纳：回阳救逆。

【功效】 回阳救逆，温里止利。

【适应证候】 下利清谷，里寒外热，汗出而厥者。(45)

【方药分析】 本方提出寒厥下利，阴盛格阳的证治。本证下利清谷，属于里寒，由脾肾阳虚所致；若是阴盛格阳于外，则有身热，面赤，自汗出等外热之象。故此里寒外热，里寒是真，为病之本；外热是假；为病之标，即所谓"真寒假热"之证。更见"汗出而厥"，乃汗出与四肢厥逆并见，因阴从利而下竭。阴从汗而外脱，阴阳之气不相顺接，故有汗出而厥的病势危重之候，当急以通脉四逆汤回阳救逆。本方即四逆汤倍干姜，以增强温经回阳之力。

按：若见面色赤，是阴寒盛极，格阳于上，加葱白9茎，宣通阳气，引阳气下行，回归于肾。若腹中痛，是阴寒盛，寒凝血脉，脾之络脉不和，则减去辛滑走阳不利血脉的葱白，加芍药二两以利血脉，通脾络，缓急止痛。呕吐是胃寒气逆，加生姜温胃散寒，和胃止呕。咽痛是少阴虚阳循经上浮，去芍药的酸收，加桔梗提肺气，开喉痹。若下利止而脉不出，是阴阳俱虚竭，阴津伤利无可利，则下利止，阴津血脉不充，阳气虚衰鼓动无力，脉极微极弱不能显现，则去掉桔梗，以免辛散耗气伤阴，加入二两人参气阴双补，补益元气而复脉。

【用量用法】

1. 现代用量 炮附子10～15g，干姜10～15g，甘草6～10g。

2. 现代用法 以水600ml，煮取200ml，分两次，每日早晚饭后半小时各服100ml。

3. 注意事项 本方温燥，常服易上火生热，注意"阴中求阳，阳中求阴"之治则，阳回之后，宜适当配伍使用。

【临床应用】

1. 古代应用

（1）凡初病便无热恶寒，四肢厥冷，头痛面青，身如被杖，小腹绞痛，囊缩，口吐涎沫，或下利，小便清白，脉沉迟微弱（寻之似有，按之全无），此厥阴本经受寒之真阴证也，在经在脏，俱用通脉四逆汤治之。(《伤寒摘锦》)

（2）治四逆汤证而吐利厥冷甚者。(《方极》)

（3）吐利汗出，发热恶寒，四肢厥冷，脉微欲绝，或腹痛，或干呕，或咽痛者，通脉四逆汤主之。(《方机》)

（4）一妇人患发热，胸中闭塞，骨节烦疼，一医作停食，投小沉香煎一服，大便利，下三十余行，随致困笃，热烦愈甚，不通人事，又更医诊见烦热，投四苓饮，亦不效，病危急，又来招诊视。得两寸口脉沉微而伏，外证唇口歪斜，足趾微冷，面色赤而烦热，神昏不食，即与命散，至夜半，胸间得少汗，药虽前效，人犹未苏，复诊其脉如故，江谓此证始初感寒，合和解，而反用丸药，下之太过，遂成阴证似阳，投以通脉四逆汤加人参，四服热渐退，脉稍起，再作四逆加葱白汤八服，人始平复，调理半月愈。(《名医类案》)

2. 现代应用

（1）傅氏报道1例患感冒发热二旬不愈，投以通脉四逆汤，重用附子达30g，服药1剂，诸证大减，后宗原方加减调治而愈。[傅世杰. 治病求本临证一得. 新中医, 1981（1）: 45]

（2）治尿毒症：李氏治1例尿毒症，予通脉四逆汤加味，后再投其他方药善后而基本康复。（李文瑞．伤寒论汤证论治．北京：人民军医出版社，1989：394）

（3）治痛痹：聂氏用通脉四逆汤加味治疗痛痹数例，取得满意疗效。[聂小平．通脉四逆汤加味治疗痛痹．四川中医，1984（6）：55]

（4）本方用于急性传染病高热后期，出现少阴寒化证而见本方证特点者；也用于治疗少阴阳衰阴盛格阳证。（聂惠民．伤寒论与临证．广州：广东科技出版社，1993：531）

紫参汤

【歌括】 利而肺痛①是何伤，浊气②上干责胃肠。

　　　　　八两紫参三两草，通因通用细推详。

【药物组成】 紫参半斤　甘草三两

上二味，以水五升，先煮紫参，取二升，内甘草，煮取一升半，分温三服。

【注释】 ①肺痛：古今注家皆争论之。疑为腹痛。

②浊气：胃肠有热，清浊相干，浊气不降。

【白话解】 下利又见到肺痛（疑为腹痛），是何脏受伤？是因胃肠浊气不降而致。可用八两紫参，三两甘草煎汤治疗。紫参性苦寒，此证本下利，也可以说是通因通用之法，宜细加推敲。

【功效】 清热解毒，通肠止利。

【适应证候】 下利肺痛（腹痛）。（46）

【方药分析】 此为热利腹痛，故治宜清热止痛为法。方中紫参味苦凉微寒，清利湿热，以治热利；甘草甘缓，解百毒。二味相伍，以奏清热解毒止痛之功。

按：关于紫参问题，历来注家论述不同，争议较大。有认为泽漆汤中紫参，唐以后都作紫菀；陈念祖在注解本方时而忆及紫参即桔梗之说；近代觉诠之"紫参考"一文[觉诠之．紫参考．新医学，1978（1）：49]：认为随着时代变迁，这一古方药名也演变有牡蒙、王孙、草河车、蚤休、重楼等别称，并云在临床上常以重楼为主治疗急慢性痢疾，疗效显著；陆渊雷谓市医多书丹参为紫丹参者；但有谓紫参又名水丹参、石打穿、石见穿，为唇形科植物，此说亦有参考价值。但与《本草图经》所载"茎青而细，叶似槐，根如地黄"等又不太相符，故紫参究属何药，尚有待进一步研究。
（金匮要略.北京：人民卫生出版社，1989）

肺痛，程氏疑是腹痛之误，可从《本草经》紫参主治心腹积聚，寒热邪气，则此下利当指久利。久痢腹痛，则肠中有积聚，故用活血化瘀攻积之方。现在治慢性肠炎，有用活血化瘀方，取得一定效果，可证。（金寿山.金匮诠释.上海：上海中医学院出版社，1986）

【用量用法】

1. 现代用量　紫参20~30g，甘草6~12g。

2. 现代用法　以水500ml，先煮紫参，后下甘草，煮取200ml，分两次，每日早晚饭后半小时各服100ml。

3. 注意事项　本方证症状不全，临证须辨证明确，配伍得当方可。

【临床应用】

现代应用

治急、慢性肝炎：取紫参（唇形科植物紫参的全草，《纲目》名"石见穿"）100g，或加糯米稻草50g，水煎两次，煎液合并加红糖25g，两次分服（儿童减半）。治疗205例，治愈150例，进步33例，无效22例。（江苏新医学院.中药大辞典.上册.上海：上海人民出版社，1977：598）

诃黎勒散

【歌括】　诃黎勒散涩肠便，气利还需固后天。

　　　　　　十个诃黎煨研磨，调合米饮不需煎。

【药物组成】　诃黎勒十个

上一味，为散，粥饮和。顿服。

【白话解】　诃黎勒散有涩肠止泻之功，若患有气虚下陷作利者，宜培补中气。可用诃黎勒十个，炒热研末，用热米汤冲服，不必煎煮即可。

【功效】　涩肠止泻。

【适应证候】　气利。（47）

【方药分析】　本方提出虚寒性肠滑气利的治法。病下利泄泻，滑脱不禁，大便随气而出，多由中气下陷，气虚不固所致。故治用诃黎勒散敛肺涩肠，止利固脱。方中诃黎勒即诃子，煨用则专以涩肠固脱，并用粥饮和服，取其益肠胃而健中气。

【用量用法】

1. **现代用量**　诃子（炒）10~15g。

2. **现代用法**　诃子炒热研末，分两次，每日早晚饭时用粥汤送下3~10g为宜。

3. **注意事项**　本药治标，不宜长期服用，临床需恰当配伍。

【临床应用】

1. 古代应用

（1）《近效》诃黎勒散：取诃黎勒三颗，捣取皮，和酒顿服，三五度则差。治一切风气痰冷，霍乱食不消。（《外台秘要》）

（2）诃黎勒丸：诃黎勒十枚为末，蜜丸如梧桐子大，饮服三丸，不忌得利即止。治气满闭塞，不能食喘息方。（《外台秘要》）

（3）治暴嗽诃黎勒含化方：诃黎勒生去核一枚，右一味，拍破含之咽津，次煎槟榔汤一盏投之。（《圣济总录》）

2. 现代应用

治菌痢一例：诃黎勒散：诃子10枚，煨去核，研末，用米粥汤一次送服。后以调理脾胃而康复。[杨文辉，等.《金匮》诃黎勒散临床一得. 浙江中医学院学报，1980（4）：29]

附　方

《千金翼》小承气汤（见本卷前）

《外台》黄芩汤

【歌括】　干呕利兮责二阳[①]，参芩三两等干姜。

　　　　　　桂枝一两半升夏，枣十二枚转运良。

【药物组成】　黄芩三两　人参三两　干姜三两　桂枝一两　大枣十二枚　半夏半升

上六味，以水七升，煮取三升，温分三服。

【注释】　①二阳：指太阳阳明合病。

【白话解】　干呕下利责太阳阳明合病，可用黄芩汤治疗。方用人参、黄芩、干姜各三两，桂枝一两，半夏半升，大枣十二枚煎汤服下，可以运转中焦，升清降浊，疗效甚佳。

【功效】 温中健脾，止呕止利。

【适应证候】 干呕下利。

【方药分析】 此方主治因胃中虚寒而夹肠热所致的干呕下利。方中黄芩清肠止痢；干姜温阳散寒，半夏降逆止呕；人参、大枣补虚和中；桂枝辛温佐干姜以温振中阳，协半夏以降逆气。诸药合用，以收温胃补虚，清肠止利之效。

按：由于脾胃虚寒，运化无权则为利；胃失和降则为呕，其利与呕的特点是，大便时溏时泻，反复发作，病程较长，腹胀腹鸣，或兼腹痛，纳谷不香，纳后脘痞不适，时有呕恶，呕吐物多清稀无异味，舌质淡，脉虚软等。治用黄芩汤益气温中，降逆止呕。"干呕而利者，黄芩加半夏生姜汤主之"，字面内容与本方证有相似之处，所主病证却大相径庭：彼为湿热内蕴，肠失传导；本证则是中焦阳虚，脾运失司，有寒热虚实之不同。故本方以参、桂、干姜易黄芩加半夏生姜汤中之芍药、生姜、甘草，以加强温中益气的力量。至于本方用黄芩，目的在于反佐，而不在于清热。

【用量用法】

1. 现代用量 黄芩6～12g，人参6～12g，干姜10～12g，桂枝6～12g，大枣10～12g，姜半夏10～12g。

2. 现代用法 以水500ml，煮取300ml，分两次，每日早晚饭后半小时各服150ml。

3. 注意事项 半夏宜姜制，人参可用党参代。

【临床应用】

1. 古代应用

（1）治干呕下利，心下痞硬者；痢疾，心下痞而呕，不能食者。（《方机》）

（2）治久痢疝痢、干呕不止者。（《类聚方广义》）

（3）此方位于黄芩汤、桂枝人参汤之间，用于上热下寒之下痢有效，且黄芩汤主腹痛；此方主干呕；桂枝人参汤主腹痛不呕，有表热而属于虚寒者；盖此方类半夏泻心汤，治下痢之效最捷。（《方函口诀》）

2. 现代应用

治痢疾兼干呕一例：六味黄芩汤而愈。（杜雨茂．金匮要略阐述．西安：陕西科学技术出版社，1987：538）

疮痈肠痈浸淫病方

薏苡附子败酱散

【歌括】 气血凝痈阻外肤，腹皮虽急[①]按之濡[②]。

附宜二分苡仁十，败酱还须五分驱。

【药物组成】 薏苡仁十分　附子二分　败酱五分

上三味，杵为末，取方寸匕，以水二升，煎减半，顿服，小便当下。

【注释】 ①急：紧张。

②濡：柔软。

【白话解】 肠痈之病，气血凝滞，血腐肉败而成痈脓。表现为皮肤甲错，腹部皮肤紧张，但按之却绵软。用薏苡附子败酱散治疗。方中附子二分，薏苡仁十分，败酱用五分。

【功效】 排脓消痈，通阳散结。

【适应证候】 肠痈之为病，其身甲错，腹皮急，按之濡，如肿状，腹无积聚，身无热，脉数，此为肠内有痈脓。(3)

【方药分析】 肠痈之病，气血凝滞，血腐肉败而成痈脓。营血久郁，不能外荣肌肤，故身体肌肤甲错；痈脓结于肠，故腹部皮肤紧张好像肿的形状，但按之却是绵软的，这与腹内积聚之证有所不同，以示区别。痈脓已成，内有瘀热，故脉数，而热毒聚结局部，邪热没有散于外，故全身不发热。以薏苡附子败酱散排脓消痈，通阳解毒散结。方中重用薏苡仁排脓消痈，祛湿利肠；败酱解毒，破瘀，排脓；轻用附子振奋阳气，辛散行滞而散结。服后污脓败血从大便排出，为下焦气血通畅，肠痈可愈之兆象。方后注"小便当下"恐有错简。

【用量用法】

1. **现代用量**　薏苡仁30g，附子5g，败酱草20g。

2. **现代用法**　作细末，取6~9g，以水200ml，煎取100ml，一次服完。

【临床应用】

1. 古代应用

（1）治肠痈，其身甲错，腹皮急，按之濡，如肿状，脉数者；疮家身

甲错，所谓鹅掌风者。(《方机》)

(2)治遍身疮疖如癞风，肌肤不仁，不知痛痒者。(《用方经验》)

(3)本方加生姜治肠痈皮肉状如蛇皮甲错。(《太平圣惠方》)

2. 现代应用

(1)宫外孕包块：沈氏报道对60例宫外孕包块采用薏苡附子败酱散加减治疗，取得满意疗效。基本方：薏苡仁15g，红藤20g，蒲公英15g，白花蛇舌草15g，生地15g，黄柏10g，冬瓜仁30g，淡附片6g，败酱15g。[沈关桢．薏苡附子败酱散加减治疗宫外孕包块66例．中西医结合实用临床急救，1987，5(2)：321]

(2)慢性直肠炎：吴氏报道以薏苡附子败酱散为基本方加味治疗慢性直肠炎。基本方：薏苡仁20g，败酱草12g，丹皮12g，大黄6g，制附子12g。总有效率85%。[吴欠聪．薏苡附子败酱散加味治疗慢性直肠炎45例．新中医，1997，29(12)：36~39]

(3)输卵管积液：贺氏报道用薏苡附子败酱散治疗输卵管积液52例，结果全部治愈。方药组成：生薏苡仁30g，败酱50g，熟附片5g，煎汁每日分3次服，药渣加葱白、炒青盐各30g，白酒50~100ml，炒热后装入布袋敷熨下腹，并在药袋上加压热水袋，每次30分钟，每日2次，20天为1疗程。[贺秀莲．薏苡附子败酱散治疗输卵管积液52例．国医论坛，1996，11(5)：12]

(4)盆腔炎：李氏以薏苡附子败酱散为基本方治疗盆腔炎37例，全部有效。处方：薏苡仁60g，败酱30g，附子10g，赤芍、丹皮、车前子、川楝、元胡各10g。[李怀生．薏苡附子败酱散加味治疗盆腔炎37例．浙江中医杂志，1996，31(1)：8]

(5)痢疾：王氏用薏苡附子败酱散随症加减治疗痢疾23例，收到良好效果。方药用量：薏苡仁30g，败酱草30g，附子5g。[王玉安．薏苡附子败酱散治疗痢疾．浙江中医学院学报，1995，19(5)：26]

(6)冠心病：200例病例随机分成治疗组和对照组1、对照组2。治疗组口服薏附口服液(主要药物为附子、薏苡仁，本院药剂室制备)，每次10ml，每日3次，1周为1疗程，连用3个疗程。对照组1，口服普萘洛尔，每次10mg，每日3次，1周为1疗程，连用3个疗程。对照组2，口服薏附散煎剂，每次10ml，每日3次，1周为1疗程，连用3个疗程。其最后疗效判定，薏附口服液明显优于普萘洛尔，而且较薏附煎剂为好，但无统计学意义。治疗组前后发作次数和持续时间，均有明显改善。（尚炽昌，梁华龙，等．薏附口服液治疗寒湿型冠心病心绞痛的临床研究．北京中医药大学学报，1995，5：56）

大黄牡丹汤

【歌括】 肿居少腹大肠痈，黄四牡丹一两从。

　　　　瓜子半升桃五十，芒硝三合泄肠脓。

【药物组成】 大黄四两　牡丹一两　桃仁五十个　瓜子半升　芒硝三合

上五味，以水六升，煮取一升，去滓，内芒硝，再煎沸，顿服之，有脓当下，如无脓，当下血。

【白话解】 肠痈见少腹肿痞的症状，用大黄牡丹汤治疗。方中大黄四两，牡丹皮一两，瓜子半升，桃仁五十枚，芒硝三合，诸药相合能泄热排脓。

【功效】 解毒排脓，荡热消痈，逐瘀攻下。

【适应证候】 肠痈者，少腹肿痞，按之即痛如淋，小便自调，时时发热，自汗出，复恶寒。其脉迟紧者，脓未成，可下之，当有血；脉洪数者，脓已成，不可下也。（4）

【方药分析】 肠痈的病机是热毒与瘀血结于肠中，经脉不利，不通则痛，故少腹肿痞，按之疼痛，好像小便淋痛的症状。但其病位在肠而非膀胱，故小便正常，表明与淋证有区别。正邪交争，营血郁热，故发热。营血瘀遏而卫气不畅，故汗出，又恶寒，但并非外感病。"其脉迟紧"，为热伏于里，营血未腐，脓尚未成。此时可用大黄牡丹汤荡热逐瘀，攻下排脓。如果脉为洪数，是瘀热毒积腐血败肉之象，脓已成，即当慎用攻下。

方中大黄、芒硝泄热攻积，宣通肠中壅滞；丹皮、桃仁凉血逐瘀；瓜子（栝蒌子、冬瓜仁、甜瓜子均可）排脓消痈，五味相合，最宜未成脓的肠痈急证、实热证。

【用量用法】

1. **现代用量** 大黄12g，牡丹皮6~9g，桃仁9g，冬瓜子9~12g，芒硝6~9g。

2. **现代用法** 上5味，以水1200ml，煮取200ml，去滓后放入芒硝，再煎沸，去滓，一次服完。

【临床应用】

1. 古代应用

（1）治产后血晕，闷绝狼狈，若口噤，则撬开灌之必有效。欲产先煎下，以备缓急。（《产育宝庆方》）

（2）治诸痈疽、疔毒、下疳、便毒、淋疾、痔疾、脏毒、瘰疬、流注、陈久疥癣、结毒、瘘疮、无名恶疮、脓血不尽、腹中凝闭，或有块，二便不利者。（《类聚方广义》）

（3）肠痈下血，腹中痛痛，其始发热恶寒，欲验其证，心、小腹满痛，小便淋涩，反侧不便，即为肠痈之确候，无论已成未成，俱用大黄牡丹汤加犀角急服之。（《张氏医通》）

（4）赤茯苓散，本方加赤茯苓，治肠痈小腹牵张，按之痛，小便不利，时有汗出，恶寒，脉迟未成脓。（《太平圣惠方》）

2. 现代应用

（1）疮疖：张氏报道用大黄牡丹汤加味治疗疮疖。大黄12g，桃仁15g，冬瓜仁12g，银花15g，菊花15g，蝉蜕12g，甘草10g，丹皮15g，赤芍15g。内服配合药渣再煎外洗患处。治疗临床病例56例，疮疖全部消退45例，消退面积80%的10例，基本消退1例。［张小燕. 大黄牡丹汤治疗疮疖56例. 实用中医药杂志，1998，14（12）：9］

（2）慢性咽炎：任氏报道在其临床实践中，对于日久难愈的咽炎，见于瘀热者，运用大黄牡丹汤加减治疗，疗效颇著。［任健. 大黄牡丹汤治疗慢性咽炎. 中医药研究，1999，15（4）：33］

（3）急性盆腔炎：张氏报道以大黄牡丹汤为基本方，临床随症加减，治疗急性盆腔炎60例，收到满意疗效。组成：大黄9g，桃仁12g，冬瓜仁30g，丹皮10g，芒硝15g。［张丽娜. 大黄牡丹汤治疗急性盆腔炎. 中医研究，1999，12（3）：50］

（4）急性重症胆系感染：邹某，50岁，反复剑突下及右胁肋部疼痛3年，加剧伴恶寒，呕吐3天。诊见：目黄，尿黄，右肋胁痛拒按，舌质红苔黄腻，脉弦濡数。肝胆B超示：胆囊壁增粗毛糙，胆囊内见多个大小不等的强光团。诊断为：胆石症并发急性胆囊炎。中医辨证为肝胆湿热。急投大黄牡丹汤加减：生大黄25g，桃仁10g，茵陈30g，柴胡15g，黄芩20g，甘草5g，3剂后热退痛止。［罗忠福. 大黄牡丹汤新用. 光明中医，1999，

（5）足发背：马某，78岁，因股骨颈骨折卧床半年余。10天前，右足背红热肿痛，边界不清，抚之灼手，形寒身热，入暮为重，大便4日未行，小便溲黄，舌红苔黄腻，脉数。辨证为内热蕴结，夹湿下注足背。以大黄牡丹汤加味：大黄6g，桃仁10g，冬瓜仁10g，丹皮10g，陈皮6g，牛膝10g，车前15g。2剂后症状减轻。续服上方4剂，肿痛消止。〔蔡卫华．实用中医药杂志，1999，15（5）：38〕

王不留行散

【歌括】 金疮诹采不留行，萹蓄①同行十分明。

萹朴芍姜均二分，三椒十八草相成。

【药物组成】 王不留行十分，八月八日采 萹蓄细叶十分，七月七日采 桑东南根白皮十分，三月三日采 甘草十八分 川椒三分（除目及闭口②，无汗） 黄芩二分 干姜二分 厚朴二分 芍药二分

上九味，桑根皮以上三味烧灰存性，勿令灰过，各别杵筛，合治之为散。服方寸匕。小疮即粉之③，大疮但服之，产后亦可服。如风寒，桑东根勿取之；前三物，皆阴干百日。

【注释】 ①萹蓄：忍冬科植物萹的全草或根。《长沙药解》黄元御论曰："味酸微冻，入足厥阴肝经，行血通经，消瘀化凝。"

②除目及闭口：目，川椒仁；闭口，未成熟尚未张开的川椒。

③粉之：即制成粉剂外敷。

【白话解】 王不留行散治金刃利器所伤的外伤性疾病。用王不留行、桑东南根白皮、萹蓄细叶各十分，黄芩、干姜、厚朴、芍药各二分，川椒三分，甘草十八分，相辅相成。

【功效】 调行气血，通利经脉，续筋疗伤。

【适应证候】 病金疮。（6）

【方药分析】 金疮是因金刃利器所伤的外伤性疾病。由于经脉肌肤断伤后，营卫气血不能正常循行，故治疗时必须通调气血，使营卫通行无阻，以利经脉，疗伤续筋。方用王不留行散。方中王不留行主金疮，止血通经络；萹蓄细叶活血化瘀；桑东南根主伤中脉绝，三味均阴干烧灰存性，取其色黑可以止血；芍药入血分行瘀血止痛；黄芩清热；川椒、干姜温通血

脉，以利血行；厚朴行气燥湿，以防气滞而脓疮淫；倍甘草可以解毒生肌，调和诸药，并缓急止痛；诸药相合，共奏行气血，通经脉，续筋伤之效。小创可粉剂外敷，大创可内服，产后也可服用。

【用量用法】

1. 现代用量 王不留行炒 9g，蒴藋细叶炭 9g，桑白皮炭 9g，甘草 15g，川椒 3g，黄芩 3g，干姜 3g，厚朴 3g，白芍 3g。

2. 现代用法 共研细末为散，每服 3 ~ 6g，温水或用黄酒调服，也可外敷，或原方剂量加倍水煎服。

【临床应用】

1. 古代应用

（1）治金疮血出不止方。煮桑根十沸，服一升即止。（《备急千金要方》）

（2）治久刺不出方。服王不留行即出。兼取根末贴之。（《备急千金要方》）

2. 现代应用

（1）创口不合：以王不留行散为基本方随证加减。方药组成：王不留行 10g，蒴藋细叶（以金银花代之）15g，桑白皮 10g，甘草 12g，川椒 6g，黄芩 6g，干姜 6g，厚朴 10g，赤芍 12g。治疗创口不合效果颇佳。（王恒照. 王不留行散加味治疗创口不合. 四川中医，1989，10：40）

（2）猫咬伤：某男，被猫咬伤，右手小指指掌关节处有 3 个牙痕，伤处肿硬，肿疼难忍，连及臂肘，便秘，尿黄，舌苔薄黄，脉细略数。证属瘀热毒邪内结，气血运行不畅。处方：王不留行 12g，银花 10g，桑白皮 15g，甘草 3g，黄芩 10g，赤白芍各 10g，接骨木 10g，苏木 10g，紫草 10g，木瓜 10g，桔梗 10g，枳壳 10g，续断 10g，升麻 10g，丹参 15g，当归 15g，没药 6g，乳香 6g，桂枝 1g，酒大黄 2g。2 剂后，臂部肿疼缓解，手掌肿块缩小，手指活动灵活。续服 4 剂而愈。（苏宝刚. 王不留行散加味治疗猫咬伤. 浙江中医杂志，1991，7：323）

（3）剖宫产切口感染。[戴冬生. 王不留行散临床新用. 河南中医，1997，17（1）：13]

（4）人工流产不全。[戴冬生. 王不留行散临床新用. 河南中医，1997，17（1）：13]

（5）据丁氏使用经验：王不留行散（王不留行 10g，蒴藋细叶 10g，桑白皮10g，三味阴干，百日烧黑，甘草10g，川椒3g，黄芩2g，干姜2g，芍药2g，厚朴2g，共研细末备用）外用可疗疮，内服可止痛。（丁群星．王不留行散的使用经验．新疆中医药，1995，1：30）

排脓散

【歌括】 排脓散药本灵台，枳实为君十六枚。

六分芍兮桔二分，鸡黄一个简而该。

【药物组成】 枳实十六枚　芍药六分　桔梗二分

上三味，杵为散，取鸡子黄一枚，以药散与鸡黄相等，揉和令相得，饮和服之，日一服。

【白话解】 排脓散来源于《金匮》，其组成简洁：枳实是君药，用十六枚，芍药六分，桔梗二分，鸡子黄一个。

【功效】 排脓化毒。

【方药分析】 排脓散重用枳实，作为君药，取其苦寒，理气破滞之力；桔梗开提肺气，二药主气分之滞，有排脓、挞疮疡之效。芍药入血分，通血脉；鸡子黄滋阴。四药相合，共奏化毒、排脓的功效。

【用量用法】

1. 现代用量　枳实15g，芍药9g，桔梗6g，鸡子黄一枚。

2. 现代用法　以水500ml，煎取200ml，去滓，兑入鸡子黄，分2次温服。也可用作散剂，日3~6g，与鸡子黄和匀，温水调服。

【临床应用】

1. 古代应用

（1）治胸满不通。桔梗、枳壳等份，水二钟，煎一钟，温服。（《南阳活人书》）

（2）治内痈，脓从便出。（《张氏医通》）

（3）治疮家胸腹拘满；若吐黏痰，或便脓血者。（《方极》）

（4）治疮痈而欲脓溃者。（《方机》）

2. 现代应用

（1）日本学者用排脓散治疗急性化脓性疾病。［张志军，译．排脓散治疗急性化脓性疾病的效果．国外医学中医中药分册．1994，16（3）：29］

（2）治疗消化系统疾病：王氏认为排脓散可治胃痈和肠痈，脓成将溃或初溃，热毒较盛之证，可用本方排脓化毒。（王廷富．金匮要略指南．成

都：四川科学技术出版社，1986：436）

排脓汤

【歌括】 排脓汤与散悬殊，一两生姜二草俱。

大枣十枚桔三两，通行营卫是良图。

【药物组成】 甘草二两　桔梗三两　生姜一两　大枣十枚

上四味，以水三升，煮取一升，温服五合，日再服[①]。

【注释】 ①再服：服2次。

【白话解】 排脓汤与排脓散的组成不同，排脓汤用生姜一两，甘草二两，大枣十枚，桔梗三两。诸药相合可以通行营卫气血。

【功效】 解毒排脓，调达营卫。

【方药分析】 排脓汤由桔梗汤加生姜、大枣而成。其中甘草清热泻火解毒；桔梗开宣肺气，祛痰排脓；生姜、大枣调和营卫。适用于疮疡脓成初期。

【用量用法】

1. 现代用量　甘草6g，桔梗9g，生姜3g，大枣3～5枚。

2. 现代用法　以水300ml，煮取100ml，分2次温服。

【临床应用】

1. 古代应用

（1）治内痈，脓从呕出。（《张氏医通》）

（2）治血脓及黏痰急迫者。（《方极》）

（3）肿痰急迫为主，吐浊唾脓为客时，用桔梗汤；吐浊唾脓为主，肿痛急迫为客时，宜用排脓汤。（《皇汉医学》）

2. 现代应用

（1）炎症型牙周病：炎症型牙周病急性发作期，实证5例，虚证夹实5例，服用排脓汤均有效。［神谷浩．炎症型牙周病急性发作期服用黄连解毒汤与排脓汤及散的效果．怡悦，译．国外医学中医中药分册．1994，16（4）：24］

（2）化脓性扁桃体炎：向氏以排脓汤加减治疗化脓性扁桃体炎54例，全部有效。［向慧．排脓汤加减治疗化脓性扁桃体炎54例．云南中医中药杂志，1999，20（6）：21～22］

黄连粉①

【歌括】 浸淫疮药末黄连，从口流肢顺自然，

　　　　若起四肢流入口，半生常苦毒牵缠。

【药物组成】 原文未见

【注释】 ①黄连粉：原文未见。据桂林古本《伤寒杂病论卷第十一·辨瘀血吐衄下血疮痈病脉证并治》云：黄连粉方：黄连十分，甘草十分，右二味，捣为末，饮服方寸匕，并粉其疮上。

【白话解】 浸淫疮可用药末黄连，外用内服均可。浸淫疮从身体向四肢发展为顺势，若从四肢向身体发展则为恶势，病程将缠绵难愈，有可能牵累一生。

【功效】 清热解毒，燥湿收疮。

【适应证候】 浸淫病。（8）

【方药分析】 浸淫疮多为湿热毒邪所患，黄连入心经，寒可以清热解毒，苦可以燥湿。湿热毒邪去，则浸淫疮可愈。

【临床应用】

1. 古代应用

（1）鸡冠痔疾，黄连粉敷之，加赤小豆尤良。（《斗门方》）

（2）小儿鼻匿，鼻下两道赤色有疮，以米泔水洗净，用黄连末敷之。日三四次。又小儿月蚀生于耳后，黄连末敷之。（《子母秘录》）

（3）小儿赤眼，水调黄连末贴足心甚妙。（《全幼心鉴》）

（4）治口舌生疮，黄连煎酒，时含呷之。（《肘后方》）

（5）治妊娠子烦，口干不得卧，黄连末，每服一钱，粥饮下，或酒蒸黄连丸，亦妙。（《妇人良方》）

（6）痔疮脱肛，冷水调黄连末涂之良。（《经验良方》）

（7）牙痛恶热，黄连末掺之立止。（《李楼奇方》）

2. 现代应用

（1）化脓性感染：邹氏报道用黄连治化脓性感染，一般局限在炎症浸润期者用10%黄连软膏贴敷，溃破或术后创口用2%～10%黄连溶液换药；炎症重者给黄连粉胶囊1g，每日服4次，可减轻疼痛，促进炎症消退。［邹维德. 黄连试用于外科化脓疾病的初步报告. 新中医，1958，（4）：24］

（2）100例外科急性化脓性疮口换药用黄连纱布，与50例应用凡士林

纱条进行对比，证实其疗效较后者有显著差异。（李继唐．黄连应用在化脓性疮口及其对化脓菌的抗生实验．中华外科，1958，7：749）

（3）结肠炎：用黄连喷粉法和定位灌肠法治疗18例溃疡性结肠炎，15例治愈，3例好转，不仅临床症状消失，乙状结肠镜和X线检查都恢复正常。（李克光．《金匮要略》教学参考书．北京：人民卫生出版社，1989）

卷　六

跌蹶手指臂肿转筋阴狐疝蛔虫方

藜芦甘草汤

【歌括】　体瞤①臂肿主藜芦，痫痹风痰俱可驱，

　　　　　芦性升提草甘缓，症详跌蹶遍寻无。

【药物组成】　原文未见

【注释】　①瞤：发音shùn，指身体某些部位的筋肉发生震颤掣动。

【白话解】　手臂部关节肿胀，伴有震颤，肌肉掣动之证可用藜芦甘草汤。藜芦主风痰，性升提而可催吐，甘草甘缓和中，凡风痰诸证均可愈。

【功效】　涌吐导痰。

【适应证候】　治病人常以手指臂肿动，此人身体瞤瞤者。（2）

【用量用法】

1. 现代用量　藜芦6～10g；甘草10～15g。

2. 现代用法　上2味水煎服。

【临床应用】

古代应用

（1）痫：一妇病风痫，从六七岁因惊风得之。其自历三二年间一二作，至五七年，五七作。逮三十余岁至四十岁日作，或一日十余作。以至昏痫健忘，求死而已。会兴定岁大饥，遂采百草而食，于水濒采一种草，草状若葱属，泡蒸而食之，食讫，向五更觉心中不安，吐涎如胶，连日不止，约一二斗，汗出如洗，初昏困，后二日轻健非囊之比，病去食进，百脉皆和，省其所食，不知何物。访问诸人，乃憨葱苗也。憨葱苗者，《本草》所谓藜芦苗是也。《图经》云：藜芦苗吐风病，此亦偶得吐法耳。（《儒门事亲·卷二》）

（2）中风不省人事：我朝荆和王妃刘氏，年七十，病中不省人事，牙

关紧闭，群医束手。先考太医史目月池翁诊视，药不能入。自午至子，不获已，打去一齿，浓煎藜芦汤灌之，少顷噫气一声，遂吐痰而苏，调理而安。(《本草纲目·卷十七》)

鸡矢白散

【歌括】 转筋①入腹脉微弦，肝气凌脾岂偶然。

木畜为鸡其屎土，研来同类妙周旋。

【药物组成】 鸡矢白

上一味，为散，取方寸匕，以水六合，和温服。

【注释】 ①转筋：俗称抽筋，是一种筋脉挛急，牵掣作痛的病证，多见于小腿腓肠肌，甚则牵连腹部拘急。

【白话解】 抽筋，牵引小腹作痛，脉微弦，由于肝木乘凌脾土所致。鸡五行属土，用其粪便研散剂来治疗，取其同气相求的妙理。

【功效】 清热下气。

【适应证候】 转筋之为病，其人臂脚直，脉直下行，微弦。转筋入腹者，鸡屎白散主之。(3)

【方药分析】 转筋，多见于小腿腓肠肌，严重时牵引小腹作痛，用鸡屎白散治疗。李时珍《本草纲目》论鸡屎白"下气，通利大小便，治心腹鼓胀，消癥瘕"。鸡屎白性寒，下气通利二便。以方测证可知本条的转筋是湿浊化热伤阴所致。

按： 转筋的原因很多，除了本条的湿热伤阴之外，还可因阴液耗损过多，筋脉失于濡润。见于霍乱重症。可用通脉四逆汤加木瓜、吴茱萸濡养舒筋；也有精血亏虚，脉失濡养的，以肝肾入手，养血填精，舒缓经络；若属于热性，可用王孟英的蚕矢汤清热祛湿，生津舒脉。

【用量用法】

1. **现代用量** 鸡矢白适量。

2. **现代用法** 晒干，文火焙炒，炒时加入白酒适量，研细末，取4~6g，用温水调和服下。

【临床应用】

1. **古代应用**

(1)食诸菜中毒发狂，烦闷，吐下欲死方。取鸡屎烧末，取方寸匕。

不解更服。若身体角弓反张，四肢不遂，烦乱欲死者，清酒五升，鸡屎白一升，捣筛合和，扬之千遍，乃饮之。大人服一升，日三，少小五合差。(《肘后方》)

（2）鸡屎白烧灰，以绵囊置痛齿上，咬咋之，或鸡屎白以醋渍者，稍稍含之，治头面风，口齿疼痛不可忍。(《备急千金要方》)

（3）鸡屎末服方寸匕，治乳及痛肿，须臾三服愈。(《经效产宝》)

（4）鸡屎尖白如粉者，炒研，糊丸绿豆大。每服三五丸，酒下四五丸。治小儿血淋。(《本草纲目》)

2. 现代应用

（1）据李氏经验：用治小腿湿疹，小腿溃疡，疗效颇好。(李文瑞. 金匮要略汤证论治. 北京：人民军医出版社，1998)

（2）治疗破伤风：曲氏报道，单用鸡矢白为末烧酒冲服，或用鸡矢白合剂（蜈蚣 1 条，全蝎 3g，南星 3g，天麻 3g，白芷 3g，羌活 6g，防风 3g，鸡矢白 6g）治疗破伤风，取得了满意效果。(曲恒瑞. 鸡矢白治疗破伤风的观察. 中医杂志，1962，10：23)

蜘蛛散

【歌括】 阴狐疝气[①]久难医，大小攸偏上下时。

熬杵蜘蛛十四个，桂枝半两恰相宜。

【药物组成】 蜘蛛十四枚，熬焦　桂枝半两

上二味，为散，取方寸匕，以水六合，和温服。

【注释】 ①阴狐疝气：简称狐疝，是疝气的一种。发病时阴囊偏左或偏右，大小不同，时上时下。如狐之出没不定，故而得名。《灵枢·经脉》云："足厥阴肝经之脉……循股阴，入毛中，过阴器，抵小腹……肝所生病者……狐疝。"

【白话解】 狐疝病久难以医治，发病时阴囊大小不同，偏左或偏右，一会儿上移一会儿下移。用蜘蛛散治疗。用熬焦的蜘蛛十四个，同时配伍半两桂枝。

【功效】 辛温通利。

【适应证候】 阴狐疝气者，偏有大小，时时上下。（4）

【方药分析】 阴狐疝气，简称狐疝，是一种阴囊偏大偏小，时上时下的病证。当平卧时，缩入腹内，起来活动或走动时，又坠入阴囊。有的会牵引少腹胀痛，有重坠感。多因寒湿之气凝于足厥阴肝经所致。治以辛

温通利之法，方用蜘蛛散。蜘蛛通利，泄下焦结气，配合桂枝辛温，入厥阴肝经以散寒邪。唯蜘蛛有毒，要慎用。后世对本病多采用疏肝理气的药，如延胡索、川楝子、茴香、乌药等。

按：《雷公炮炙论》云："蜘蛛，凡使勿用五色者，兼大身上有刺毛生者，并薄小者，已上皆不堪用。须用屋西南有网，身小尻大，腹内有苍黄脓者真也。凡用，去头足，研如膏，投药中用之。今之方法，若仲景炒焦用，全无功矣。"

【用量用法】

1. **现代用量**　蜘蛛14枚，熬焦，桂枝10g。

2. **现代用法**　作散剂，取2~3g，温开水送服，日2次。或炼蜜和丸。

【临床应用】

1. **古代应用**

（1）治小儿大腹丁奚，三年不能行。又主蛇毒温疟、霍乱与呕逆。（《千金翼方》）

（2）治疔毒，蜘蛛去头，和乌糖捣烂敷患处。和酸饭粒及食盐捣贴亦可。（《泉州本草》）

（3）治瘰疬。无问有头无头，大蜘蛛五枚，晒干，细研，以酥调和面脂，每日两度贴之。（《太平圣惠方》）

（4）治恶疮。蜘蛛晒干，研末，入轻粉，麻油调涂。（《仁斋直指方》）

2. **现代应用**

（1）疝气：王氏认为蜘蛛散是治疗疝的特效方。但其中蜘蛛，后世误用甚多，严重影响功效。作者根据多年考察，并经过多例临床验证，应用袋蜘蛛，又名口袋虫、壁口化、七口袋，其性微温，味辛香，于瓦皿或铜皿上，微火焙至干脆，以气香色黄为度（不可煅，煅则功力减），研为细末，或制成片剂，丸剂，胶囊，日服2~3次，每次3g，盐汤送下。重症可用烧酒送服。（王聘贤. 对蜘蛛散中蜘蛛的研究. 中医杂志. 1986，9：9~10）

（2）阴狐疝：彭某，8岁，得狐疝6年，阴囊肿大如小鸡蛋，色不红，时左时右，服疏肝理气止痛药未效。平素健康，饮食二便如常，舌质正常，脉缓弦。辨证为寒气凝肝经。治以辛温通利，破结止痛。大黑蜘蛛（去头足）6枚，置瓷瓦上烧黄干燥为末，桂枝三钱为散，用水酒小杯一次冲服，连用7天。3天后疼缓解，7天后阴囊肿大消失，病痊愈。未见复发。（张

家理. 蜘蛛散治阴狐疝验案 1 例. 成都中医学院学报，1981，2：18）

（3）狐臭：据杨氏经验，以蜘蛛散外用治疗狐臭效果颇佳。用蜘蛛 1 只，轻粉 3g。取蜘蛛用少量黄泥包封，置火内烧红取出，冷却后去泥加轻粉研细末。洗净腋下皮肤，取药粉涂抹，每日 3～4 次。[杨正勇. 蜘蛛散外用治疗狐臭经验介绍. 贵阳中医学院学报，1996，18（1）：9]

（4）流行性腮腺炎：捕捉活蜘蛛 5～10 个，用热水烫死后，放入滚开的花生油中，炸至变黄鼓起，捞出即食用。一般 1 天 2 剂，2～3 次即痊愈，尤其对儿童效果更佳，治疗 10 余例均愈。（庄干东. 蜘蛛煎治疗流行性腮腺炎. 1989，4：51）

甘草粉蜜汤

【歌括】 蛔虫心痛①吐涎多，毒药②频攻痛不瘥。

　　　　　一粉二甘四两蜜，煮分先后取融和。

【药物组成】 甘草二两　粉一两　蜜四两

上三味，以水三升，先煮甘草，取二升，去滓，内粉，蜜，搅令和，煎如薄粥，温服一升，差即止。

【注释】 ①心痛：指心腹部疼痛。

②毒药：一般的杀虫药，如使君子、槟榔等。

【白话解】 蛔虫病，症见心腹部疼痛，口吐清水，用一般的杀虫药后，症状没有改善，改用甘草粉蜜汤治疗。其药物组成和剂量为甘草二两，粉一两，蜜四两，煎煮时要有先后次序：先煮甘草，然后去滓取汁纳入另二味药同煮。

【功效】 安胃和中，杀蛔治虫。

【适应证候】 蛔虫，令人吐涎，心痛，发作有时，毒药不止。（6）

【方药分析】 蛔虫病症见口吐清涎，心腹疼痛，蛔虫动则痛加剧，蛔虫静则痛止，故发作有时，这是蛔虫引起的心腹痛的特征。用一般的杀虫药未取得疗效，则不应再用，改用甘平安胃的甘草粉蜜丸治之，以取"甘以缓之"之意，缓和痛势，然后再用杀虫药，是治蛔虫的一种方法。

按： 本方用的粉，未见有详细记载。历代注家可分为两种不同看法。一种认为是"铅粉"。条文中"毒药不止"，系指使用一般性杀虫药不能制止，故用峻烈的铅粉。但铅粉毒性剧烈，不宜多服，故方后注"差即止"。另一种认为是"米粉"。因为已经用过毒药而不愈，就不应再用，虽然方中3味均非杀虫药，但可以安蛔缓痛，和胃扶正，待病势缓和后，再用杀蛔剂。

【用量用法】

1. **现代用量** 甘草6g，粉3g，蜂蜜12g。

2. **现代用法** 以水300ml，先煮甘草，取200ml，放入粉、蜜搅匀，再煎如同稀的粥，温服100ml，症状除则立即停药。

【临床应用】

古代应用

（1）治吐涎吐虫，心痛发作有时。（《方极》）

（2）不但治蛔虫，亦用于不吐涎而心腹痛甚者，故投乌梅丸、鹧鸪菜汤等剂。反激痛者，此方施之，腹痛必止。凡治虫积痛，嫌苦味药，强与则呕哕者，宜此方。（《方函口诀》）

（3）解鸩毒，及一切毒药不止，烦懑方，即本方。粉，用粱米粉。（《备急千金要方》）

乌梅丸

【歌括】　六两柏参桂附辛，黄连十六厥阴遵。

　　　　　　　归椒四两梅三百，十两干姜记要真。

【药物组成】　乌梅三百个　细辛六两　黄连一斤　当归四两　附子六两，炮　川椒四两，去汗　桂枝六两　人参六两　黄柏六两　干姜十两

上十味，异①捣筛，合治之，以苦酒渍乌梅一宿，去核，蒸之五升米下，饭熟捣成泥，和药令相得，内白中，与蜜杵二千下，丸如梧子大。先食②饮服十丸，日三服，稍加至二十丸。

【注释】　①异：分别。

②先食：饭前服。

【白话解】　厥阴病用乌梅丸，其组成是黄柏、人参、桂枝、附子、细辛各六两，黄连一斤，当归、川椒各四两，乌梅三百个，干姜十两，十味药要全部记清楚。

【功效】　安蛔止厥，温阳通降，滋阴泄热。

【适应证候】　蛔厥者，当吐蛔，令病者静而复时烦，此时脏寒，蛔上入膈，故烦，须臾复止。得食而呕，又烦者，蛔闻食臭出，其人当自吐

蛔。(7)

蛔厥者。(8)

【方药分析】 本方证为蛔厥而设。由于肠中甚寒，蛔虫避寒就温，上入于膈导致中焦虚弱，寒热错杂之证。乌梅丸酸苦甘温，安胃杀虫。乌梅味酸性温，和胃安蛔；附子、细辛、桂枝、干姜、川椒辛辣温热之品，通阳散寒；黄连、黄柏苦寒泻热，除烦止呕；人参、当归补益气血，扶助正气。众药相伍，使蛔虫得酸则止，得辛则伏，得苦则安。

【用量用法】

1. 现代用量 乌梅480g，细辛180g，黄连500g，当归120g，熟附子190g，川椒120g，桂枝180g，人参180g，黄柏180g（制丸）

汤剂：醋制乌梅30g，细辛4.5g，黄连6g，当归9g，熟附子9g，川椒6g，桂枝9g，党参12g，黄柏9g。

2. 现代用法 乌梅醋浸一宿，去核打烂，与其他药打匀，烘干或晒干，研成细末，炼蜜成丸，每重9g，日1~3次，空腹用温水送下。或者，用汤剂时，水煎2次，温服。

【临床应用】

1. 古代应用

（1）脏寒，蛔虫动作，上入膈中，烦闷呕吐，时发时止，得食即呕，常自吐蛔，谓之蛔厥。（《太平惠民和剂局方》）

（2）治胃麻发咳，咳甚而呕，呕甚则蛔出。（《医方集解》）

（3）治冷利久下。（《备急千金要方》）

（4）治产后冷热利，久下不止。（《圣济总录》）

2. 现代应用

（1）厥症：齐某，女，16岁，平素学习成绩较好，因一次考试成绩差，心情不畅，整日少言无语。就诊之日晨又与弟弟吵架，突然昏仆，四肢厥逆，痉挛抽搐，汗出，心烦，发作时神志清，但呼之不应，伴呕吐，舌质红，苔薄白，脉弦细。辨证为邪陷厥阴，寒热错杂。投乌梅丸加减：乌梅18g，细辛3g，黄连6g，当归6g，川椒6g，党参10g，干姜6g，半夏10g，茯苓10g，制附片10g，黄柏6g，石菖蒲12g，郁金12g。急煎顿服。1剂后厥逆痉挛消失，呼之能应。续服5剂，诸症悉除。随访2年未发。[陈爱芝.乌梅丸临床新用.河南中医，1994，14（5）：307]

（2）小儿迁延性腹泻：张氏报道用乌梅汤治疗婴幼儿迁延性腹泻50

例，有明显疗效。［张晓峰. 乌梅汤治疗婴幼儿迁延性腹泻50例. 河南中医，1996，17（7）：18］

（3）胃脘痛：余氏报道用乌梅丸原方加入乌贼骨、浙贝母粉冲服，治疗胃脘痛疗效好。［余俊. 乌梅丸治疗胃脘痛62例. 云南中医中药杂志，1999，20（1）：23］

（4）荨麻疹：李某，男，48岁，全身片块状风疹团，瘙痒反复发作10年。屡经中西医治疗不效。诊时见：头面、胸腹及四肢皮肤色红无汗，风团块大小不一，奇痒难忍，舌淡红嫩稍胖，边尖有齿痕，苔薄白，脉弦缓，双关部稍浮，伴肠鸣腹泻，日3～5次，溏稀不爽。辨证属寒热错杂，兼风热之邪外袭。投以乌梅汤加味。2剂后，诸症除，饮食如常，腹泻止。［吴忠文. 乌梅汤新用验案举隅. 湖南中医杂志，1996，12（4）：36］

（5）肠道易激综合征：杨氏报道用乌梅丸加味治疗肠道易激综合征34例，总有效率达91%。基本方：乌梅15g，细辛1g，姜黄连4g，盐黄柏4g，当归9g，川椒3g，党参10g，干姜3g，制附子6g，桂枝6g，陈醋30ml，白蜜糖少量。（杨建华. 乌梅丸加味治疗肠道易激综合征34例. 甘肃中医，1995，4：24）

（6）崩漏：李氏报道用乌梅汤加减治疗崩漏15例，疗效显著。基本方：乌梅10～15g，细辛3g，干姜3g，黄连6g，黄柏6g，桂枝6g，川椒6g，附子6g，党参15g，当归15g。笔者认为临床遇到寒热错杂之崩漏采用一般治疗无效时，用乌梅汤一试，多可获得满意疗效。（李苏苏. 乌梅汤治疗崩漏15例. 湖南中医杂志，1996，3：36）

妇人妊娠病方

桂枝汤

【歌括】 项强头痛汗憎风，桂芍生姜三两同。

枣十二枚甘二两，解肌还藉粥之功。

【药物组成】 桂枝三两，去皮　芍药三两　甘草二两，炙　生姜三两　大枣十二枚

上五味，㕮咀，以水七升，微火煮取三升，去滓。适寒温，服一升。服已须臾，啜热稀粥一升，以助药力；温覆[①]令一时许，遍

身漐漐微似有汗者益佳，不可令如水淋漓。若一服汗出病差，停后服。

【注释】 ①温覆：加衣被，保暖促使微汗出。

【白话解】 项强头痛汗出恶风，可用桂枝、芍药、生姜各三两、大枣十二枚、甘草二两组成的桂枝汤，其解肌祛风之功用，还需借助用药后喝热粥以助药发汗的效力。

【功效】 化气调阴阳。

【适应证候】 妇人得平脉，阴脉小弱，其人渴，不能食，无寒热，名妊娠者。（1）

【方药分析】 妊娠初期，血聚养胎，阴血一时不足，阴阳不和；荣气不足，卫不独行，壅塞中焦而不能食，肝气或冲任之气上逆犯胃，出现呕吐，为恶阻轻证，也称妊娠反应，一般3个月自行缓解，或者需经过治疗而愈。桂枝汤为治疗太阳中风证的主方，又可用于内伤杂病。既安内又攘外，对外解肌祛风，调和营卫；对内调和阴阳，建立中气。桂枝汤中桂枝、生姜辛温，与甘味之大枣、甘草合用，辛甘化阳；芍药味酸，与草枣相配，酸甘化阴，二者相合，调和阴阳，不需啜热粥助汗出。

方中桂枝有平冲逆作用，生姜和胃降逆止呕；桂枝、草、枣又具有开胃、增食、健脾之功；甘草甘平，调和诸药，其中调和之性，具有调补之功。因此，桂枝汤通过调和脾胃，建立中气，以达到滋化源、充气血、调阴阳的功用，且有降逆止呕之效，故可用于妊娠初期，脾胃虚弱的妊娠恶阻轻证。

【用量用法】

1. **现代用量** 桂枝9g，芍药9g，甘草6g，生姜9g，大枣6～12枚。

2. **现代用法** 上5味，以水700ml，用微火煮取300ml，去滓，分3次温服。

【临床应用】

桂枝汤为群方之冠。《伤寒论》、《金匮要略》、《温病条辨》里把桂枝汤均列为第一张方剂，是耐人寻味的。其加减方剂，向被历代医家所重视。本方可贵之处，就在于它有调和阴阳的作用，并有治病求本，本于阴阳这一涵义。具体应用详见《伤寒论》。

现代用法

（1）产后虚热：李氏曾用桂枝汤加黄芪、当归、酸枣仁、五味子，治产后失血发热，动则自汗，恶风，服药2剂，体温恢复正常。[李兰舫，黄元武．桂枝汤加减治疗营卫不和发热1例．上海中医药杂志，1965，（10）：15]

（2）治疗荨麻疹：一男性患者，60岁，患荨麻疹，瘙痒钻心，数月不愈。切其脉浮而缓，并见汗出恶风，舌苔薄白而润。证属风邪稽留肌腠，营卫不和，因发为风疹。治宜祛风调和营卫，方用桂枝汤原方，不增添一味，药后啜热稀粥，温覆取汗，即疹消痒止。（《刘渡舟医学全集》）

（3）治汗出偏沮：孙某，男，39岁。患病为左身经常汗出，而右半身反无汗，左有汗而右无汗，界限分明。切其脉缓而略浮，舌苔薄白。《素问·阴阳应象大论》说："左右者，阴阳之道路也。"此证为阴阳气血不和，故汗出偏沮，而左右阴阳不相协和，致气血之乖戾。治宜调谐阴阳，令气血相合则愈。用桂枝汤原方，服后啜热稀粥取微汗，从此其证获痊。（《刘渡舟医学全集》）

桂枝茯苓丸

【歌括】　癥痼①未除恐害胎，胎安癥去悟新裁，

桂苓丹芍桃同等，气血阴阳本②末③该④。

【药物组成】　桂枝　茯苓　丹皮　桃仁去皮尖、熬　芍药各等份。

上五味，末之，炼蜜和丸，如兔屎大，每日食前服一丸，不知加至三丸。

【注释】　①癥痼：为腹内有形的肿块，多为瘀血凝结而成。

②本：正气。

③末：邪气。

④该：同赅，完备。

【白话解】　有癥痼积聚在腹中而又怀孕，惟恐癥疾宿病之气，害其胎气，既需消癥疾，又要安胎，必定要用心化裁好方，用桂枝、茯苓、丹皮、桃仁、芍药各等量，此乃补气血调阴阳，扶正祛邪完备之方。

【功效】　消癥化瘀。

【适应证候】　妇人宿有癥病，经断未及三月，而得漏下不止，胎动在脐上者，为癥痼害。（2）

【方药分析】 本证为妇女素有癥病，而又受孕成胎，停经不到三个月，忽见漏下，阴道出血淋漓不尽，或者仅有癥疾而又见漏下，均可用本方。本方寒温相宜，攻坚而不伤正，消瘀而不耗阴，且炼蜜和丸，服量极小，以图缓治，无胎则消癥化瘀，扶正祛邪，有胎消癥安胎，有故无殒。徐忠可认为，癥之初必寒，因为寒主凝，癥之成必夹湿热为窠囊。方中桂枝化气消其本寒，温通血脉；茯苓健脾化湿，引湿下行，与桂枝同用，可以通阳化气，利水除湿；丹皮、赤芍清郁热，合桃仁，活血化瘀，以攻癥瘤，芍药与桂枝相伍，又可调和气血；五味相协，破癥行瘀，调和营卫，瘀去则漏下恶血自除矣。用丸剂以其渐磨其癥而不伤胎。

【用量用法】

1. 现代用量

（1）丸剂：桂枝、茯苓、丹皮、赤芍、桃仁各等份。

（2）汤剂：桂枝9g，茯苓9g，丹皮9g，桃仁9g，芍药9g。

2. 现代用法

（1）丸剂：诸药共为细末，炼蜜为丸，如梧桐子大，日2～3次，每次3～6g。

（2）汤剂：上5味，加水600ml，煎取300ml，去滓，再煮取200ml，分2次温服。

按： 妊娠有癥者用原典之量，服丸剂。

【临床应用】

1. 古代应用

（1）夺命丹（即本方）：治妇人小产，下血过多，子死腹中，其人憎寒，手指、唇口、爪甲清白，面色黄黑；或胎上抢心，即闷厥欲死，冷汗自出，喘满不食；或食毒物，或误食草药，伤动胎气，下血不止。倘胎尚未损，服之可安；已死，服之可下。以蜜丸如弹子大，每服一丸，细嚼淡盐汤送下，速进两丸。至胎腐烂腹中，危甚者，定可取出。（《妇人良方》）

（2）催生汤（即本方改汤剂）：候产妇腹痛，见胞浆已下，水煎热服，又夺命丸，治胞衣不下，并治死胎。（《济阴纲目》）

（3）此方于产前则催生，在生后，则治恶露停滞，心腹疼痛，或发热憎寒者，又出死胎，下胞衣。胎前产后诸杂证，功效不可具述。又云，经水不通，虽通亦寡，或前或后，或一月两至，两月一至等，蓄泄失常者，皆用之无不效，每加大黄水煎可也。如积结成久癥，则非此方所主矣。

（《方舆輗》）

（4）治拘挛上冲心下悸，及经水有变，或胎动者。（《方极》）

2. 现代应用

（1）子宫肌瘤：本方加味治疗子宫肌瘤60例，基础方：桂枝10g，茯苓15g，赤芍15g，桃仁10g，丹皮10g，浙贝20g，夏枯草20g，鳖甲20g，牡蛎20~30g。痊愈8例，好转47例，无效5例。[华占福，费桂芳，华红. 桂枝茯苓丸治疗子宫肌瘤60例临床观察. 甘肃中医学院学报，1991，8（3）：23]

（2）卵巢囊肿：本方加减治疗卵巢囊肿7例，处方：桂枝10g，茯苓10g，赤芍20g，丹皮6g，桃仁5g，白术15g，元胡15g，台乌10g，甘草5g。其中痊愈3例，显效3例，好转1例。不但止痛效果明显，且能使囊肿逐渐变软，缩小或消失。[湖南中医杂志，1986，（2）：50]

（3）子宫直肠窝积液：桂枝茯苓丸加三棱、莪术、炒贯众、金银花、连翘等治疗子宫直肠窝积液20例，痊愈12例，显效7例，无效1例，疗程平均30天。[刘怀敏，王莉. 加味桂枝茯苓丸治疗子宫直肠窝积液20例. 四川中医，1993，11（12）：44]

（4）男扎术后痛性结节：本方加味治疗男扎术后痛性结节25例均获痊愈。[李武忠. 桂枝茯苓丸治疗男扎术后痛性结节. 四川中医，1990，（12）：36]

（5）中风偏瘫：桂枝茯苓丸加减治疗中风偏瘫67例。结果基本痊愈31例，显效25例，有效8例，无效3例，总有效率95.5%。[洪天启. 桂枝茯苓丸为主治疗中风偏瘫. 中国中医急症，1996，5（2）：96]

（6）血栓性静脉炎：某男，58岁，患血栓性深静脉炎，治以活血化瘀，温经利水。方用桂枝茯苓丸加丹参、车前子、泽泻、牛膝。服14剂后肿胀明显减轻，继服7剂肿胀、疼痛基本消失。[邢洪君，高天臣，高晓美. 桂枝茯苓丸临证应用举隅. 中医药学报，1996，（2）：29]

（7）多发性寻常疣：某男，42岁，患多发性寻常疣，中医诊断为枯筋箭。治拟活血去疣，桂枝茯苓丸加味，7剂后皮疣全部消退。[徐旭珍. 桂枝茯苓丸治疗皮肤病应用举隅. 浙江中医杂志，1996，31（11）：499]

（8）本方常用于营养血运均良好的子宫及附件的炎症性、充血性的妇科疾患，未婚女性使用本方的较多，已婚者适用当归芍药散者较多；以及

皮肤科、外科疾患。应用于上述疾患时，要注意下眼睑有无充血。（汉方医药，1972，10）

附子汤①

【歌括】 方未见。

【药物组成】 附子二枚，炮，去皮，破八片　茯苓三两　人参三两　白术四两　芍药三两

上五味，以水八升，煮取三升，去滓。温服一升，日三服。

【注释】 ①附子汤：《金匮要略》原书未见，陈修园认为可能是《伤寒论》附子汤，后世医家也主张用《伤寒论》附子汤。

【功效】 温阳散寒，暖宫安胎。

【适应证候】 妇人怀娠六七日，脉弦发热，其胎愈胀①，腹痛恶寒，少腹如扇②，所以者，子脏③开故也。

【注释】 ①胎愈胀：妊娠后期常觉腹胀，称"胎胀"。见指妊娠中期即感胎胀明显加剧，甚至有胀坠感。

②少腹如扇：形容少腹有冷风吹的感觉。

③子脏：子宫。

【方药分析】 本方证为孕妇素体阳虚，脾肾俱弱，命门火衰，阴寒内盛，子脏被阴寒侵袭。妊娠六七月时，忽然出现脉弦发热，腹痛恶寒，自觉胎愈胀大，少腹作冷，有如被扇之状。其脉弦者，主寒主痛，格阳于外，阳气外浮之假。其热必微，非外感之发热。本方为大温大补之剂，方中用附子温肾去寒，燥湿止痛；配人参大补元气，可增强附子通阳之力；配白术、茯苓健脾安胎，以助附子除湿之力；配芍药和营止痛，并制附子辛燥之性，五味合之，以达温肾助阳，祛寒化湿，暖宫安胎之功。附子有破坚堕胎之弊，仲景用之，是本《内经》"有故无殒"之意，但临床必须用之准确，方能无殒。

【用量用法】

1. **现代用量**　制附子18g，茯苓9g，人参6g，白术12g，芍药9g。

2. **现代用法**　以上5味，以水800ml，煮取300ml，去滓，温服100ml，日3次。

3. 近来有用附子汤由内服改为外治，即用本方重剂煎汤，温洗或热敷以治本证，收效亦显。

【临床应用】

1. 古代应用

（1）治阳虚气分有寒。（《资生篇》）

（2）治身体挛痛，小便不利，心下痞硬或腹痛者。（《方极》）

（3）一男儿10岁，脊梁曲而伛偻，两脚挛急不能起已两年，作此汤及紫圆饮之，月而痊愈。（《古方便览》）

2. 现代应用　用于寒湿痹证之阳虚里寒，寒湿凝滞者；虚寒性神经痛，肌肉痛，风湿性关节炎，或类风湿关节炎，胎胀，妊娠少腹寒凉隐痛等；亦可用于胃下垂，子宫脱垂，白带过多，月经后期，腰痛，腹痛，水肿等而见本证者。

（1）先兆和习惯流产：用附子汤加减治疗53例先兆流产和习惯性流产患者，基本方为制附子、当归、炙甘草各10g，台参、黄芪、煅龙骨、煅牡蛎各30g，菟丝子、白术各15g，川断12g。结果52例有效，1例无效。[刘玉海，唐元祥.附子汤加减治疗先兆和习惯性流产53例临床观察.四川中医，1993，11（12）：45]

（2）风湿性关节炎：某女，36岁，1967年4月25日初诊。7年前有风湿性关节炎，经治疗已愈。半年前感受风寒，膝关节肿痛，不红不热，畏寒喜暖，身困无力，口中和。舌淡苔白滑，脉沉弱。证属阳虚寒盛，湿留关节，以温阳通脉，祛寒化湿为法。服附子汤12剂痊愈。[张长恩.附子汤探究.北京中医，1991，（4）：38]

胶艾汤

【歌括】　妊娠腹满阻胎胞，二两芎草与阿胶，

　　　　　　归艾各三芍四两，地黄六两去枝梢。

【药物组成】　干地黄六两　川芎　阿胶　甘草各二两　艾叶　当归各三两　芍药四两

以上七味，以水五升，清酒三升，去滓，内胶令消尽。温服一升，日三服，不差，更服。

【白话解】　妊娠腹满腹痛阴道下血，阻碍了胎胞中的血养，可用胶艾汤治疗，方由二两川芎、甘草与阿胶，当归、艾叶各三两，芍药四两，地黄六两去枝梢组成。

【功效】　调补冲任，固经养血。

【适应证候】 妇人有漏下[①]者，有半产后因续下血都不绝者，有妊娠下血者，假令妊娠腹中痛，为胞阻[②]者。（4）

【注释】 ①漏下：妇人在非经期之阴道出血，泛指崩漏。

②胞阻：胞脉阻滞，血少而气不行。妇人妊娠腹痛下血也称"胞涌"。

【方药分析】 由于冲任虚损，不能温养胎胞，摄纳阴血，而无癥病的妇人漏下，胶艾汤有卓效。如妇人漏下病，小产后继续下血不止，妊娠下血腹痛者。巢氏《诸病源候论》："有娠之人经水所以断者，雍之以养胎。而蓄之为乳汁，冲任气虚，则胞内泄漏，不能制其经血，故月经时下，亦名胞阻。"方中阿胶甘平养血止血，《本经》："女子下血，安胎"；艾叶苦辛温，温经止血安胎，二味皆为调经安胎，治崩止漏要药。以四物汤养血和血，化瘀生新，以防止血留瘀。血不自生，生于阳明水谷之海，甘草补中，即所以养血，且能调和诸药，甘草配阿胶善于养血，配芍药则酸甘化阴，缓急止痛；加入清酒同煎者，引药入于血脉，并使血止而不留瘀。为妇科常用良方。

按：若血分有热，或由癥瘕为患，以致漏下不止者，本方不宜或慎用。

【用量用法】

1. 现代用量 川芎6g，阿胶6g，甘草6g，艾叶9g，当归9g，芍药12g，干地黄18g。

2. 现代用法 上6味，以水500ml，清酒300ml，合煮取300ml，去滓，再烊化阿胶，温服100ml，日3次。

【临床应用】

1. 古代应用

（1）妊娠二三月，上至八九月，胎动不安，腹痛；妊娠二三月，上至八九月，其颠仆失踞，胎动不安，伤损腰腹痛欲死，若有所见及胎奔上抢心、短气。（《备急千金要方》）

（2）治男子伤绝，或从高坠下伤五脏，微有唾血，甚者吐血，及金疮伤经者，大胶艾汤（即本方加干姜一两）煮服法后云，此汤治人产后崩漏，下血过多，虚喘欲死，腹中激痛下血不止者，神良。（《备急千金良方》）

（3）治劳伤气血，冲任虚损，月水过多，淋漓漏下，连日不断，脐腹疼痛，及妊娠将撬失宜，胎动不安，腹痛下坠，或劳伤胞络，胞阻涌血，腰痛闷乱，或因伤动胎抢心，奔冲短气，及因产乳，冲任虚损，不能制约经血，淋漓不断，延引日月渐成羸瘦。（《太平惠民和剂局方》）

（4）治漏下腹中痛。（《方极》）

（5）妇人颠疾，胎动冲心，腹痛引腰股，或觉胎萎缩状，或下血不止者，用此方。胎未殒者即安，若胎殒者即产。（《类聚方广义》）

2. 现代用法 本方用于功能失调性子宫出血，胎动不安，先兆流产，习惯性流产，及产后子宫修复不全之出血不止等，属冲任虚损，血虚有寒者。

（1）流产和先兆流产：某女，26岁，经停3月，昨日劳累后出现少腹阵痛且有下坠感，阴道出血量多，去年曾有流产史，现在面色苍白，慢性病容，自觉头晕眼花，四肢困倦，胎动不安，少腹坠痛如临盆状，阴道内较多褐色血液，宫颈着色，宫底在耻骨上3cm，轻度压痛，苔薄白，脉微弱，尿妊娠试验（＋）。诊断为先兆流产，属胎漏下血气虚型。拟芎归胶艾汤加减，共服3剂而愈。［曹素芳. 芎归胶艾汤临床应用体会. 河北中医，1996，18（4）：23］

（2）胎位不正：芎归胶艾汤加减治疗胎位不正52例，孕期均在30周以上。基本方为生地、阿胶、白芍、当归、白术各10g，苏梗12g，艾叶、川芎、甘草各3g。每日一剂，3剂为1个疗程。服药1个疗程以内，胎位矫正者32例；2个疗程胎位矫正者12例；3个疗程矫正者2例；无效6例，总有效率88.5%。［彭金霞、王秀真，白静娴. 芎归胶艾汤加减治疗胎位不正52例. 中国医药学报，1997，12（4）：60］

当归芍药散

【歌括】 妊娠疞痛[①]势绵绵，三两归芎润且宣，

芍药一斤泽减半，术苓四两妙盘旋。

【药物组成】 当归 川芎各三两 芍药一斤 茯苓 白术各四两 泽泻半斤

上六味，杵为散，取方寸匕，调和，日三服。

【注释】 ①疞痛：音xiǔ，绵绵作痛之意；也作jiǎo，拘急牵引性疼痛。

【白话解】 妊娠腹部绵绵作痛，可用当归、川芎各三两，既滋阴养血，又宣络止痛，芍药一斤，泽泻半斤，茯苓、白术各四两，具有养血活血，温中利湿之功，正可治疗妊娠血虚，水湿停滞，中气不运之慢性腹痛。可谓方与病证巧妙周旋。

【功效】 养血疏肝，健脾利湿，止痛安胎。

【适应证候】

1. 妇人怀妊，腹中㽲痛。（5）

2. 妇人腹中诸疾痛。（《金匮》22篇17条）

【方药分析】 腹中以血为事，怀孕后血聚养胎，阴血相对不足，肝虚血滞，气机不调，脾气虚弱，健运失常，脾虚为木邪所克，谷气不举，湿气下流，搏于阴血而痛，血不足，水反侵之，胎失所养。可见腹部拘急，绵绵作痛，小便不利，下肢浮肿，眩晕，或胎动不安，脉濡细，苔白，舌质淡红。本方还治疗妇人腹中诸疾疼痛，并非是各种疾病所导致妇人腹痛均适用本方，只是妇人经产、月事而易于血虚，导致肝虚血滞，气机不畅，克制脾土，肝脾不和腹痛多见而已。本证治疗养血疏肝，健脾利湿。血生于中气，中者土也，土过燥不能生物，故用归芎芍滋土；土过湿也不生物，故用苓术泽渗之，燥湿得宜中气治，而血自生，痛自止。当归、川芎养血调肝，重用芍药补肝血止痛，同时泻肝木而安脾土；白术健脾燥湿，茯苓、泽泻淡渗利湿，诸药合用，肝脾两调，腹痛自止，胎气自安。

【用量用法】

1. 现代用量 当归9g，芍药30g，川芎15g，茯苓12g，白术12g，泽泻15g。

2. 现代用法 散剂，每日服6~9g，以黄酒（或白酒）和散，每日2~3次。煎剂，每日1剂，水煎分两次温服，每次100ml。

【临床应用】

1. 古代应用

（1）妊娠腹中急痛用此方。（《医宗金鉴》）

（2）此方主治妇人腹中疼痛和血利水之效。（《方函口诀》）

（3）本人治妊娠腹中绞痛，心下急满及产后血晕，内虚气乏，崩中久利。常服通畅血脉，不生痈疡，消痰养胃，明目益精。（《三因极一病证方论》）

（4）妊娠腹痛，多属血凝气郁，用当归芍药散者，以肝为血海，遂其性而畅达之也。（《中国医学大辞典》）

（5）本方最深之症，面色痿黄，腹中如有物而非块，又如包物之状，若是者，用之奇效。要是因血滞而水亦滞者也。（《青州医谈》）

2. 现代用法

（1）羊水过多：用当归芍药散加味治疗妊娠羊水过多36例。结果：

治愈23例，有效11例，无效2例，总有效率84.5%。［胡晓华，穆广梅．当归芍药散治疗羊水过多36例．湖北中医杂志，1994，16（5）：247］

（2）妇科病：福建老中医骆安邦运用当归芍药散加减治疗痛经、妊娠水肿、先兆流产、妊娠腹痛等证属肝郁脾虚，气血不利者。［骆伟斌，周来兴，陈曦．骆安邦运用当归芍药散治疗妇科病经验．福建中医药，1994，25（4）：16］

（3）肾病：时振声教授用当归芍药散化裁治疗肾病，对消除蛋白尿、血尿、水肿，降低高血压等方面疗效颇捷。［郑功泽．当归芍药散新用．新中医，1995，（9）：1］

（4）脂溢性脱发：某男，28岁。近2年头顶毛发脱落，伴瘙痒多屑。舌质淡，苔薄白，脉弦滑。西医诊断为脂溢性皮炎，中医诊断为发蛀脱发，证属脾虚湿盛，血虚风燥，毛发失养，拟健脾除湿，养血生发，方用当归芍药散加首乌、白鲜皮、生薏仁、车前子。服14剂后症减，续服14剂头皮瘙痒基本消失，已无明显脱发。［熊晓刚．当归芍药散皮肤科应用举隅．河南中医，1997，17（6）：337］

（5）阴道出血：用本方治疗月经不调，月经过多，上环取环、流产后阴道出血及产后恶露不尽，共437例。治愈、好转率为91.3%，无效8.7%。一般病例1~3剂可显效。［谢承香，等．当归芍药散治疗阴道出血437例临床观察．湖北中医杂志，1982，（2）：22］

干姜人参半夏丸

【歌括】 呕吐迁延恶阻[①]名，胃中寒饮苦相萦，

参姜一两夏双两，姜汁糊丸古法精。

【药物组成】 干姜 人参各一两 半夏二两

上三味，末之，以生姜汁糊为丸，桐子大，饮服十丸，日三服。

【注释】 ①恶阻：早期妊娠表现，以呕吐，饮食减退为主，一般在妊娠3个月左右自行缓解。称为妊娠恶阻，也称为妊娠反应。妊娠呕吐，病程较长，日久未愈，比较顽固，称为恶阻病。干姜人参半夏丸即治妊娠恶阻病。

【白话解】 妊娠呕吐迁延不愈为妊娠恶阻病，若因胃气虚弱，寒饮久积，可用人参、干姜各一两、半夏二两，共研细末，以生姜汁糊丸加强蠲饮降逆止呕功效，此种古治法，可谓精当。

【功效】 温补脾胃，蠲饮降逆。

【适应证候】 妊娠呕吐不止。(6)

【方药分析】 本证胃虚寒饮,妊娠后胎气上逆,呕吐不止,吐出物多为清水涎沫。口不渴,喜热饮,并见头眩心悸,脉弦苔滑等。方中干姜温中散寒,人参扶正益气,重用半夏、生姜汁蠲饮和胃,降逆止呕,综合功效,使中阳得振,寒饮蠲化,胃气顺降,则呕吐可止。方中干姜、半夏均为妊娠禁忌药,但胃虚寒饮的恶阻,非此不除,故方中人参一味,既可补益中气,又可监制半夏、干姜,正如陈修园所说:"半夏得人参,不惟不碍胎,且能固胎。"但对孕妇体质薄弱,又曾经小产,胎气不固的,用妊娠禁忌药时,则需慎重考虑,以免造成堕胎的不良后果。若胃热呕吐而呕吐声高者,可选用苏连饮。见伤阴者用《外台》方,青竹茹、橘皮、半夏、生姜、茯苓、麦冬、人参。

按: 本方证妊娠恶阻病属胃虚有寒饮,虚实夹杂,干姜人参半夏丸可温胃蠲饮,降逆止呕;而桂枝汤所治妊娠恶阻,仅属一时性阴阳偏胜,调和阴阳而已。

【用量用法】

1. **现代用量** 干姜3g,人参3g,半夏6g。

2. **现代用法** 上3味,末之,以生姜汁糊为丸,如梧桐子大,日3次,每次10粒。

【临床应用】

1. **古代应用**

(1)本方以生姜汁炼蜜为丸。治胃反呕吐,甚则加茯苓更妙。(《金匮悬解》)

(2)治妊娠呕吐不止者,心下痞硬而干呕不止者。(《方机》)

(3)妊娠殊甚,不能服汤药者,用此方徐徐收效为宜,大便不通者,间服太簇丸,黄钟丸(即三黄丸)等。(《类聚方广义》)

2. **现代应用**

(1)妊娠恶阻:林某,女,26岁,农民。停经2月,开始胃纳不佳,饮食无味,倦怠嗜卧,晨起头晕恶心,干呕吐逆,口涎增多,时或吐出痰涎宿食,自知是妊娠反应,未加适当处理。延时将近一月,渐次水饮不入,食入即吐,所吐皆痰涎清水。诊其脉虽细,但滑象明显,面色苍白,形容憔悴,羸瘦衰弱,无力以动,闭眼畏光,蜷卧,唇舌色淡,苔白而滑,口中和,四末冷,胸脘痞塞不舒,二便如常而量少。脉诊合参,一派虚寒之象。拟干姜一钱半、党参三钱、半夏一钱半，水煎日 1 剂，连服 3 剂，呕吐大减，略能进食稀粥和汤饮，再服 3 剂，呕吐俱停，但饮食尚少，继以五味异功散调理而安。7 个月后顺产一男婴。［林善星．应用干姜人参半夏汤的经验．中医杂志，1964，（9）：31］

（2）重症妊娠恶阻：张氏将 103 例重症妊娠恶阻病人随机分成实验组 54 例，对照组 49 例，实验组用干姜人参半夏丸（党参 20～30g，半夏 10～15g，干姜 6～10g，生姜 3～5g）治疗，每日一剂。并随证加减：呕吐甚者加连翘 15g，苏梗 15g；胃热者，加黄连 6g，黄芩 10g；呕吐伤阴明显者，加石斛 10g，乌梅 10g，对照组分别用香砂六君子汤和苏叶黄连汤加味治疗。结果：实验组前 6 天优于对照组，9 天后疗效相近。［张继明．干姜人参半夏汤治疗重症妊娠恶阻 54 例．黑龙江中医药，1991，（3）：39］

当归贝母苦参丸

【歌括】　饮食如常小水难，妊娠郁热液因干，

苦参四两同归贝，饮服三丸至十丸。

【药物组成】　当归　贝母　苦参各四两

上三味，末之，炼蜜为丸如小豆大，饮服三丸，加至十丸。

【白话解】　妊娠后饮食如常，而见小便困难，乃妊娠血虚，膀胱郁热，气结成燥，液干所致，可用苦参、当归、贝母各四两，炼蜜为丸，滋阴润燥，清利下焦。

【功效】　养血润燥，清利下焦。

【适应证候】　妊娠小便难，饮食如故。（7）

【方药分析】　本方证论述妊娠血虚郁热的小便不利证。妇人怀孕后，血虚有热，气郁化燥，移热膀胱，膀胱津液不足，肺气失于通调，导致小便不利，淋沥涩痛。病不在中焦，而在下焦。以当归养血润燥，《本草》："当归补女子诸不足"；贝母清肺热，解肺郁，散膀胱之郁热，并治热淋；苦参苦寒清热利窍，佐贝母入行膀胱，以除热结，入阴利窍除伏热，苦参与贝母相伍，既清肺又散膀胱之热。当归、贝母、苦参三味相协，以奏养血润燥，清腑利窍之功。

按：本方有用于妊娠大便难者，亦取滋润清热散结之功，适宜于肠道燥热之证。故有人认为本条小便难是大便难之误。从临床上看，凡血虚有热，津液不足而小便难之证，一般伴有大便难的症状，因此本方可以兼治。

体质虚弱，并有习惯性流产病史者宜慎用。

【用量用法】

1. **现代用量**　当归12g，贝母12g，苦参12g。

2. **现代用法**　上3味，共为细末，炼蜜为丸，如小豆大，饮服3丸，加至10丸。

3. 作汤剂，加入蜂蜜30g冲服。

【临床应用】

1. **古代应用**

孕妇小便不通，此胎压尿泡不得小便，心烦不卧，名曰转胞方（即本方）。（《验方新编》）

2. **现代应用**

本方除应用于孕妇小便淋漓涩痛或大便秘结外，亦可用于习惯性流产。男子前列腺炎小便不利；男女泌尿系感染，肾盂肾炎见本方证者。

（1）妊娠二便不利：某女，23岁，早孕2月多。小便频急而点滴难下，灼热疼痛半月余，阴部有下坠感，口渴喜冷饮，咽干而痛，常有齿衄，唇红，大便秘结，脉细，舌红苔黄，有裂纹。辨证为素体阴虚，湿热下注。处以当归贝母苦参丸合猪苓汤治之。4剂后尿频灼痛大减，守方加玄参、麦冬再进5剂而愈。[朱金凤. 当归贝母苦参汤加味治验. 江西中医药，1985，（5）：24]

（2）慢性乙型肝炎：当归贝母苦参汤治疗慢性乙型肝炎193例。3个月后，肝功能轻度损坏者97例，中度损坏者84例，皆恢复正常。[唐长金，田乐华. 当归贝母苦参汤为主治疗慢性乙型肝炎193例. 安徽中医临床杂志，1997，9（4）：302]

（3）肾盂肾炎：当归贝母苦参丸方加滑石、白术、陈皮治疗肾盂肾炎23例，结果痊愈16例，好转4例，有效2例，无效1例。[黄辉. 当归贝母苦参汤治疗肾盂肾炎23例. 浙江中医杂志，1988，（6）：247]

（4）输尿管结石：某男，20岁。患者经B超检查左输尿管结石，症见腰及左下腹部阵痛，日晡加剧，小便艰涩，尿中带血，口苦，咽干，腹满纳呆，舌质红，苔黄腻，脉濡数。病属石淋，为湿热之邪瘀结下焦所致。处以当归贝母苦参丸方加滑石、鸡内金、生地。3剂后腰腹痛好转，小便利，再服3剂，即从尿中排出黄豆大结石一块。B超复查，双输尿管无异常。[李延培. 经方新用二则. 山东中医杂志，1994，13（3）：113]

（5）咳嗽：某女，32岁。咳嗽半年余，咽部充血，胸片未见异常。刻下夜间干咳，时呈刺激性呛咳，偶有少许黄痰，伴气急胸闷，心烦易怒，手足心热，大便干结，呕恶时作，月经先期量少，形瘦面色苍白。舌体瘦小，质暗红，边尖红赤，苔薄而干，脉弦细。属血虚肺燥之咳嗽，处以当归4.5g、川母12g、苦参6g、梨皮1把，6剂水煎服。药后诸症显减，咳嗽若失。［吴恒军.吴一纯·当归贝母苦参丸治验撷菁.江西中医药，1994，25（3）：19］

葵子茯苓散

【歌括】 头眩恶寒水气①干，胎前身重小便难，

　　　　　一升葵子苓三两，米饮调和病即安。

【药物组成】 葵子一升　茯苓三两

上二味，杵为散，饮服方寸匕，日三服，小便利则愈。

【注释】 ①水气：即水肿。妊娠水气，后世称为子肿。

【白话解】 胎压膀胱，气化被阻，小便不利，水肿身重，水气停而卫不利头眩恶寒，可用一升葵子，茯苓三两，利水渗湿病去而安。

【功效】 利水通窍，渗湿通阳。

【适应证候】 妊娠有水气，身重，小便不利，洒淅恶寒，起即头眩。（8）

【方药分析】 本证妊娠水气，后世称为子肿，此胎压膀胱，气化被阻，小便不利，水停而身重；胎压卫不利，洒淅恶寒；水阻清阳不升，起即头眩。方中冬葵子滑利通窍，茯苓淡渗利湿，全方合用，可使小便通行，水有去路，阳气得以布展，则诸症可愈。此即后世所谓："通阳不在温，而在利小便"的方法。

按：（1）葵子性滑，有滑胎之弊，若属于实证子肿者，在所不忌，有病则病当之意。

（2）本方证与当归贝母苦参丸均有小便不利，但二者病机不一。本证是胎气压迫，影响膀胱气化，水湿内停，身重而小便不通畅；当归贝母苦参丸是血虚有热，气郁化燥，膀胱津液不足而小便涩少不利；治之各异。

【用量用法】

1. **现代用量** 冬葵子50g，茯苓9g。

2. 现代用法 上2味，共为细末，日3次，每服4g。

【临床应用】

1. 古代应用

（1）治妊娠小便不利，身重恶寒，起即头眩，及水肿者。（《妇人良方》）

（2）治妊娠得热病，五六日小便不利，热入五脏方，即本方二味各一两。（《千金翼方》）

（3）治小便不利，心下悸，肿满者。（《方极》）

2. 现代应用

本方除应用于妊娠浮肿外，尚可用于泌尿系感染，或肾性浮肿而见本证者。

葵子茯苓散加味，用于产后胞衣不下，腹痛，小便不通，大便难，恶漏不下，缺乳等症，均取得满意疗效。[周德清，王乃汉. 葵子茯苓散在产后病中的活用实例. 浙江中医杂志，1997，32（7）：309]

当归散

【歌括】 万物原来自土生，土中涵湿遂生生，
              一斤芎芍归滋血，八术斤芩大化成。

【药物组成】 当归 黄芩 芍药 川芎各一斤 白术半斤

上五味，杵为散，酒饮服方寸匕，日再服。妊娠常服即易产，胎无疾苦。产后百病悉主之。

【白话解】 万物于土中生长，但土中含有湿气才生生不息。故脾胃中虚，气血化生不足之证，可用一斤川芎、白芍、当归滋阴养血，而八两白术培土扶中。又少量黄芩在大量补气养血药中可助消清之功，故化生气血，胎产有益。

【功效】 养血健脾，清化湿热。

【适应证候】 妇人妊娠（肝血不足，脾失健运，内生湿热而胎动不安）。（9）

【方药分析】 孕妇之胎，以肝脾为主，肝主藏血，血以养胎，脾主运化，乃气血生生之原。妊娠血以养胎，血为胎夺，血虚生热，妊娠之后最虑湿热伤动胎气。本方中当归、白芍补肝养血，川芎调肝理血，解郁行滞，使肝气条达；黄芩清热坚阴，灭壮火而反生少火，则可生气；白术健脾祛湿，益胃安气以养胎，养胎全在于脾肾，如梁悬钟，胎系于肾。肾恶燥，

白术燥湿生津，滋养于肾，使胎儿安稳得养；酒以温和之，使气血足，流行于周身，诸药相伍，而后注于胞中养胎中之气血。丹溪称白术、黄芩为安胎圣药。但此二味仅用于脾虚不化有湿热者。

【用量用法】

1. 现代用量　当归50g，芍药50g，黄芩50g，川芎50g，白术25g。

2. 现代用法　上5味，共为细末，每日2次，每次4g，酒送服。

【临床应用】

1. 古代应用

（1）此方养血清热之剂也，瘦人血少有热，胎动不安，素曾半产者，皆宜服之，以清其源而无患也。（《丹溪心法》）

（2）本方证可以用于肝脾失调，湿热阻滞，以致月经后期量少，或行经时腹痛，属于血瘀气滞之痛经。（《金匮要略指南》）

（3）治月经不调，或三四月不行，或一月再至，腰腹疼痛。（《奇效良方》）

2. 现代应用

（1）预防母婴血型不合新生儿溶血病：贵阳市妇幼保健院对83例夫妇ABO血型不合，给予当归散加味，基本方为当归、白术、白芍、黄芩、茵陈、大黄、丹参。结果孕妇血清免疫抗体沉淀总下降率为92.81%。[何胜利.当归散预防母婴血型不合新生儿溶血病.贵阳中医学院学报，1998，20（3）：16]

（2）过敏性紫癜。[徐鸣鸣，俞友根.当归散治皮肤病举隅.四川中医，1995，13（9）：48]

白术散

【歌括】　胎由土载术之功，养血芎资妙无穷，
　　　　　阴气上凌椒摄下，蛎潜龙性得真诠①。

加减：苦痛芍药加最美，心下毒痛倚芎是；
　　　　吐痛不食心又烦，加夏甘枚一细使；
　　　　酸浆水须服后吞，若还不呕药可止；
　　　　不解小麦煮汁尝，已后渴者大麦喜；
　　　　既愈常服勿轻抛，壶中阴阳大变理。

【药物组成】　白术　川芎　蜀椒各三分去汗　牡蛎（外台引"古

今录验"疗妊娠养胎，白术散方"白术、川芎各四分，蜀椒三分。汗，牡蛎二分）

上四味，杵为散，酒服一钱匕，日三服，夜一服。但苦痛，加芍药；心下毒痛②，倍加川芎；心烦吐痛，不能饮食，加细辛一两，半夏大者二十枚。

服之后，更以醋浆水③服之。若呕，以醋浆水服之；复不解者，小麦汁服之。

已后渴者，大麦粥服之。病虽愈，服之勿置。

【注释】 ①真诠：真理。

②心下毒痛：血滞不行，脘腹剧烈疼痛。

③醋浆水：即酸浆水，和胃止呕。

【白话解】 胎乃气血精华而成，必须脾胃气足，气血充盛乃可。故方中用白术培中，川芎养血。若阴寒上逆，脘腹疼痛可用少量川椒散寒止痛，再佐以少量牡蛎滋阴降逆，此方可谓得病之真谛。

【功效】 健脾温中，散寒除湿，安胎。

【适应证候】 妊娠养胎（脾虚寒湿，胎动不安）。（10）

【方药分析】 胎之所以失养，土湿水寒，而水气郁结也。白术散燥土暖水散结以养胎。方中白术健脾温中除湿，主安胎为君，川芎活血止痛，主养胎为臣，蜀椒温中散寒止痛，主温胎为佐，牡蛎除湿利水，主固胎为使。四味相协，以奏健脾温中，除湿养胎之功。《金匮要略直解》："芍药能缓中，故苦痛加之，川芎能温中，故毒痛者倍之（川芎能行气血，下入血海运动胎血，破旧生新。阴血不利，直冲心而痛，川芎加倍，温中通阳止痛）。痰饮在心膈，故令心烦吐痛不能食饮，加细辛破痰下水，半夏消痰去水（并有和胃降逆止呕，治心下急痛之功），更服浆水以调胃。若呕者，复用浆水服药以止呕。呕不止，再易小麦汁和胃（养肝气和胃），呕止胃无津液作渴者，服大麦粥以生津液。以大麦粥能调中补脾，故可常服，非指上药可常服也。"

按： 妇人体质不同，妊娠则有寒化热化之意。当归散是血虚湿热不化，侧重在肝，瘦而多火者宜用；白术散则属寒湿逗留，侧重在脾，肥而有寒者宜用。

【用量用法】

1. 现代用量 白术9g，川芎9g，川椒9g，牡蛎9g。

2. 现代用法 上4味，共为细末，日2次，每次3~5g，米饮调服，或制汤服更佳。

【临床应用】

1. 古代应用

（1）妊娠肥白有寒，恐其伤胎，宜服此。（《医宗金鉴》）

（2）妊娠心腹冷痛，胸腹有动，小便不利者。（《陆渊雷》）

（3）白术散调补冲任，扶养胎气，治妊娠素有风冷，胎痿不长，或失于将理，动伤胎气，多致损坠，怀孕常服，壮气益血，保护胎脏。（《太平惠民和剂局方》）

2. 现代应用

本方用于妊娠腹痛，胎漏等寒湿凝聚扰胎动不安者，亦可用于寒湿带下证。

邓氏提出白术散用于体能衰弱的孕妇，效力是确实的。（邓惠明. 我对张仲景白术散中的体会. 浙江中医杂志，1957，2：64）

妇人产后病方

小柴胡汤

【歌括】、【药物组成】 见呕吐病。

【功效】 和利枢机，扶正达邪。

【适应证候】 产妇郁冒[①]，其脉微弱，呕不能食，大便坚，但头汗出……大便坚，呕不能食。（2）

【注释】 ①郁冒：为产后三大症之一，头眩目瞀，郁闷不舒。与产后血晕不同，血晕是因为失血过多，血虚气脱，突然发作的头晕昏厥。

【方药分析】 新产妇人失血阴虚，阳气偏盛，而喜汗出，以衰减其偏盛之阳，以恢复其阴阳相对的平衡。故人曰："新产妇人，喜其自汗，而又恐汗出过多，表阳不固，风邪易入。新产妇人，畏血不行，若血不行，则血瘀于里，而发热腹痛；又恐血下过多，阴亡失守，虚阳上厥，而郁冒不省。"本方证之产妇则阴血虚，阳气偏盛，夹邪气上冲，阴阳之气不相顺接而眩晕昏冒，胃中有热，胆气上逆，则呕而不能食，血虚于下，肠燥便坚，阳浮于上，但头汗出。服小柴胡汤扶正祛邪，调和阴阳，和利枢机，使上焦得通，津液得下，胃气因和，大便得通，身濈然汗出而解。

大承气汤

【歌括】、【药物组成】 见痉病。

【功效】 荡涤实邪，急下存阴。

【适应证候】 （郁冒）病解能食，七八日更发热者，此为胃实。（3）

【方药分析】 产后郁冒病，服小柴胡汤后，病解能食。经过七八日后，由于余邪未尽，加之饮食不节，余邪与不节之饮食相搏后，而又复发热，伴有腹部满痛，拒按，大便秘结，脉沉实，苔黄厚。用大承气汤荡涤实邪，急下存阴，则大便下，实热除。治疗产后病，必须照顾产后气血两虚的特点，但也应根据临床证候，全面分析，可汗则汗，可下则下，不能固执一端，拘泥于"胎前无不足，胎后无有余"，应不拘泥于产后，勿忘于产后。应用时遵循"若一服利，则止后服"之戒，以免损伤正气。

【临床应用】

古代应用

仲景所用大承气汤者，二十五证，虽曰各异，然即下泄之法也，其法虽多，不出大满大热大实，其脉沉实滑者之所当用也。（《内台方义》）

当归生姜羊肉汤

【歌括】、【药物组成】 见寒疝。

【功效】 补虚养血，散寒止痛。

【适应证候】 产后腹中疞痛；并治腹中寒疝，虚劳不足。（4）

【方药分析】 本方适用于血虚里寒的腹痛证。产后血流过多，冲任空虚，血少气弱，寒邪乘虚结于血分，或寒自内生，腹中拘急，绵绵作痛，或者腹部绞痛。治当养血散寒，温中止痛。方中当归养血行血滞，滋润柔肝，重用生姜温中散寒行气滞，羊肉为血肉有情之品，味厚气温，补气生血，使气血得温，则血自散而痛自止。诸药相合，以遵循"形不足者，温之以气，精不足者，补之以味"之形精兼顾治则。此用羊肉而不用参之理也。

【临床应用】

1. 古代应用

（1）产后虽然腹中急痛，产后虚寒痛也，主之当归生姜羊肉汤者，

补虚散寒止痛也。亦治虚不足，寒疝腹痛者，亦以其虚而言也。(《医宗金鉴》)

（2）少腹疗痛，用桂心等药不应者，用之辄效。(《千金衍义》)

（3）老人疝痛，妇人气血痛，属血燥液枯者，宜此方。与乌附剂判然有别，诊处之际，宜着意焉。(《类聚方广义》)

2. 现代应用

周某内人，冬日产后，少腹疗痛，诸医称为儿扰之患。祛瘀之药，屡投愈重，乃至手不可触，痛甚则呕，二便紧急，欲解不畅，且更牵引腰胁俱痛，势颇迫切。急延二医相商，或议当用峻攻，庶几通则不痛。余曰：形羸气弱，何胜攻击？乃临产胎下，寒入阴中，攻触作痛，补剂也难遽投。仿仲景寒疝例，与当归生姜羊肉汤，因兼呕吐，略加陈皮、葱白，一服微汗而愈。(《谢映庐医案》)

枳实芍药散

【歌括】 满烦不卧腹疼频，枳实微烧芍等平，
　　　　　羊肉汤方应反看，散调大麦稳而新。

【药物组成】 枳实（烧令黑，勿太过） 芍药等份

上二味，杵为散，服方寸匕，日三服，并主痈脓，以麦粥下之。

【白话解】 心烦腹满不得安卧，腹痛频作，可用枳实芍药散，由枳实微烧黑，白芍等份组成。本方与当归生姜羊肉汤血虚里寒腹痛证相反，而适用于产后气血瘀滞腹痛的里实证，用大麦粥调服是行滞中寓补养之新意。

【功效】 破气散结，和血止痛。

【适应证候】 产后腹痛，烦满不得卧。(5)

【方药分析】 本证为产后气血瘀滞的腹痛证，产后恶露涩少不尽，瘀阻气滞，气滞而上逆，腹痛烦满不得卧，正如唐容川所云："烦满腹痛，虽是气滞，然见于产后，则其滞不在气分而在血分之中也。"枳实芍药散中枳实，破气散结，炒黑可入血分，行血分之气，气为血帅，气行血行；芍药和营柔肝，缓中止痛，防止枳实攻伐太过，而又引气分药达血分；大麦粥和胃安中，鼓舞气血运行。三味合用，共奏破气散结，和血止痛之功。

若气血郁滞日久，久而腐化，则可成痈脓，枳实芍药散，行气和血，使气行血活，痈脓可除。

【用量用法】

1. **现代用量** 枳实9g（炒），白芍9g。

2. **现代用法** 上2味，共为细末，每服3~6g，日2次，或水煎服。

【临床应用】

1. **古代应用**

（1）治腹满拘挛，或痛者。(《方极》)

（2）治腹痛烦满者。(《方机》)

（3）治腹痛，宜生姜汁送下。(《雉闲焕》)

2. **现代应用**

（1）吴某，女，24岁，因产后腹痛，经服去瘀生新药而愈。继夜深受凉，致皮肤浮肿，气息喘息，余意腹痛虽愈，究是瘀血未尽，为今病皮肤浮肿之远因，是荣血瘀滞于内，复加外寒滞其卫气，且产后腹痛，病程已久，元气必亏，治应行血而勿伤正，补虚而勿助邪。用《金匮要略》枳实芍药散，以枳实行气滞，芍药行血滞，大麦粥补养正气。服药后，肿消喘定，夙病皆除。(《湖南省中医医案选》)

（2）治疗带状疱疹：枳实芍药散治疗带状疱疹64例。基本方为枳实、芍药、麦芽。一周内痊愈56例，有效6例，无效1例。[刘永祥. 枳实芍药散治疗带状疱疹的临床运用. 河北中西医结合杂志, 1996, 5（2）: 71-72]

下瘀血汤

【歌括】 脐中着痛瘀为殃，廿粒桃仁三两黄；

更有䗪虫二十个，酒煎大下亦何伤。

【药物组成】 大黄三两 桃仁廿枚 䗪虫廿枚（熬，去头足）

上三味，末之，炼蜜和为四丸，以酒一升，煎一丸，取八合顿服之，新血下如豚肝。

【白话解】 脐下位置不移的疼痛乃因瘀血为患，可用桃仁廿粒，大黄三两，䗪虫廿个，炼蜜为丸缓其峻猛，酒煎丸剂下血祛瘀不会伤正。

【功效】 破血散积，逐瘀痛经。

【适应证候】 产妇腹痛，法当以枳实芍药散，假令不愈者，此为腹中有干血[①]着脐下[②]……亦主经水不利。(6)

【注释】 ①干血：陈旧之瘀血。

②脐下：指胞宫、下腹部。

【方药分析】产后腹痛，属于气血瘀滞的，用枳实芍药散，行气和血而愈。若腹痛不愈，而且腹痛位于脐下固定不移，此为陈旧瘀血亦称干血凝着于少腹，腹痛如刺拒按，或有癥块，但无胀痛感，也可发热。干血凝着，非润燥荡涤不能去，下瘀血汤中有桃仁活血化瘀，润燥破结；大黄入血分，荡逐瘀血，不伤新血；三药合用，逐瘀破血之力峻猛，为防伤正，炼蜜为丸，使其缓缓发挥药力，蜜还可补润；酒煎丸剂是酒可引诸药入血分，增强丸剂通经和血之功。《心典》曰："酒煎顿服者，补下治下制之急；且去其瘀惟恐不尽也。"本方制剂和服药方法，可谓独特而周全。药后下瘀血如豚肝，色紫暗夹瘀块。下瘀血汤也可用于瘀血内阻的闭经、月经不畅证。

【用量用法】

1. **现代用量** 大黄6g，桃仁20枚，䗪虫20枚。

2. **现代用法** 上3味，共为细末，炼蜜为丸，和为四丸。以酒15g，煎1丸，取8ml，顿服之。或用酒送之，每次1丸，日2~3次。

【临床应用】

1. **古代应用**

（1）治脐下毒痛，经水不利者。（《方极》）

（2）干血着脐下，故其痛不可忍，是以称毒痛；又因经水之变，凡攻瘀血剂皆可治打扑。（《雉闲焕》）

（3）下瘀血汤治血鼓腹大，腹皮上有青筋者，桃仁八钱，大黄五分，䗪虫三个，甘遂五分（为末冲服，或八分），水煎服。与膈下逐瘀汤轮流服之安。（《医林改错》）

（4）下瘀血汤加干漆二两，荞麦糊为丸，治小儿疳积，癖块诸药无效，赢瘦胀满，不欲饮食，面身痿黄浮肿，唇舌刮白或殷红，肌肤素泽，心脏部跳动，如黄胖兼有尤龙者，有奇效。（《类聚方广义》）

2. **现代应用**

（1）姜春华教授使用本方经验：本方的适应证候以瘀血蓄积，久病入络者为最宜。至于瘀血症状，不必局限于小腹有痛块，肌肤甲错，只要舌质紫绛，或有瘀斑、瘀点，或舌下静脉怒张，或唇紫，或身面见红点、纹（相当于蜘蛛痣）；或目中色蓝，脉象迟紧，沉结或涩等。[戴克敏. 姜春华教授使用下瘀血汤之经验. 辽宁中医杂志，1986，（7）：1]

（2）胎盘残留：某女，25岁。患者人工流产漏下半月不止，诊为胎盘残留。刻下面色无华，心悸，纳谷不香，四肢倦怠，腰膝酸软，苔薄白，脉沉。投归脾汤加地榆炭、槐花炭及胶艾四物汤不应。细审其脉沉而涩，漏下之物黑色血块，诊为瘀阻胞宫，血不归经，急投下瘀血汤加味，连进3剂，阴道流出黑色血块及白色膜状物，漏下即止。［胡杰峰．下瘀血汤新用．江西中医药，1982，（3）：44-45］

（3）治疗倒经：某女，28岁。素体健壮，近数月月经不调，本次月经已逾50天未至，但见下腹刺痛阵作，前两日突然鼻衄，血如潮涌，用药棉塞鼻后血又从口而出，面色苍白，身不热，口不渴，纳呆，大便三日未行，溲短而少，脉微。此乃血蓄下焦，冲任失调，冲任之气上逆而吐衄。治以下瘀血汤加生地。一剂后大便下2次，吐衄势缓。再服2剂，便解2次，经血下而吐衄止。［林上卿．下瘀血汤临床运用举隅．新中医，1986，（6）：47-48］

大承气汤

【歌括】、【药物组成】　见痉病。

【功效】　泻热荡实，通便祛瘀。

【适应证候】　产后七八日，无太阳证，少腹坚痛，此恶漏不尽；不大便，烦躁发热，切脉微实，再倍发热，日晡时烦躁者，不食，食则谵语，至夜即愈，宜大承气汤主之。热在里，结在膀胱^①也。（7）

【注释】　①膀胱：在此代表下焦小腹部位。

【方药分析】　本方证为瘀血内阻兼阳明里热证。产后七八日，发生少腹坚硬疼痛，又无太阳表证，此乃恶露不尽，瘀血内阻胞宫之证；瘀血内停，加之素体阳气偏胜，瘀血很快化热，邪热伤津，胃肠结实，大便不通，烦躁发热，日晡阳明旺时烦躁发热更甚；胃实则不能食，若勉强进食，必然更助胃肠邪热，上扰神明而谵语，至夜阴长阳消，阴气未复，阳明之气始衰，神明恢复正常。瘀血与阳明实热相兼，而以里热证为急，为重，先以大承气汤泄热通便，治阳明实热，以免病情加剧；大黄、枳实、芒硝均为血分药，既可泄热通便，又可下瘀血，故大便一通，瘀血可自下，收一箭双雕之功。

按：大承气汤在《金匮》中先后见于四篇计11条，可治痉病、腹满痛、宿食病、郁冒变证及本条瘀血内停与胃肠结实证，充分体现了异病同治的原则。

阳旦汤[①]

【歌括】、【药物组成】 见妊娠病桂枝汤。

【注释】 ①阳旦汤：其方未见，后世医家对阳旦汤有不同的说法，大致有如下几种：

陈修园认为是桂枝汤增桂加附。

徐忠可认为是桂枝汤加黄芩。

魏念庭认为是桂枝汤加附子。

《千金》认为是桂枝汤加黄芩、干姜。

赵以德认为是桂枝汤。

《金匮要略》五版教材，认为是桂枝汤。

结合阳旦汤条下所主证候，我们也认为应该是桂枝汤。

【功效】 解表祛风，调和营卫。

【适应证候】 产后风续之数十日不解，头微痛，恶寒，时时有热，心下闷，干呕，汗出。（8）

【方药分析】 产后抵抗力减弱，易招风寒之邪侵袭，其表受病，头痛，恶寒，时有发热，汗出等中风表虚证，数十未解；由于正气不太虚，太阳之邪欲入内而内不受者，见心下闷，干呕；其治可与阳旦汤解表祛风，调和营卫。本病发生在产后，气血两虚，一般是禁用汗法的，故用"可与"寓斟酌之意。若不用本法，外邪不仅不去，久之会传变或发生变病。正如唐容川所言"以此为例，则凡一切伤寒杂证，但见何证，即与何方，幸勿拘于产后也"。

【临床应用】

现代应用

（1）家二姐藻，产后崩中，治后血止，身热恶风，头痛，口渴。初疑血虚，拟以当归补血汤，身热头痛增剧。少与桑、菊、银翘凉透之品，病亦未解，却自汗不止，缠绵半月，症未减轻，细诊脉象，浮大而缓，口虽渴，而舌苔不燥，乃进四物桂枝汤一剂，病愈。本证脉浮缓为风伤正，浮大为血虚，舌苔未燥者，邪尚在卫，故以四物养血，合桂枝汤和营卫之意。药病相宜，故一剂而安。（福建省中医研究所．福建中医医案医话选编．第二辑）

（2）王某，女，22岁。患者从产前10来天至产后第7天，一直呕吐，进食甚少，本地中西医治疗多方无效。细问病人，知有汗出，微恶风等症，视其苔薄白，脉略浮。遂用桂枝汤原方加半夏10g，因呕吐，嘱其少量多次服用。2剂药后，进食已不呕吐，恶风等症亦除。（舒鸿飞．桂枝汤类方治疗杂病．湖北中医杂志，1981，5：26）

竹叶汤

【歌括】 喘热头疼面正红[①]，一防桔桂草参同，
　　　　　葛三姜五附枚一，枣十五枚竹把充。

加减：颈项强用大附抵，以大易小不同体，
　　　呕为气逆更议加，半夏半升七次洗。

【药物组成】 竹叶一把　葛根三两　防风　桔梗　桂枝　人参　甘草各一两　附子一枚（炮）　大枣十五枚　生姜五两

以上十味，以水一斗，煮取二升半，分温三服，温覆使汗出。颈项强，用大附子一枚，破之如豆大，煎汤扬之去沫。呕者加半夏半升洗。

【注释】 ①面正红：非小可淡红，而是面若妆朱，乃真阳上浮所致。

【白话解】 产后气喘发热头疼面正赤，由防风、桂枝、桔梗、甘草、人参各一两、葛根三两、生姜五两、炮附子一枚、大枣十五枚，竹叶一把组成的竹叶汤可治之。

加减：若颈项强改用大附子一枚，气逆呕吐则加半夏半升洗。

【功效】 扶正祛邪，表里兼治。

【适应证候】 产后中风，发热，面正赤，喘而头痛。（9）

【方药分析】 本证是产后中风而兼阳虚者。产后正气大虚，阳气不足，外受风邪，发热而头痛；元阳不能自固，杂以表邪上浮，面赤而喘，即徐氏所谓"然面正赤，此非小可淡红，所谓面若妆朱，乃真阳上浮也。"属正虚邪实。治疗时，若单纯攻表解外邪，必浮阳外脱；若单纯补里扶正，则易表邪内陷，故应扶正祛邪，表里兼顾。方中竹叶、葛根、桂枝、防风、桔梗解外邪，其中竹叶清热降火，因外受之风邪为阳邪，易化热灼筋成痉病，于温散药中用竹叶直折热势；并能清胆热，胆居中道，清其交接之缘，则标本俱安；人参、附子扶正固脱；甘草、生姜、大枣调和营卫。若汗出过多，阳伤而防止寒邪乘虚侵入成痉病，则改用大附子一枚；

加半夏降逆止呕。

【用量用法】

1. **现代用量** 竹叶6g，葛根9g，防风3g，桔梗3g，桂枝3g，人参3g，甘草3g，制附子3g，大枣5枚，生姜10g。

2. **现代用法** 上10味，以水1000ml，煮取250ml，分3次温服。

【临床应用】

现代应用

（1）邓某，女，40岁。分娩四五日，忽然恶寒发热头痛，面赤如妆，大汗淋漓，恶风发热，头痛气喘，脉象虚浮而弦，舌苔淡白而润。仔细思量，发热，恶风头痛，是风邪在表之候，面赤大汗气喘，为虚阳上浮之征，语言迟钝，乃气液两虚，明系产后中风，虚阳上浮之征。当温阳益气以固其内，搜风散邪以解其外，偏执一面，证必生变。以竹叶汤原方一剂与之。翌日复诊，喘汗俱减，热亦渐退，仍以原方再进一剂，三诊病已愈矣。（刘俊士. 古妙方验案精选. 北京：人民军医出版社，1992：310）

（2）某女，27岁。分娩5天，发热恶寒头痛2天，体温38.5℃，伴咳嗽咽痛，面赤汗出，体倦懒言，尿黄赤，恶露量少，色红，小腹胀痛，舌淡红，苔薄白微黄，脉浮虚而数，证属气不固，风邪外淫，处竹叶汤加薄荷、益母草，3剂热退。原方去益母草在进3剂告愈。［余真. 竹叶汤妇科临床应用举隅. 浙江中医学院学报，1991，15（4）：19］

竹皮大丸

【歌括】 呕而烦乱乳中虚[①]，二分石膏与竹茹，

薇桂一分草七分，枣丸欲服效徐徐。

加减： 白薇退热绝神异，有热倍加君须记，

柏得金气厚且深，叶叶西向归本位，

实中之仁又宁心，烦喘可加一分饵。

【药物组成】 生竹茹二分 石膏二分 桂枝一分 甘草七分 白薇一分

上五味，末之，枣肉和丸弹子大，以饮服一丸，日三夜一服。有热者倍白薇，烦喘者加柏实一分。

【注释】 ①乳中虚："产后乳子时，阴血不足，虚热内生。（《心典》）

【白话解】 产后出现呕逆烦乱，是阴血不足虚热内扰所致，二

分石膏与二分竹茹，白薇一分、桂枝一分、甘草七分，枣肉和丸含服，疗效缓和而持续。

加减：白薇退热竹皮大丸作用绝对神奇非同一般，有热时用量加倍君须牢记。柏树耐秋冬之寒，柏叶在秋天之时叶叶向西垂下，故最得金秋之气，可入肺清热止咳喘。柏子仁又宁心安神，故烦喘较甚时可加柏子仁一分左右。

【功效】 安中益气，除烦止呕。

【适应证候】 妇人乳中虚，烦乱呕逆。（10）

【方药分析】 中焦受气取汁入心化血，下安胃以和气；乳汁是阴血上升为之，必借谷气精微以成之。产后阴血本虚，乳汁去多，则气血更虚，上不能入心化血，心神无依，虚热相扰而烦乱；下不能安胃以和气，则脾胃之气上逆而呕逆。竹皮大丸方中，竹茹、石膏甘寒清胃，除心中烦乱；桂枝降冲逆之气，利荣气，通血脉，桂枝配竹茹达心通脉络以助心血，止烦乱；甘草、枣肉以填补中宫，补益中焦，化生汁液，以资血源；白薇性寒退虚热，也可入阳明治狂惑之邪气，配石膏可清胃降逆，则气得安养，呕逆除；诸药相辅而行，不可分论，必合致其用，乃能调阴和阳，成其为大补中虚之妙剂也。烦喘者，为心中虚火动肺，柏子仁主恍惚虚烦，安五脏，益气，宁心润肺。热重者倍用白薇。本方亦常用于更年期综合征。

【用量用法】

1. 现代用量 生竹茹9g，生石膏15～30g（先煎），桂枝5g，白薇8g，甘草10g，红枣5枚。

2. 现代用法 上6味，以水600ml，煮取200ml，分2次服。或共研细末，日3次，每次3～5g，白开水冲服。或制水丸，大如梧桐子，每日2～3次，每次3～5g，白开水送服。

【临床应用】

1. 古代应用

血热甚，烦乱呕逆，诸药不能入口者，见方有奇效。（《方函口诀》）

2. 现代应用

（1）治疗男性病：用本方治疗阳痿、早泄、男性不育、阳强患者各1例，均取得满意效果。[黄道富. 竹皮大丸治疗男性疾病举隅. 江苏中医，1990，（6）：270]

（2）经前烦乱：用竹皮大丸治疗经前烦乱，患者多偏阳性体质，疗

效显著。[宋健民. 竹皮大丸治经前烦乱验案两则. 国医论坛, 1992, 7（2）: 13]

白头翁加甘草阿胶汤

【歌括】 白头方见伤寒歌, 二两阿胶甘草和,

　　　　产后利成虚已极, 滋而且缓莫轻过。

【药物组成】 白头翁　甘草　阿胶各二两　秦皮　黄连　柏皮各三两

上六味, 以水七升, 煮取二升半, 内胶令消尽, 分温三服。

【白话解】 白头翁方见伤寒方歌括, 再加二两阿胶甘草相和, 用于产后血虚, 下利, 若阴血虚极者, 此方滋阴养血, 治产后下利, 药效不可轻视。

【功效】 补血益气, 清热止利。

【适应证候】 产后下利虚极。(11)

【方药分析】 气血两虚, 又下利发热, 腹痛, 里急后重, 便脓血, 阴血更伤, 白头翁汤清热止利; 甘草、阿胶滋阴养血, 缓中止利。凡热利下重而阴血虚弱者, 皆可用之。此处若用参术壅而燥非所宜; 若苓泽淡渗利湿, 恐伤津液也。

【用量用法】

1. 现代用量　白头翁9g, 黄连6g, 秦皮6g, 黄柏6g, 阿胶6g, 甘草3g。

2. 现代用法　上5味, 以水700ml, 煮取250ml, 烊化阿胶, 分3次温服。

【临床应用】

1. 古代应用

（1）治产后下利腹痛, 荏苒不已, 羸瘦不食, 心悸身热, 唇口干燥, 便血急迫者。又云: 痔核肛中热疼痛或便血者, 若大便燥结加大黄。(《类聚方广义》)

（2）若白头翁汤证而又心烦不得眠或烦躁者, 白头翁加甘草阿胶治之。(《方极》)

2. 现代应用

（1）治疗溃疡性结肠炎: 一男性患者, 28岁时患肺结核, 经一年的抗

结核药治疗后基本痊愈。1989 年 7 月中旬，因出现下肢乏力及上半身出汗而就诊。经结肠镜检，诊为乙状结肠直肠口疮样结肠炎，服用本方，黏液逐渐减少，舌红亦逐渐减退，潜血阴性，抗酸菌涂片（－）。后改胃风汤加甘草调理而愈。[梁华龙. 白头翁加甘草阿胶汤治疗溃疡性结肠炎. 国外医学·中医中药分册，1991，（3）：42]

（2）宫颈癌放疗后并发症：用本方治疗宫颈癌放射后并发症 25 例，病程最长者 5 年，最短者 1 年零 3 个月。服药 6～24 剂后，19 例治愈，6 例好转。[朱树宽，王紫君. 白头翁加甘草阿胶汤治疗宫颈癌放疗后并发症 25 例. 浙江中医杂志，1996，31（9）：395]

附　方

《千金》三物黄芩汤

【歌括】　妇人发露得风[①]伤，头不痛兮证可详，
　　　　　　肢苦但烦芩一两，地黄四两二参良。

【药物组成】　黄芩一两　苦参二两　干地黄四两
上三味，以水八升，煮取二升，温服一升，多吐下虫。

【注释】　①发露得风：是指产妇分娩时，因产床不洁或保养不慎而感受病邪。

【白话解】　妇人产后揭盖衣被受微风所伤，头不痛是风邪已入里陷入血分，阳气独盛四肢烦热，方用黄芩一两，干地黄四两，苦参二两，清热燥湿，滋阴养血有良好效果。

【功效】　清热燥湿，滋阴养血。

【适应证候】　治妇人在草蓐，自发露得风，四肢苦烦热。

【方药分析】　妇人新产在草蓐期，阴血已虚，自发去衣被，露出其身，风邪乘虚而入，风为阳邪，且入里陷入血分，四肢苦烦热。以药测证患者有湿热下注，小便不利或阴痒，口干口苦，或大便灼肛或热痛等，方中黄芩、苦参清热除烦，且苦参又能燥湿杀虫；干地黄滋阴养血凉血，三味共奏清热燥湿，滋阴养血作用。

【用量用法】

1. **现代用量**　黄芩 3g，苦参 6g，干地黄 12g。

2. **现代用法**　上 3 味，以水 800ml，煮取 200ml，分 2 次服，每次温服

100ml。

【临床应用】

1. 古代应用

（1）治骨蒸劳热久咳，男女诸血证，肢体烦热甚，口干舌燥，心气郁壅者；治每至夏月，手掌足心烦热难堪，夜间最甚，不能眠者；治诸失血后，身体烦热倦怠，手掌足下热更甚，唇舌干燥者。(《类聚方广义》)

（2）治心腹苦烦者。(《方极》)

（3）此方不限于褥劳，治妇人血证头痛有奇效；又治血劳亦用之。(《方函口诀》)

（4）1例产后发热证，患者产后烦热，伴头痛如破，饮食不进，形体虚羸。予三物黄芩汤，服之四五日，烦热大减，头痛，时恶露再下，腰痛如折，再与小柴胡汤合四物汤，兼服鹿角霜而痊愈。(《金匮今释》)

2. 现代应用

本方用于产后外感，红斑性腰痛，阴痒，阴肿等病而见本方证者。(李文瑞. 金匮要略汤证论治. 北京：人民军医出版社, 1998)

《千金》内补当归建中汤

【歌括】　补中方用建中汤，四量当归祛瘀良，

　　　　　　产后虚羸诸不足，调营止痛补劳伤。

加减：服汤行瘀变崩伤，二两阿胶六地黄，

　　　　若厥^①生姜宜变换，温中止血用干姜，

　　　　当归未有川芎代，此法微茫请细详。

【药物组成】　当归四两　桂枝三两　芍药六两　生姜三两　甘草二两　大枣十二枚

上六味，以水一斗，煮取三升，温服三服，一日令尽。若大虚加饴糖六两，汤成纳之，于火上暖令饴消。若去血过多，崩伤内衄不止，加地黄六两，阿胶二两，合八味，汤成内阿胶。若无当归以川芎代之，若无生姜以干姜代之。

【白话解】　补益中气用建中汤，再加四两当归祛瘀效果良好；产后虚弱消瘦气血阴阳都不足，本方可和营止痛，补虚养血，治虚损劳伤。

加减：服内补当归建中汤行瘀，而出现崩伤内衄不止，加二两

阿胶六两地黄，若缺生姜改用温经止血的干姜，缺当归时以川芎代，此法含义深奥，请仔细领悟。

【功效】 建中和血，散寒止痛。

【适应证候】 妇人产后虚羸不足，腹中刺痛不止，吸吸[②]少气，或苦少腹中急摩痛[③]引腰背，不能食饮；产后一月，日得服四五剂为善，令人强壮宜。

【注释】 ①厥：通缺，通真。

②吸吸：即吸气之声，一般在忍痛吸气时发出。

③少腹中急摩痛：少腹拘急挛痛。

【方药分析】 本方具有补血和血，散寒止痛，建中之功效，可用于治疗产妇气血空虚，脾胃虚寒，化源不足所致。方中当归养血和血，小建中汤调理阴阳，建立中气，缓解疼痛。若中气大虚者加饴糖健脾养胃，以缓急迫；若出血过多者，加地黄、阿胶养血止血。本方仍不失为产后良方。

【用量用法】

1. 现代用量 当归12g，桂枝9g（去皮），甘草9g（炙），大枣12枚，芍药18g，生姜9g，饴糖1升。

2. 现代用法 上6味，以水700ml，煮取300ml，去滓，内饴糖，更上微火消解，温服1升，日3次。

【临床应用】

现代应用

（1）治疗消化系统疾病：日本学者报道若患者乙状结肠部位附近有抵抗和压痛，兼有腹痛、腰痛、背痛、心悸、面色不佳，气短等症。投以当归建中汤治之，获效显著。[藤平健. 瘀血的腹证. 国外医学中医中药分册，1986，8（3）：19]

（2）治疗生殖系统疾病：谭氏用本方治愈1例经后腹痛。（谭日强. 金匮要略浅述. 北京：人民卫生出版社，1981：394）

妇人杂病方

小柴胡汤

【歌括】 见呕吐病。

【药物组成】 柴胡半斤　黄芩三两　人参三两　甘草三两　半夏半升　生姜三两　大枣十二枚

上七味，以水一斗二升，煮取六升，去滓，再煎取三升，温服一升，日三服。

【功效】 和解枢机，扶正达邪。

【适应证候】 妇人中风，七八日续来寒热，发作有时，经水适断，此为热入血室①，其血必结，故使如疟状，发作有时。

【注释】 ①血室：狭义是指子宫，广义则包括子宫、肝、冲任都在内的一个联合系统，与月经有关。

【方药分析】 妇人患太阳中风证，历时七日，已经热退证消，此时经水来，又突然中断，并出现恶寒发热，使如疟状，发作有时。《金匮要略直解》云："妇人行经之际，当血弱气尽之时，邪气因入血室与气相搏，则经断血结，血结之热如疟状，血室内属于肝，肝胆相表里，故见寒热如疟之少阳疟。邪结不深，正气尚能抗邪外出，邪入则恶寒，出则发热，邪正分争，各以力逞。"《金匮要略心典》云："邪热与血结于血室，邪既留恋于血室，亦浸淫于经络。治疗者攻其血，血去而邪必不尽，且恐血去而邪乘虚再侵之。以小柴胡汤清解血室之热，因为乍结之血，邪热解，血自行，故邪从外达而愈。后世医家多主张本方中加赤芍、丹参、桃仁等，清热与活血并用，可以取法。"

【用量用法】 见呕吐。

【临床应用】

1. 古代应用

（1）用本方治妇人风邪，带下色。（《济阴纲目》）

（2）以本方加生地，名为柴胡地黄汤，主治妇人产后往来寒热，少阳脉弦。（《东医宝鉴》）

（3）小柴胡汤治男女诸热出血，血热蕴隆，于本方加乌梅。（《直指方》）

2. 现代应用与研究　见呕吐。

半夏厚朴汤

【歌括】 状如炙脔①贴咽中，却是痰凝气不通，
　　　　　半夏一升茯四两，五姜三朴二苏攻。

【药物组成】 半夏一升　厚朴三两　茯苓四两　生姜五两　干苏叶二两

以上五味，以水七升，煮取四升，分温四服，日三夜一服。

【注释】 ①炙脔：肉切块名脔，炙脔即烤肉块。

【白话解】 状如烤肉窒塞咽中，却是痰凝气滞不通，半夏厚朴汤由半夏一升，茯苓四两，生姜五两，厚朴三两，干苏叶二两组成，以开结化痰，攻克病邪。

【功效】 开结化痰，顺气降逆。

【适应证候】 妇人咽中如有炙脔。（5）

【方药分析】 本病多由七情郁结，气机不畅，肺胃宣降失常，水津不布，聚而为痰，痰于气搏，痰凝气结，上逆于咽喉。肝之经脉从咽喉后侧上行，咽喉又为肺气出入之门户，若肝肺之气郁滞，经脉疏泄及津液输布障碍，故气滞痰凝易结咽喉。自觉咽中有异物感，吐之不出，吞之不下，称之为"梅核气"，但饮食吞咽无障碍，亦无疼痛。综上所述，本方为肝木侮肺，脾胃受累，痰气搏结之证。方中半夏辛温开结，与淡渗之茯苓同伍，则淡渗利痰；厚朴之苦温，苦以降逆理气，温以散结化饮，生姜散饮宣阳，同半夏之辛开，妙在苏叶一味，其气辛香而轻浮，借以宣肺开郁，促使肝气条达，肺气宣通，郁结得解，痰自散，而凝结焉有不化者哉。

按：（1）本病妇人多见，也见于男子。

（2）要注意把本病与喉痹相鉴别。喉痹多由于风热外感和阴虚所致，其喉部必红，甚则肿痛。

【用量用法】

1. 现代用量　半夏9～15g，厚朴9g，茯苓12g，生姜15g，干苏叶6g。

2. 现代用法　上5味，以水700ml，煎取400ml，分4次温服，日3次，夜1次。

【临床应用】

1. 古代应用

（1）大七气汤（即本方）治喜怒无常，忧思兼并，多生悲恐，或时振惊，致脏气不平，憎寒发热，心腹胀满，傍冲两胁，上塞咽喉，有如炙脔，吐咽不下，皆七气所生。（《三因极一病证方论》）

（2）治咽中如炙脔，由胃寒乘肺，原津液聚而成痰，致肺管不利，气与痰相搏，故咽之不下，吐之不出，其脉涩者。（《全生指迷方》）

（3）七气汤（即本方苏叶改为苏子）治七气相干，阴阳不得升降，攻冲心腹作痛。（《三因极一病证方论》）

（4）治积块坚硬如石，形如大盘，坐卧不安，中满腹胀。（《证治大还》）

（5）治梅核气，用半夏厚朴汤加浮石，最有奇效。（《汉药神效》）

2. 现代应用

（1）治梅核气本方加威灵仙有卓效，梅核气一病，其病理特点主要是气滞痰凝血瘀。在治疗时加入威灵仙（12～15g）有卓效。[吕建光.试论梅核气的证治及威灵仙的运用.新中医，1986，（12）：1]

（2）通过对206例痰郁型癔症患者临床观察，其中104例服用半夏厚朴汤为治疗组，102例用西药为对照组，比较发现，不论是近期疗效，还是远期疗效，治疗组均优于对照组。[丁德正.半夏厚朴汤治疗癔证痰郁型104例临床观察.河南中医杂志，1991，11（3）：20]

（3）癔症：郑某，女，48岁。近年自觉胸闷不适，咽中梗塞，吞之不下，吐之不出。经某医院检查，诊断为"癔症"。据述此病或因劳累，或受刺激则加重，甚则晕倒，舌苔白，脉弦，此痰气搏结，情志抑郁所致。治宜化痰散结，理气解郁，用半夏厚朴汤加味。服7剂咽中梗塞好转，后用解肝煎加枳壳、瓜蒌、郁金，胸闷亦除。（湖南省中医药研究所.湖南省老中医案选）

（4）颈前血管瘤：著名老中医何任教授认为，半夏厚朴汤不仅可治无形的气郁痰凝之证，亦能治疗甲状腺囊肿、甲状腺腺瘤、颈前血管瘤、颈淋巴结肿，乃至食管肿瘤等有形的气郁痰聚之疾。[余国梁，何若苹.何任运用半夏厚朴汤的经验.北京中医杂志，1994，（1）：3-4]

（5）茎中异物感：某男，25岁。婚后两年未育，近半年暴躁易怒，常感尿道前段有异物梗阻，触之无异常，溺时通畅。舌质淡红，苔薄白，脉弦，小便镜检未见异常。拟以半夏厚朴汤加甘草梢，4剂后症减，原方出入又服8剂，茎中异物感消失。[李天杰.半夏厚朴汤治茎中异物感.四川中医，1987，5（10）：20～21]

（6）顽固性腹痛：南京中医药大学黄煌教授对食管炎、支气管炎、哮喘、更年期综合征、小儿厌食症、帕金森综合征等具有咽喉不利、呕恶、胸闷腹胀、眩悸的患者，运用半夏厚朴汤加减治疗，取得满意疗效。[刘岳，顾炜.黄煌教授运用半夏厚朴汤的经验.国医论坛，1998，13

甘麦大枣汤

【歌括】 妇从脏躁①欲悲伤，如有神灵太息长，

小麦一升三两草，十枚大枣力相当。

【药物组成】 甘草三两　小麦一升　大枣十枚

上三味，以水六升，煮取三升，温分三服，亦补脾气。

【注释】 ①脏躁：脏躁是阴液不足，五脏失养所致。

【白话解】 妇人脏躁悲伤欲哭，好像有鬼神作祟频作欠伸，由小麦一升、甘草三两、大枣十枚组成的甘麦大枣汤，其润燥缓急之力适当而不偏颇。

【功效】 养心安神，润燥缓急。

【适应证候】 妇人脏躁，喜悲伤欲哭，像如神灵所作，数欠神。（6）

按：脏躁之脏究系何脏？众说纷纭。现介绍几种：

1. 沈明宗认为是"子宫"，尤氏《金匮要略心典》中引沈氏之说"子宫血虚，受风化热者是也。血虚脏躁，则内火扰而神不守，悲伤欲哭，有如神灵，而为虚病也。"

2. 吴谦等认为即"心脏"，《医宗金鉴》：脏，心脏也。心静则神藏，若为七情所伤，则心不得静，则神躁扰不宁也，故喜悲伤欲哭，是神不能主情也；象如神灵所凭，是心不能神明也。即今之失志癫狂病也。

3. 陈修园认为，不必拘于何脏，乃脏阴虚而火乘之，与心肝脾肺肾五脏的联系均较密切。尽管见解不同，但皆不否认系情志疾患。陈之说比较全面。

【方药分析】 脏躁病多见于妇人，也见于男子。脏躁为病，或因七情郁结，五志化火，耗伤肝血，肝不藏魂；或由思虑太过，暗耗心血，心神失养，如《灵枢·本神》曰："心气虚则悲"；"肝悲哀动中则伤魂，魂伤则狂志不精。"肺气伤则魄不敛，故见症哭笑无常，甚则惊狂，如神灵所作；脏躁阴虚，阴不配阳，阳疲于外，屡欲入阴，有所休止而不得，以数欠伸，以舒其疲乏。

综上所述，本方证多由情志不舒或思虑过度，肝郁化火，伤阴耗液，心脾两虚所致。本证虽属脏阴不足，虚火躁扰，但虚火不宜苦降又非大虚，也无需大补。其治当遵《素问》："肝苦难急，急会甘以缓之"；《灵枢》：

"心病者，宜食麦，是谷先入心矣"之甘平之品，调养心气，缓和肝急。小麦味甘微寒入心经，调心阴，养心气而安神，又能养肝安神，为主药。甘草甘平性缓，补脾益气而养心气，为补药。大枣性温而甘，质润而性缓，补中益气，和缓柔肝，既补心脾又能养肝，为使药，诸药配伍，温凉并备，清补兼使，有甘润滋补，养心安神之功。有时合用百合地黄汤，有时合用酸枣仁汤，其疗效更佳。

【用量用法】

1. **现代用量** 甘草9g，小麦30g，大枣10枚。

2. **现代用法** 上3味，以水600ml，煮取300ml，分3次温服。

【临床应用】

1. **古代应用**

（1）妇人脏躁，喜悲伤欲哭，象如神灵所作，数欠伸。（6）

（2）治妇人数欠伸，无故悲泣。（《本事方》）

（3）妇人无故悲泣，为脏躁也。大枣汤（即本方）治之妙。（《产科心法》）

（4）不论男女老少，妄悲伤啼哭者，一切用之有效；凡心疾急迫者，既可用也。（《方舆輗》）

（5）治急迫狂惊者。（《方极》）

（6）用于小儿啼泣不止者有速效。（《方函口诀》）

2. **现代应用**

（1）更年期综合征：薛素芬等用甘麦大枣汤化裁治疗妇女更年期综合征30例，病人均伴有不同程度的精神症状。结果服药3~4周后，显效23例，有效6例，无效1例，总有效率96.7%。[薛素芬.甘麦大枣汤治更年期综合征30例.武警医学，1995，6（6）：356]

（2）多种皮肤病：甘麦大枣汤用于治疗多种皮肤病，包括慢性荨麻疹、药物性皮炎、固定性红斑、结节性痒疹、瘙痒症、唇风等，疗效满意。[万夫.甘麦大枣汤在皮肤科的应用.河南中医，1999，19（3）：13-14]

小青龙汤

泻心汤

【歌括】 小青龙汤见痰饮，泻心汤见惊悸。

【功效】 小青龙汤：温肺散寒，化饮止咳。

泻心汤：有泻火清热；和胃降逆，开结散痞不同方剂。

【适应证候】 妇人吐涎沫，医反下之，心下即痞。(7)

【方药分析】 "上焦有寒，其口多涎"，吐涎沫，无论男女，皆由上焦有寒所导致，治当先去其饮，医者误用下法，伤及脾胃，气结成痞。寒饮与心下痞并存，则上寒未已，不可治痞，当先治其上寒，以小青龙汤温散寒饮，待寒饮化涎沫止，然后用泻心汤除心下之痞结。心下痞结用泻心汤，《金匮》中以泻心汤命名者有大黄、黄连、黄芩组成的泻心汤（惊悸篇）苦寒清泄，直折其热，降火止血；另有黄连泻心汤、半夏泻心汤、甘草泻心汤三方。由于原书在此未明确记载药味，后世争议较大，临床可根据病情病机，辨证选用。

温经汤

【歌括】 温经芎芍草归人，胶桂丹皮二两均。

半夏半升麦倍用，姜萸三两对君陈。

【药物组成】 吴茱萸三两 当归 芎䓖 芍药各二两 人参 桂枝 阿胶 丹皮 生姜 甘草各二两 半夏半升 麦冬一升

上十二味，以水一斗，煮取三升，分温三服。亦主妇人少腹寒，久不受胎；兼治崩中去血，或月水来过多，及至期不来。

【白话解】 温经汤是川芎、芍药、甘草、当归、人参、阿胶、桂枝、丹皮各二两，半夏半升，麦冬一升，生姜、吴茱萸各三两组成的。

【功效】 温经散寒，养血化瘀。

【适应证候】 妇人年五十所①，病下利②数十日不止，暮即发热，少腹里急，腹满，手掌烦热，唇口干燥。(9)

【注释】 ①所：不定之词，表约数，通"许"。

②下利：程氏《金鉴》并云当作"下血"是。《千金》云：崩中下血，月经来过多，方药亦但调经止血，非所以治下利也。

【方药分析】 妇人年已五十岁左右，天癸当竭，今复下血数十日不止。并言曾经半产，积瘀在少腹，待年过七七任脉虚，太冲脉衰少，寒气乘虚客于胞中，血得则凝更坚，瘀血内阻，新血不得归经，故崩漏不止。有瘀血则腹满，阴血耗损益甚，阴虚生内热，便见薄暮发热，手足心热；阳明脉环口夹唇，与冲脉合于气街，皆属于带脉，血脉瘀阻不行，则阳明津液衰少，不能濡润口唇，出现唇口干燥。本证特点是虚瘀夹杂，寒热互见。适用于冲任虚寒，瘀血阻滞或见阴虚内热之崩漏；亦主妇人少腹寒，久不受孕或月经不调，经期或前或后，经量或多或少，闭经；也有人认为统治带下病等，应用相当广泛，被誉为妇科调经之主方。温经汤其意在血得温则行，血行则自无瘀血停留，但是并非一味地单纯用温药，而是温、清、消、补面面俱到，配伍有相反相成之妙，应用平妥而有卓效。吴茱萸、桂枝温经散寒，吴茱萸善于行气止痛，桂枝专擅温通经脉；阿胶、芍药、麦冬滋阴养血；当归、川芎活血祛瘀；丹皮清泻血分中郁热，祛瘀；人参补气；半夏、甘草、生姜益气和胃，阳生阴长，四药以助气血生化之源。用药配伍特点：①温经祛瘀并用，重在温经（温通、温养），不在攻瘀；②肝脾同调，调经不离肝脾，肝脾调和，阴阳不偏，血脉和畅；③气血双补，补气生血，滋阴养血；④寒热并用，有补有行，单以凉血养血止血补冲任，此内热之证可除，但寒凝血阻难消，纯用温经散寒，则寒凝易除，而内热又炽，故寒热并用，相反相成。

【用量用法】

1. **现代用量**　吴茱萸9g，当归6g，川芎6g，芍药6g，人参6g，桂枝6g，阿胶6g，丹皮6g，生姜6g，甘草6g，半夏7.5g，麦冬15g。

2. **现代用法**　以上12味，以水1000ml，煮取300ml，分3次温服。

【临床运用】

1. 古代应用

（1）治崩中下血，出血一斛，服之即断，或月经来过多，或过期不来。（《备急千金要方》）

（2）治经阻不通，咳嗽便血，此肺热移于大肠。（《张氏医通》）

（3）妇人下腹上吊，腹胀，手足发热，唇燥或裂者，或因下利数十日不止者，或有月经不调，或闭经，或月经量过多者，或因寒证久不妊娠者，寒证者，皆宜。（《古方药囊》）

2. 现代应用

（1）本方可用功能失调性子宫出血，慢性盆腔炎，习惯性流产，妇女更年期，子宫发育不全，不孕症，神经症等。

（2）邵某，女，50岁，不规则阴道出血2年，西医诊断为更年期功能失调性子宫出血。用丙酸睾酮及黄体酮等治之无效，求中医疗。除上述症状外，自觉头晕，虚烦少眠，手足心热，腰酸腿软，少腹冷痛，喜按，白带稍多，舌淡尖红苔薄白，脉细滑。诊为上热下寒型崩漏，拟温经汤加川断、菟丝子、补骨脂，服药42剂，自觉症状基本消失。（辽宁中医杂志，1980，7：27）

（3）治疗子宫发育不良症：以温经汤为主，分经前、经后两步用药。经前基本方：本方加泽兰组成；经后基本方：本方加八珍汤、寿胎丸合方化裁。经治疗25例，怀孕19例。[新中医，1998，22（10）：33]

（4）男科临床应用：①疝气睾丸冷痛；②精少不育。[张庆云．温经汤在临床上的运用．河南中医，1985，（6）：21]

（5）血瘀发渴：吴某，女，35岁，小学教师，已婚。1984年5月20日就诊。患者因情志不畅致口渴引饮，少腹胀满3月余，曾服中药疏肝理气，生津止渴，疗效不佳。刻下：口渴多饮，状如消渴，唇口干燥，小便颇多，面色白，肢冷不温，小腹胀满，疼痛拒按，舌质暗有瘀斑，脉沉而涩。询其月经三月未至，此乃血瘀发渴也。拟温经汤加减以观疗效。药进3剂，月经来潮，下黑血块较多，口渴有减，小腹胀满消失，又5剂服尽，诸证若失。（张明亚．《金匮要略》经方运用．黑龙江中医杂志，1989，4：33）

（6）治疗不孕：张姓，女，30岁。产后因经期发热过食生冷，导致月经不调。经来少腹剧痛，形寒怕冷，喜热熨喜按，经期每次过期，有时40多天才行。脉沉迟，舌淡苔白，边缘有瘀斑。病因寒凝气滞血瘀，宫寒而不孕，月经不调。治以温经汤化裁。嘱每月行经前服5～7剂。经行即停药。服半年中，月经渐调正常，后怀孕，生一男孩。（张谷才．从《金匮》方来谈瘀血的证治．辽宁中医杂志，1980，8：14）

（7）血栓闭塞性脉管炎：某男，42岁，1990年11月20日诊。患者右下肢足趾、足跗部疼痛3月余，经诊断为血栓闭塞性脉管炎，多方治疗无效。刻下其右足跗部紫暗，踇趾苍白，内侧端有一黄豆大溃疡面，痛不可忍。面色苍白，精神疲惫，舌体胖大，边有齿痕及瘀点，舌质红，苔薄白，脉沉细无力。证属阳虚寒凝，经络气血痹阻，用温经汤化裁。服药10剂后，疼痛减轻，40剂后破溃基本愈合，守方再加生黄芪30g，20剂痊愈。[李龙骧．温经汤临床新用．长春中医学院学报，1999，15（3）：39]

（8）治疗阴缩：某男，25岁。1993年11月24日诊。患者昨夜同房后即入鱼池收网，其后约40分钟自觉阴茎、睾丸收缩，少腹疼痛逐渐加重，现见面色苍白，四肢发凉，唇青紫，舌暗淡，苔薄白而润，脉沉迟有力。证属寒邪直中厥阴，遂用温经汤加减与之，并嘱其将热药渣用纱布裹之敷外阴部。1剂后即疼痛大减，3剂后疼痛消失，守方再进3剂，随访半年未发。[夏善玲. 温经汤的临床运用举隅. 河南中医，1996，16（6）：378-379]

（9）治疗席汉综合征：席汉综合征是成人腺脑垂体功能减退所导致的一种疾病，属中医虚劳范畴。夏氏用温经汤治愈1例席汉综合征患者。某女，28岁，患者因产后大出血而致休克，15天后出现脱发，渐及阴毛、腋毛，同时缺乳，至今已20余月。月经未潮，性欲减退，乳房萎瘪，面色萎黄，神疲乏力，小腹冷痛，形寒肢冷，午后低热（37.6℃），入夜即退，舌淡胖苔薄白而润，脉沉细无力。妇检阴道黏膜干燥萎缩，西医诊断为席汉综合征，中医辨证为气血亏虚，冲任虚寒，方用温经汤加减服药2个月，月经来潮，再服一月余则毛发再生。为巩固疗效，取药30剂浓煎，收膏服用，随访1年未发。[夏善玲. 温经汤的临床运用举隅. 河南中医，1996，16（6）：378-379]

土瓜根散

【歌括】 带下①端由瘀血停，月间再见不循经②，

瓜桂芍䗪均相等，调协阴阳病自宁。

【药物组成】 土瓜根 芍药 桂枝 䗪虫各三两

上四味，杵为散，酒服方寸匕，日三服。

【注释】 ①带下：带脉以下（疾病）。广义之带下病，妇女经血病之概括。

②循经：经常也。循经：循常期也。

【白话解】 妇人经血病是由瘀血停滞，月经一月两潮不循常期，用䗪虫、桂枝、芍药、土瓜根各等份，协调阴阳经脉流畅不乱而自宁。

【功效】 活血通脉。

【适应证候】 带下经水不利，少腹满痛，经一月再见者。（10）

【方药分析】 经水行而不畅，似通不通，欲止不止。本证妇女经水不利或兼一月再见，是瘀血所致。可见少腹满痛，月经量少，色紫有块。土瓜根散方后之"阴㿗"，阴器癫肿，同疝，阴囊肿大也。或于鼠蹊，或阴囊、阴唇部假性肿瘤，如子宫脱垂，无淋巴结肿大。方中土瓜根即王瓜根，

主通经消瘀血（亦可以丹皮、丹参、桃仁代之），配桂枝通阳，行经络之滞，配芍药行阴，和阴止痛，阴阳调和经自利，䗪虫蠕动逐血，去瘀生新，黄酒助行药势，综合作用之下，经水自畅。后世医家对月经不调，淋漓不尽之"漏"证，提出"久漏必通"之说，实受本方证之启发。

【用量用法】

1. **现代用量**　土瓜根9g，芍药9g，桂枝9g，䗪虫9g。

2. **现代用法**　上4味共为细末，每日3次，每次4g，黄酒送服。

【临床应用】

1. **古代应用**　治少腹拘急，经水不利，或下白物者。（《方极》）

2. **现代应用**　目前，土瓜根散临床很少用，故临床报道甚少。

旋覆花汤

【歌括】　见积聚病。

【药物组成】　旋覆花三两　葱十四茎　新绛①少许

上三味，以水三升，煮取一升，顿服之。

【注释】　①新绛：《本经》未载，有的医家认为是绯帛，将已染成大赤色丝织品的大红帽幨作新绛使用（有谓以茜草汁或以猩猩血、藏红花汁、苏木染成者），而陶弘景则称绛为茜草，新绛则为新刈之茜草，用治肝着及妇人半产漏不属于有瘀血者，确有实效。临床多用茜草。以上供参考。

【功效】　行气活血，通阳散结。

【适应证候】　寸口脉弦而大，弦则为减，大则为芤，减则为寒，芤则为虚，寒虚相搏，此名曰革，妇人则半产漏下。（11）

【方药分析】　妇人半产漏下日久，临床可见革脉，主虚主寒，徐忠可云："盖虚而兼寒者，是有邪矣，故以开结为主，结开而漏止，其血自生，不必补也；若有邪而补，则邪盛而漏愈甚，未得益先得损矣"。尤在泾亦云："是以虚不可补"，解其郁聚，即所以补，寒不可温，行其气，即所以为温。漏下乏后内多夹瘀，故治宜从肝经入手，助其生化之气，行其气血之滞。方中旋覆花理肝气，通血脉，调寒热，疏肝助开发之气；葱白温通阳气，而有阴生阳长之义；新绛理血散寒，以达去瘀生新之旨。

【用量用法】

1. **现代用量**　旋覆花9～15g，葱14茎，新绛1.5～3g。

2. **现代用法**　以水300ml，煮取100ml，一次服完，也可分两次服。

【临床应用】

1. **古代应用**

（1）治妊妇头目眩疼，壮热心躁。（《伤寒六书》）

（2）虚风袭入膀胱，崩漏鲜血不止。（《张氏医通》）

（3）治病程久，其证有消瘦、目黄、痞块、失血、咳嗽、气喘、腰痛、脘痛等。据此，主要用于肝络血瘀证。（叶天士）

2. **现代应用**　常用于肝瘀气滞胁痛，肋间神经痛，胸痹心痛以及迁延性肝炎，慢性肝炎，肝硬化胁痛等；伤胎漏下而见本方证者。

漏下：用本方治疗妇人漏下30余例，效果显著。若瘀滞兼血虚，可加炒当归身。炒白药、续断各9g，若胎伤漏下，当归身、续断、杜仲、桑寄生各9g、紫苏梗、炒香附各6g。（张哲臣. 旋覆花汤加味治妇人半产病下的体会. 浙江中医杂志，1966，2：20）

【注意】　旋覆花接触过敏：一例因接触旋覆花尘埃过敏，先感两眼角发痒，后颈、手背部等瘙痒感，皮肤灼热，潮红，水肿，鼻鞍及颧部有绿豆大水疱。治以氢化可的松、氯苯那敏未见好转，次日服荆芥、薄荷、炒山栀、防风、炒天虫、板蓝根、银花、连翘、人参、生甘草、野菊花、蒲公英等散风清热解毒药，7天治愈。（浙江中医学院学报，1980，2：55）

胶姜汤[①]

【歌括】　胶姜方阙症犹藏，漏下陷经[②]黑色详，
　　　　　姜性温提胶养血，刚柔运化配阴阳。

【药物组成】　阿胶五钱　生姜一两

上二味水煎服。

【注释】　①胶姜汤：林亿等诸校本无胶姜汤方。《千金》胶艾汤，有干姜亦可。陈修园认为是阿胶生姜二味。

②陷经：意即经气下陷，下血不止。

【白话解】　胶姜汤《金匮》原本缺佚，而证候有收录记叙，是经气下陷之崩漏证，血色黑暗，可用生姜温提下陷之经气，阿胶滋养阴血，故姜胶一刚一柔相配化气养血治陷经。

【功效】　调补冲任，温阳散寒，固经止血。

【适应证候】　妇人陷经，漏下黑不解。（12）

【方药分析】　本证由于冲任亏损，中阳虚寒，所致的经气下陷，漏下

黑色经血不解。治当遵陷者举之，郁者散之，寒者温之，虚者补之的法则。方中以生姜散寒升气，温举下陷之经气，摄血归经；阿胶养血平肝止血，去瘀生新。二味合用，温补冲任，固经止血。

按：本方散佚无考，历代医家有4种见解：

（1）林亿认为是胶艾汤；

（2）陆渊雷认为是胶艾汤加干姜；

（3）魏念庭认为是阿胶干姜；

（4）陈修园认为是阿胶生姜。

笔者以陈修园之说为是。

【**用量用法**】

1. **现代用量** 常以胶艾汤（阿胶6g，川芎6g，当归9g，芍药12g，干地黄18g，艾叶9g，甘草6g）加生姜9g或干姜9g。

2. **现代用法** 以上3味（阿胶除外），以水500ml，清酒30ml，合煮取300ml，去渣，再烊化阿胶，温服100ml，日3服。

【**临床应用**】

1. **古代应用** 道光四年，闽都间府宁公其三媳妇座后三月余，夜半腹痛发热，经血暴下鲜红，次下黑块，继有血水，崩下不止，约有三四盆许。不省人事，牙关紧闭。挽余诊之，时将五更矣。其脉似有似无，身冷面青。气微肢厥，子曰：血脱当益阳气，用四物汤加赤石脂一两，煎汤灌之，不差，又用阿胶，艾叶各四钱，干姜，附子各三钱；亦不差，沉思良久，方悟前方用干姜守而不走，不能引血归经也；乃用生姜一两，阿胶五钱，大枣四枚，服半时许，腹中微响，四肢头面微汗，身渐温，须臾苏醒。自道身中疼痛，余令先于朱汤一杯，又进前方，血崩立止，脉复厥回。大约胶姜汤即生姜、阿胶二味也。（金匮要略方歌括）。

2. **现代应用** 用于功能失调性子宫出血、更年期阴道不规则出血、产后出血不止、先兆流产等出现崩漏不止而见本方证者。

大黄甘遂汤

【**歌括**】 小腹敦①形小水难，水同瘀血两弥漫，

    大黄四两遂胶二，须服瘀行病自安。

【**药物组成**】 大黄四两　甘遂二两　阿胶四两

上三味，以水三升，煮取一升，顿服之，其血当下。

【注释】 ①敦：duì，音对。古代盛食物的器具，上下稍锐，中部肥大。

【白话解】 小腹胀满小便难，水湿与瘀血胶结于腹中，可用大黄四两，甘遂二两，阿胶二两水煎顿服，瘀血得行，腹满自愈。

【功效】 破血利水，逐瘀散结。

【适应证候】 妇人少腹满如敦状，小便微难而不渴，生后者，此为水与血俱结在血室也。（13）

【方药分析】 本证发生于产后，妇人小腹满如敦状，及有形之邪凝结于下焦。若小腹满而不便自利，膀胱气化正常，为蓄血，若小腹满而小便不利，口渴，为蓄水。今妇人小腹胀满，小便微难而不渴，或下肢浮肿，或手足心热，小便难。病不独在血矣。不渴，知非上焦气热不化，为水与血俱结于血室。血室虽与膀胱异道，膀胱是行水之腑，水蓄血室，气有相感也，故膀胱之气亦不化，而小便微难矣。病在下焦，故以大黄汤涤瘀血，甘遂直达水所，从膀胱清道宣水行气所血行，因是产后，阿胶滋阴养血，补其不足，且有引药入血室的向导作用。三药合用，可去瘀逐水并扶正。

按： 本方大黄破血结，甘遂逐水邪，二味性猛而峻，虽有实邪不嫌攻之，但不宜多服，故方后嘱"顿服之，其血当下"，因此，得实邪攻下，再据病情辨证施治。

【用量用法】

1. **现代用量** 大黄12g，甘遂6g，阿胶6g。

2. **现代用法** 以上3味，以水300ml，煮取100ml，一次服完。

【临床应用】

1. **古代应用**

（1）治小腹漏如敦状，小便微难者，小腹绞痛坚满，手不可近者。（《方机》）

（2）此方不特治产后，凡经水不调，男女癃闭，小腹痛者，淋毒沉滞，霉淋小腹满痛不可忍，连脓血者，皆能治之。（《类聚方广义》）

（3）如妇人小腹突然满急，小便不利者，有速效；又男子疝，小便闭塞，小腹满痛者，此方最验。（《方函口诀》）

2. **现代用法**

（1）前列腺增生并发尿潴留：某男，73岁，1998年3月初诊。尿频，尿急已4个月，近因酗酒及多食肥甘而发生尿潴留，经某医院治疗仍不能自行排尿。刻下：小腹胀，尿仍点滴不出，前列腺增生，大便干，舌质暗，苔白厚，脉沉涩。证属湿热下蕴，水血互结于下，与大黄甘遂汤，加服前列消Ⅰ号，药后即大小便利下。[赵健樵.大黄甘遂汤的临床新用.陕西中医，2000，29（1）：34]

（2）治疗癥瘕：据《湖南省老中医案选》记载，治1例癥瘕：患者产后两月，脐下逐渐肿大，大若橘柚，按之质硬，移动幅度大，小便微难而不渴，舌淡质暗，脉细弦。乃水血互结，形成癥瘕所致，遂投本方一剂则血水与血块俱下，血止而肿块全消。

（3）鼓胀：吴某，女，20余岁，闭经年余，腹大如鼓，求治于余。询问病状，当时认为是抵当汤证。问其曾服何药，病家检视前医之方，更有猛于抵当汤者，凡虻虫、水蛭、桃仁、大黄、䗪虫、蛴螬、干漆之类，无不用过，已服2剂，病情全无变动。余细思索，询其小便微难，两胫微肿，诊其脉沉而涩，恍惚悟曰：此为血水并结之症也。前医偏于攻血故不效，必须活血利水兼施，乃用大黄、桃仁、虻虫、甘遂、阿胶，2剂而小便利，经水亦通，腹证全消。此即《金匮》大黄甘遂汤证也。（《湖北中医医案选集》第1辑）

抵当汤

【歌括】 大黄三两抵当汤，里指任冲不指胱。
　　　　　虻蛭桃仁各三十，攻其血下定其狂[①]。

【药物组成】 水蛭、虻虫各三十个（去翅足熬）　桃仁二十个（去皮尖）　大黄三两，酒洗

上四味，以水五升，煮取三升，去滓，温服一升，不下更服。

【白话解】 抵当汤中用三两大黄为主药，攻下在里瘀热，里指任脉、冲脉，而不是膀胱。方中还有虻虫三十个，水蛭三十条，桃仁三十个（此系《金匮玉函经》用量，《金匮》五版教材，《伤寒论》，均用二十个），有攻下瘀热，定其狂乱之功。

【功效】 破血祛瘀。

【适应证候】 妇人经水不利下[②]。（14）

【注释】 ①攻其血下定其狂：抵当汤并见于《伤寒论》124、125条，治太阳蓄血重证，其人发狂是主症之一。

②经水不利下：指闭经不行，与经水不利在程度上不同，前者经闭不行后者是经行不畅。

【方药分析】 抵当汤治瘀血内结成实之闭经。妇人经水不以时下，甚则数月或数年经闭不行，少腹硬满结痛，或腹不满，病人自诉我满也，大便色呈黑易解，小便自利，脉象沉涩，属瘀结重证。抵当汤用酒洗大黄、桃仁、水蛭、虻虫，可谓集活血化瘀药之大成，非一般活血剂所能比拟。水蛭、虻虫入肝经血分，四药配伍直入血络，善破瘀血，攻坚破瘀莫过于此；桃仁破血逐瘀兼润干血，合大黄以酒渍之，其性轻扬，以行药势，既能活血祛瘀，又能荡涤邪热，攻破之力更猛，引瘀热下趋。四药合力为破血逐瘀之峻剂，非脉证俱实者，不可妄用。

【用量用法】

1. **现代用量** 水蛭6g，虻虫6g，桃仁9g，大黄9g。

2. **现代用法** 以上4味，以水500ml，煮取300ml，温服100ml。

见效停药：服药如瘀血得下而症减者，即应停服，以免药过伤正。

不效更服：如服药后瘀血不下，可更服之。

体虚慎用：体弱、年迈、孕妇当慎用或禁用。

【临床应用】

1. **古代应用**

（1）抵当汤亦治男子膀胱满急，而有瘀血者。(《金匮》妇人杂病14条）

（2）抵当汤治腹中有块，或妇人眼疾因血行不利者，及扑折损眼。(《眼科锦囊》)

（3）妇人经水不利者，弃置不治，后必发脑腹烦满，善饥喜，悲忧惊狂等证，或酿成偏枯瘫痪、劳瘵、鼓胀、噎膈等，遂至不起，宜早用抵当汤通畅血隧，以防后患。坠扑伤与瘀血滞，心腹胀满，二便不通者，或经闭少腹硬满，或眼目赤肿，疼痛不能瞻视者，或经水闭滞，腹底有癥，腹皮见青筋者，皆宜此方。(《类聚方广义》)

2. **现代应用**

（1）顽固性痛经：证属肝郁脾湿下注，瘀血阻胞。治宜清热逐瘀，通络利湿。内服抵当汤加味，20天为一疗程，3个疗程后更服膈下逐瘀汤加减，诸症消失而痊愈。[四川中医，1988，(10)：36]

（2）外伤性癫痫：某男，3年前头部曾有撞伤，近年每2～3个月即有不明原因昏厥、抽搐，偶有短暂神志不清，瞬时即过。经脑电图检查，提示为癫痫，处以抵当汤加全蝎、僵蚕、蜈蚣，共服60余剂后，改服丸药，

3个月痊愈。[鲁兆麟. 抵当汤加味可用于外伤性癫痫. 北京中医药大学学报, 1996, 19（5）: 49]

（3）产后栓塞性静脉炎: 抵当汤加味治疗产后血栓静脉炎15例, 治愈14例, 显效1例, 效果满意。[王陆军, 张文友. 抵当汤治疗产后栓塞性静脉炎15例. 河南中医, 1998, 18（6）: 355]

（4）急性尿潴留（癃闭）: 抵当汤加味治疗急性尿潴留30例, 其中急性前列腺炎14例, 腹外伤4例, 下肢骨折3例, 乳糜尿1例, 尿结石2例, 痔疮2例, 尿道创伤3例, 痛经1例。结果临床症状均得到缓解, 随访1~2年, 未复发24例, 复发5例, 再服药后又效, 仅1例, 尿道广泛断裂者, 终治无效。[汪凤杰. 抵当汤加减治疗急性尿潴留30例. 湖北中医药杂志, 1988, （1）: 20]

矾石丸

【歌括】 经凝成癖闭而坚[1], 白物[2]时流岂偶然,
矾石用三杏一分, 服[3]时病去不迁延。

【药物组成】 矾石三分（烧）杏仁一分
上二味, 末之, 炼蜜和丸枣核大, 内脏中[4]剧者再内之。

【注释】 [1]癖闭而坚: 经凝瘀血坚结不散。
[2]白物: 指白带。
[3]服: 一指内服（陈修园）; 二指纳或内: 放入阴道中。
[4]脏中: 脏, 阴内也（《医宗金鉴》）。

【白话解】 经凝干血或癖坚结不散, 胞内生湿热腐化干血成白带, 此时流下并非偶然。可再用矾石三分, 杏仁一分, 制成蜜丸, 放入阴道内, 燥湿清热, 白带止而病去。

【功效】 局部清湿热止白带。

【适应证候】 妇人经水闭不利, 脏坚癖不止, 中有干血, 下白物。（15）

【方药分析】 妇人经闭或经行不畅, 内有干血, 积而不散, 郁久化热, 而致腐化, 症见白带频频, 或阴痒, 局部治疗, 以矾石丸作为栓剂, 纳入阴。矾石性寒燥湿, 清热去腐, 解毒杀虫, 酸涩收敛, 以除湿热止带。防之燥涩, 取其蜜纳于阴道, 得温则溶化, 使矾石与杏仁缓缓融化, 杏仁润导。炼蜜合丸, 取其滋润, 使栓剂无干涩不适。纳入阴道中, 作为局部用药, 如阴中有糜烂, 则不宜使用本方。但本方不能去干血, 尚需配合去

瘀通经的内服药物，才能根治。

【用量用法】

1. 现代用量　矾石30g，杏仁10g。

2. 现代用法　上2味，研细末，炼蜜成丸，枣核大，纳入阴道，每日一次。

【临床应用】

1. 古代应用　治经不利，大白物者。(《方极》)

2. 现代应用　临床有人用此方治疗滴虫性阴道炎，效果良好，研究发现白矾有明显的抗阴道滴虫作用。

红蓝花酒

【歌括】　六十二风[1]义未详，腹中刺痛势彷徨。

治风先要行其血，一两蓝花酒煮尝。

【药物组成】　红蓝花[2]一两

上一味，以酒一大升，煎减半，顿服一半，未止再服。

【注释】　[1]六十二风：具体无据可考，泛指一切风邪。

[2]红蓝花：即红花。《本草纲目·草部第十五卷》载："红花黄蓝，其花红色，叶颇似蓝，故有蓝名"。又载"红蓝花即红花也，生梁汉及西藏"。

【白话解】　六十二风义无据详述，若腹中刺痛，心中彷徨者，取治风先治血，血行风自灭之意，用红蓝花酒煎汤，功能活血理气止痛。

【功效】　活血止痛。

【适应证候】　妇人六十二种风，及腹中血气刺痛。(16)

【方药分析】　妇人腹中经尽之时，及产子之后，胞宫空虚，风入无所捍卫，风邪入腹，扰气乱血，气血相搏，瘀滞于胞中，故腹中刺痛。治疗红蓝花酒活血行瘀，利气止痛，方中红花味辛，活血祛瘀，并有生脉外之血，生皮肤间散血的作用，能资妇人之不足；酒味辛热，温通气血，以助红花之力，使气血得以畅通，以奏活血通经，血行风灭，化瘀止痛之功。

【用量用法】

1. 现代用量　红蓝花9g。

2. 现代用法　上1味，用黄酒100ml，煎取50ml，每次服25ml，疼痛不止，再服25ml，或用白酒泡红花饮服。

【临床应用】

1. 古代应用

（1）妇人腹中血气刺痛。（16）

（2）治热病胎死腹中，红蓝花酒者饮二三盏，即下。（《熊氏补遗》）

（3）治胎死不下。（《杨氏产乳方》）

（4）妇人经水来前，每惯腹痛，日本俗谓之月虫，可服砂糖汤，后用红花浸热酒服之有效。（《汉医神效方》）

2. 现代应用

（1）痛经：李氏等用红花10g，煮酒（16度）1升，制成红蓝花酒，治疗116例无器质性病变之痛经患者，结果痊愈56例，显效43例，有效8例，无效3例，总有效率97%。[李玉香，赵云芳，刘茂林，等. 红蓝花酒口服液治疗痛经110例. 北京中医药大学学报，1995，16（4）：37-38]

（2）产后腹痛：某女，22岁，产后34天出现腹痛，上下攻窜，便秘，面色萎黄，脉弦细，舌质淡红。证属产后血虚，风邪入侵阻滞经脉，处以红蓝花酒，3剂后痛定纳增，大便正常。继于当归芍药散加减2剂，随访半年，病未复发。[陈振智. 红蓝花酒治产后腹痛. 浙江中医杂志，1986，2（7）：302]

（3）红蓝花酒加味治疗荨麻疹：红蓝花酒加黄花、当归、紫草，治疗急慢性荨麻疹每获良效。全方和血疏风，补气养血，达到疹消痒止的目的。（章亮厚，刘益新. 红蓝花酒加味治疗荨麻疹. 湖南中医学报，1987，4：20）

当归芍药散（见妊娠病篇）

小建中汤

【歌括】 见血痹虚劳。

【药物组成】 桂枝三两（去皮） 甘草三两炙 大枣十二枚 芍药六两 生姜三两 饴糖一升

上六味，以水七升，煮取三升，去滓，内饴，更上微火消解，温服一升，日三服。

【功效】 甘温建中，缓急止痛。

【适应证候】 妇人（中焦虚寒，气血不足）腹中痛。

【方药分析】 妇人腹痛的原因虽多，但多与气血有关，有偏气，偏血和属虚、属实的不同。本方证为妇人中焦虚寒，气血不足，常于经后或产后出现腹中拘急疼痛，喜温喜按，心悸虚烦，面色无华，舌质淡红，脉涩而弦等脉证。《心典》："荣不足则脉急，胃不足则里寒，虚寒里急，腹中则痛，是必以甘药补中缓急为主，合辛以生阳，合酸以生阴，阴阳和而荣卫行，何腹痛之有哉？"胃和则饮食如常，中气健运，自能生血。

【用量用法】

1. 现代用量 桂枝9g，炙甘草6g，大枣12枚，芍药18g，生姜9g，饴糖200ml。

2. 现代用法 上6味，以水1400ml，煮取600ml。去津，温服200ml，日3次。

【临床应用】

古代应用

本方在《金匮》中用于治疗虚劳、黄疸及妇人杂病腹痛。

肾气丸

【歌括】 温经暖肾整胞①宫，丹泽苓三地八融，

四两萸薯桂附一，端教系正肾元充。

【药物组成】 干地黄八两　山药　山茱萸各四两　茯苓　丹皮　泽泻各三两　附子一枚炮　桂枝一两

上八味，末之，炼蜜和丸梧子大。酒下十五丸，加至二十丸。日再服。

【白话解】 肾气丸温经暖肾补益胞宫，方中用丹皮、泽泻、茯苓各三两，地黄八两，山药、山萸各四两，附子、桂枝各一两。定会使肾气得充，胞系了戾等证痊愈。

【功效】 温肾化气，振奋元阳。

【适应证候】 妇人病饮食如故，烦热不得卧，而反倚息者……此名转胞②，不得溺也，以胞系了戾③，故致此病，但利小便则愈。(19)

【注释】 ①胞：与脬同，即膀胱。

②转胞：脐下急痛，小便不通，膀胱之系，缭绕捻转不顺。

③胞系了戾：即膀胱之系缭绕不顺。"了"，通"缭"戾者，转曲之意也。

【方药分析】 血海与膀胱同处于脐下，其气相通。全赖肾气充溢于其

间，其胞系乃正。今肾气虚弱，水还迫于胞，不能气化，遂致胞转急了戾，外水应入不得入，内水应出不得出，内外充张不通。膀胱太阳浮于上，经气上冲，烦热不得卧而倚息也。治以肾气丸，上焦之气肾主之，肾气得理，庶缭者顺，戾者乎，阳气化则溺出（《金匮心典》）。肾为先天之本，肾藏精，肾精所化之气，即为肾气，肾气又包括肾阴肾阳。方中桂枝、附子温补肾阳，蒸发津液于上，为主药；干地黄滋补肾阴，培阴血于下，山茱萸、山药滋补肝脾，辅助滋补肾中之阴，泽泻、茯苓利水渗湿，丹皮泻肝火，与温补肾阳药相配，意在补中寓泻，以使补而不滞。诸药配伍，乃成助阳之弱以化水，滋阴之虚以生气，肾气振奋，则诸症自愈。本方在大量滋阴药中，配以少许桂、附（滋阴剂中十分之一），意不在补火而在微微生火，阴阳互为其用，无阳则阴无以化，无阴则阳无以生，如《景岳全书》所云："善补阳者，必于阴中求阳，则阳得阴助，而生化无穷；善补阴者，必于阳中求阴，则阴得阳升，而源泉不竭"。用肾气丸治疗转胞多数有效，不效者用甘遂粉八钱，用饭糊捏和敷脐中，甘草六钱煎汤频服，小便立通。

按：（1）转胞的原因诸变，肾气虚只是转胞的原因之一，如中气不足，肺气虚弱，妊娠时胎气压迫，忍溺入房等，皆可导致，故当凭脉辨证，审因施治，不可一概视之为肾气丸。

（2）原方干地黄，至宋《太平惠民和剂局方》用熟地黄，因唐以后才有熟地黄制法，《本经》所谓干地黄者，乃阴干，日干，火干者，近多用熟地黄。

【用量用法】

1. 现代用量　干地黄24g，山药24g，山茱萸24g，泽泻9g，牡丹皮4g，茯苓9g，桂枝3g，炮附子3g。

2. 现代用法　上8味，共为细末，炼蜜为丸，每重9g，日2或3次，每次1丸。

本方亦常改用水煎剂服之效佳，水煎用量根据病情酌以化裁，一般用量比丸剂宜略小。

【临床应用】

古代应用

（1）肾气丸在《金匮》方五见，可治脚气、虚劳、痰饮、消渴及转胞五种病证，尽管有的用之以化气行水，有的用之以化气摄水，但皆取其温补肾气则一。

（2）八味肾气丸，治虚劳不足，大渴欲饮水，腰痛少腹拘急，小便不利。（《千金方》）

（3）八味丸治命门火衰，不能生土，以致脾胃虚寒，而患流注鹤膝等证，不能消溃收敛，或饮食少思，或饮而不化，或脐腹疼痛，夜多游溺。王冰注云：益火之源以消阴翳。即此方也。又治肾水不足，虚火上炎，发热作渴，舌苔生疮，或牙龈溃烂，咽喉作痛，形体憔悴寝汗等症，加五味子四两。（《薛氏医案》）

（4）今人入房甚而阳事愈举者，阴虚火动也。阳事先痿者，命门火衰也。是方于六味中加桂附以益命门之火，使作强之官得职矣。（《吴氏医方考》）

（5）本方是补肾之主方，后世医家如赵献可、薛立斋、张景岳辈对本方推崇备至，广泛应用于痰饮、咳喘、肿胀、血证、黄疸诸疾。

蛇床子散

【药物组成】 蛇床子

上一味，末之，以白粉①少许，和令相得，如枣大，绵裹内之，自然温。

【注释】 ①白粉：后世认识不一。有谓白米粉者，亦有谓铅粉者。

【功效】 暖宫除湿，杀虫止痒。

【适应证候】 （阴冷寒湿带下）温阴中坐药。（20）

【方药分析】 本方证为妇人阴冷寒湿带下证，自觉阴中寒冷甚至连及后阴、股腋，兼有小腹冷痛，遇寒即发阴痒。蛇床子散纳入阴中，直达病所，温阳散寒，燥湿止带。蛇床子辛苦性温，具有温肾助阳，暖宫散寒，燥湿杀虫止痒之效；少许杀虫燥湿止痒。

注意：铅粉毒性大，虽为外用，量亦应少，且不能连续使用，偶用1～2次即可，多则中毒。

【用量用法】

1. 现代用量 蛇床子10g，铅粉1g。

2. 现代用法 以上2味，共为细末，分3份，以纱裹之，纳入阴道中。

【临床应用】

1. 古代应用

（1）治妇人阴痒，蛇床子一两，白矾二钱，煎汤频洗。（《集简方》）

（2）阴户生疮或痒，或痛，或肿，地骨皮，蛇床子煎汤熏洗甚效。（《验方新编》）

（3）痔疮肿痛不可忍，蛇床子煎汤熏洗。（《简便方》）

2. 现代应用

（1）阴痒：蛇床子散治疗滴虫、霉菌性阴痒204例，基本方为蛇床子30g，苦参30g，百部30g，花椒15g，明矾20g，痒者加土茯苓30g，分泌物多加黄柏30g，防风20g。煎汤盆洗、坐浴。结果痊愈179例，有效22例，无效3例，总有效率98.53%，治愈时间为4～5天。[饶桂珍. 蛇床子散治疗滴虫、霉菌性阴痒204例. 上海中医药杂志，1992，（9）：12]

（2）蛇床子散外洗治疗湿疹：358例中，治愈344例，好转11例，无效3例，总有效率99%。其基本方为蛇床子30g，地肤子30g，苦参30g，百部15g，苍术15g，荆芥15g，防风15g，花椒15g。[郭孟周. 蛇床子散治疗湿疹358例疗效观察. 中国乡村医生，1988，（9）：45]

【现代研究】 经实验研究表明，蛇床子有抗阴道滴虫作用；有性激素样作用。

狼牙汤

【歌括】 胞寒外候见阴寒，纳入蛇床佐粉安；
　　　　　更有阴疮䘌[①]烂者，狼牙三两洗何难。

【药物组成】 狼牙[②]三两

上一味，以水四升，煮取半升，以棉缠箸如茧[③]，浸汤沥阴中，日四遍。

【注释】 ①䘌：音ni，指䘌疮，又名阴蚀疮，妇人阴中糜烂生疮。

②狼牙：非狼之牙，究系何物，后世看法不一，亦无查考。有谓狼牙草者，有谓狼毒者。陈修园认为是狼牙草，唯药市多缺，故陈氏多用狼毒代之。

③以棉缠箸如茧：箸：筷子；用棉花缠在筷子上如蚕茧大小。

【白话解】 胞宫内寒外见寒湿带下，纳入暖宫除湿蛇床子散即愈，更重的阴中糜烂生疮者，可用狼牙三两煎汤外洗，并不难治。

【功效】 清热燥湿，杀虫止痒。

【适应证候】 少阴脉滑而数者，阴中即生疮，阴中蚀疮烂者。（21）

【方药分析】 本方证为下焦湿热而阴中糜烂生疮者，少阴属肾，肾主二阴，少阴脉滑而数，说明下焦蕴有湿热。若湿热聚于前阴，日久阴中痒痛糜烂，伴随有带下淋漓，其味腥臭。狼牙草味苦性寒，清热杀虫，洗涤阴中，取其直接治疗局部。狼毒毒性剧烈，临证宜慎之。

【用量用法】

1. 现代用量 狼牙9g。

2. 现代用法 上1味，以水400ml，煮取50ml，以棉蘸之，洗涤阴道，日2～4次。

【临床应用】

1. 古代应用

（1）治下白物，阴中痒，或有小疮者。（《方极》）

（2）治阴中痒者，以此汤洗之；眼目痒者亦然。（《方机》）

（3）崔氏疗阴中痛痒不可忍方：狼牙、蛇床子，煮作汤吃，日三。（《外台秘要》）

（4）治阴中痒入骨困方：狼牙两把，以水五升，煮取一升，洗之，一日五六度。（《备急千金要方》）

2. 现代应用

女阴硬化苔藓：狼牙草30g，蛇床子15g，烟叶20g，茯苓10g，白鲜皮10g，炒白术10g，地骨皮10g为基本方，水煎外洗或熏洗，治疗女阴硬化苔藓15例，5～15剂后，临床治愈9例，好转5例，未效1例。15例患者中杂色带下，阴中灼热感症状均基本消失。［高庆超. 狼牙汤加味治女阴硬化苔藓15例. 中国外治杂志，1996，5（2）：43］

膏发煎

【歌括】 见黄疸。

【药物组成】 猪膏半斤　乱发如鸡子大三枚

上二味，和膏中煎之，发消药成，分再服，病从小便出。

【功效】 补虚润燥，化瘀通便。

【适应证候】 胃气下泄，阴吹而正喧，此谷气之实也（22）

【方药分析】 本方证所论之阴吹，为胃肠燥结，腑气不畅。正常情况下，胃气是清气上升，浊气下降。本证因胃气之实，而清气不升，浊气下降，反而出现了清气下降的现象，于及前阴，发生阴道矢气，矢气之声，喧吁可闻，无臭味。方中猪脂通利血脉，解内热，润燥结；血余消瘀通大便，利小便，二味血肉有情之品合用，则胃肠津液充足，气血畅利而消瘀滞。大便通利，而清气自归正道矣，则阴吹止。方后言病从小便出者，因病血瘀，必有气滞，气滞则不能行水，从而使水湿停留。服本方后，燥得润，瘀得消，气得行，则水湿下行。《本经》谓："乱发消瘀，开关格，利水道，故曰从小便出"。

按：阴吹在临床上并不少见，该病多发生于生育后的妇人。临床除胃肠燥结者外，尚有中气下陷，下焦湿热，水饮内阻等，当随证辨治。

【用量用法】

1. **现代用量** 猪脂50g，乱发10g。

2. **现代用法** 猪脂煎化，将洗净去油脂的乱发入猪脂中，待乱发焦化即成，分2次温服。

【临床应用】

1. **古代应用**

阴吹，黄疸病。（详见黄疸）

2. **现代应用**

蒋某，女，38岁，1976年3月诊。嗜食辛辣厚味，大便经常干结，阴户时有出气作声，无臭味，但脘腹胀满，口干舌燥，小便短赤，舌苔腻燥。拟以猪油半斤，乱发鸡子大三撮，洗净油垢，共发熬溶化，分2次口服，3剂后，大便通顺，阴吹亦止。（蒋经纬. 阴吹论治举例. 浙江中医杂志，1982，10：45）

小儿疳虫蚀齿方

【歌括】 忽然出此小儿方，本治疳虫蚀齿良，
　　　　葶苈雄黄猪点烙，阙疑留与后推详。

【药物组成】 雄黄　葶苈

上二味，末之，取腊月猪脂，熔，以槐枝绵裹头四五枚，点药烙之。

【白话解】 忽然出此小儿方，是治疗小儿牙疳虫蚀齿蛀之良方，用葶苈、雄黄、猪脂共熔后，点烙局部，杀其蚀虫，是否为仲景处方留待后人去考证。

【功效】 行气活血，消肿杀虫。

【适应证候】 小儿疳虫蚀齿。（23）

【方药分析】 小儿胃中有疳热，则虫生而牙龈蚀烂，方中雄黄、葶苈、

猪脂、槐枝有通气行血、消肿杀虫的功能，另油脂初溶，乘热烙其局部，以杀蚀虫。

【用量用法】

1. **现代用量** 葶苈子、雄黄各等份。

2. **现代用法** 上2味，共为细末，用猪脂熔，以棉缠槐枝，乘热，烙其局部。

按： 本方林亿等怀疑非仲景方，但《辑义》却谓"玉函经第八卷末亦载小儿药三方，盖另有幼科书而亡佚者，此类岂其遗方耶"；程云来怀疑此方是仲景之《口齿论》简脱于此。其说亦有参考价值。

附 方剂索引